公共卫生系列实践教材

U0690256

卫生监督与服务实践技能
教 程

HEALTH SUPERVISION AND SERVICE
PRACTICE GUIDE

供公共卫生与预防医学类及相关专业用

主 编 董恒进
副主编 汪严华

ZHEJIANG UNIVERSITY PRESS
浙江大学出版社

编写委员会

前　言

现阶段我国社会正处于转型期,公共卫生面临着传染病与慢性病"双重负担"、食品安全、职业病危害、环境污染、突发事件等诸多问题,同时面临着区域发展不平衡、基础设施不完善和卫生人力资源不足等挑战。为此,加强公共卫生服务体系建设,加快公共卫生人才培养,提高公共卫生应急处置能力,促进卫生服务的公平性等,已经成为国家和社会的广泛共识。

高等教育是培养公共卫生人才的重要手段之一。20 世纪 50 年代以来,我国公共卫生教育一直沿袭前苏联模式。虽经历了一系列改革,但在一定程度上仍难以适应当今社会的快速发展需求。突出表现在教学与实际、理论与实践、预防与临床脱节,重生物医学、轻人文社科,师资缺乏实践经验等。从用人单位反馈信息表明,以现有模式培养的学生普遍存在操作技能、现场调查、应急处置等能力不足现象。因此,探索符合社会和学科发展趋势的公共卫生理论和技能教学模式,强化实践教学,着重培养学生动手能力和综合素质等,是目前我国公共卫生教育教学改革的重要内容。

鉴于传统教学模式存在的不足,通过对历史和现状的全面分析与梳理,并参照国内兄弟院校建设经验,我们在实验教学方面提出了"模块化、校地联动"公共卫生实验教学新体系的构想。即组建"卫生检测与评价"、"疾病预防与控制"、"卫生监督与服务"三个模块;探索和推进"校地联动"机制,整合校内、校外的教学资源,应用于实验和实践教学。希望通过"模块化"能打破学科界限、整合教学内容,强化薄弱环节;希望通过"校地联动"提高教学资源利用率,促进各种现代化教学方式和手段的综合运用。最终达到提高学生学习兴趣和效果。

模块一:"卫生检测与评价",包括卫生理化和微生物基础、卫生毒理学试验、食品安全、职业与环境危害因素等检测技术,以及突发事件的应急检测等。

模块二:"疾病预防与控制",包括流行病学调查技术、疾病监测与处置、预防接种、消毒隔离与病媒防治、卫生信息处理与统计分析等基本技术。

模块三:"卫生监督与服务",包括卫生执法基础、卫生监督实务、卫生经济学评价、卫生政策、健康教育、社区卫生服务等实践技能。

根据上述指导思想，我们组织校内和教学基地的师资力量，收集整理了本学科相关文献、法规、标准以及现场典型案例等资料，编写了《卫生检测与评价实验教程》、《疾病预防与控制基本技能实验教程》、《卫生监督与服务实践技能教程》等系列实验教材。教材内容互为衔接和补充，强调基本知识与技能的综合应用，突出公共卫生实践核心能力培养，可供公共卫生与预防医学类及相关专业本科生使用。

本套教材在编写过程中得到了浙江省疾病预防控制中心、浙江省卫生厅卫生监督局(所)、杭州市疾病预防控制中心等单位领导和专家大力支持和指导，得到了浙江省教育厅"实验教学示范中心"建设项目资助。浙江大学出版社对教材的出版给予了细心指导和帮助。在此一并表示感谢！

限于编者的学识和水平，教材中难免存在错误和不足之处，敬请同行专家和读者批评指正。

浙江大学公共卫生实验教学中心

2013 年 6 月

目　录

第一章　卫生监督基本技能和实例

【学习目的】

1. 了解卫生监督法律体系和卫生监督工作的意义。

2. 熟悉卫生行政许可、行政处罚、行政强制、卫生监督检查、卫生监督稽查和卫生监督档案管理的内容、方法、程序及要求。

3. 掌握卫生监督调查取证、卫生监督执法文书制作的内容、方法和要求等。

第一节　卫生监督法律体系

自 20 世纪 90 年代以来,卫生监督作为卫生行政执法职能的承载者,逐步从卫生防疫系统中独立出来,组建起一支专门履行公共场所卫生、饮用水卫生、职业卫生、放射卫生、学校卫生、医疗卫生、传染病防治等监督职责的卫生监督队伍。与此同时,相应的法制建设迅速发展,在《中华人民共和国宪法》、《中华人民共和国立法法》、《中华人民共和国行政许可法》、《中华人民共和国行政处罚法》、《中华人民共和国行政强制法》等基本法的框架下,《中华人民共和国传染病防治法》、《中华人民共和国职业病防治法》、《公共场所卫生管理条例》等卫生法律法规相继颁布实施。除宪法、立法法等一般法外,我国卫生监督法律体系依照法的渊源,主要由以下几个部分组成:

一、卫生法律:卫生法律是指由全国人大及其常委会制定的有关卫生监督方面的规范性文件。《中华人民共和国传染病防治法》、《中华人民共和国职业病防治法》、《中华人民共和国执业医师法》、《中华人民共和国母婴保健法》、《中华人民共和国献血法》、《中华人民共和国计划生育法》、《中华人民共和国药品管理法》等 7 部法律。

二、卫生行政法规:是指由国务院根据宪法和法律制定的有关卫生监督方面的规范性文件。《公共场所卫生管理条例》、《学校卫生工作条例》、《中华人民共和国传染病防治法实施办法》、《医疗机构管理条例》等 20 余部。

三、卫生部规章:是指由卫生部根据宪法、法律、行政法规制定的有关卫生监督方面的规范性文件。《卫生行政许可管理办法》、《卫生行政处罚程序》、《卫生行政执法文书规范》、《生活饮用水卫生监督管理办法》、《公共场所卫生管理条例实施细则》、

《医疗机构管理条例实施细则》、《消毒管理办法》、《职业病诊断与鉴定管理办法》、《医疗卫生机构医疗废物管理办法》、《处方管理办法》等 35 部。

四、地方性法规：是指地方人大及其常委会在法定权限范围内制定的有关卫生监督方面的规范性文件。如：浙江省人大及其常委会制定的《浙江省实施〈中华人民共和国献血法〉办法》、《浙江省防治艾滋病条例》、《浙江省爱国卫生促进条例》、《浙江省发展中医条例》等。

五、地方政府规章：是指省级（省、自治区、直辖市）人民政府、省级人民政府所在地的市级人民政府和经国务院批准的较大的市级人民政府制定的有关卫生监督方面的规范性文件。如浙江省人民政府制定的《浙江省突发公共卫生事件预防与应急办法》、《浙江省医疗机构药品和医疗器械使用监督管理办法》等。

六、其他卫生规范性文件：是指各级卫生行政机关及被授权组织为实施法律和执行政策，在法定权限内制定的除行政法规或规章以外的决定、命令等具有普遍性行为规则的总称。

至此，我国已形成了以宪法为核心，以立法法、行政处罚法、行政许可法、行政强制法等基本法为主体，由卫生法律、卫生行政法规、卫生地方性法规、卫生部门规章及地方政府规章、其他卫生规范性文件组成，内容涵盖卫生监督体系建设、卫生机构设置、职权范围、行政相对人卫生相关权利及义务、行政处罚、行政许可与行政责任等方面的卫生监督法律体系。

第二节　卫生监督调查取证

一、行政执法证据的概念及特征

证据是指能够依照法定规则证明和确定案件事实的依据，是查明案件事实的唯一手段，是正确实施行政处罚的必要条件，也是维护当事人合法权益的有效途径。本节所指的证据，不同于在行政诉讼中用以证明行政案件真实情况的诉讼证据，仅限于行政执法证据，它是指卫生行政机关及其卫生监督机构在实施具体行政行为（日常卫生监督检查、卫生行政处罚等活动）时依法定程序提取的，用于证明当事人违法事实，并据以作出具体行政行为的各种资料。其收集规则散见于行政处罚法、卫生行政处罚程序、卫生行政执法规范等法律、法规及其他规范性文件之中。当然，行政执法证据既具有证据的共同特征，又具有行政执法证据固有特征，这些特征决定了在调查取证过程中卫生执法人员必须遵循的基本准则：

第一，证据的合法性。依法收集证据，是卫生行政处罚的前提和基础。卫生执法人员在收集证据时必须严格按照法定的程序、法定的方式、法定的要求收集合法有效的证据。第一是主体合法,即取证主体是具有相应管辖权的卫生行政机关及其卫生监督机构;第二是程序合法,需有 2 名以上卫生执法人员参加,规范穿着卫生监督制服,并出示执法证件、告知执法证件号,并向行政相对人、被询问对象告知调查目的、询问目的以及申请回避权利等;第三是行为合法,取证行为必须严格遵守相应法律、法规;第四是时效合法,作出处罚决定之前提取的证据方能作为定案依据,事后证据无效。

第二,证据的客观性。必须尊重客观事实,本着还原事实的目的,如实地收集、整理、采信,不能主观臆断、断章取义,更不能弄虚作假。如询问笔录,就必须对现场违法行为的主要情节,如原因、经过、危害后果、涉案人数、侵害人数、违法所得、持续时间等进行针对性询问,采用法律语言和准确量数加以表达,力求证据能够客观、全面地反映案件真实情况。

第三,证据的关联性。作为定案的证据必须能够证明案件情况,即证据必须是与违法事实存在必然的内在联系,能直接或间接地证明行为的违法性;此外,要充分重视证据链关系及证据间的统一性,善用间接证据之间内在联系,以逻辑推理方式排除合理怀疑,推出证明对象真伪性,最终以此为据判断违法事实存在与否。

第四,证据的充分性。在作出卫生行政处罚前,卫生执法人员应当全面收集与案件有关的所有事实和相应的证据,包括案件发生的时间、地点、动机、目的、手段、过程、危害后果、涉案人数及被害人情况等不利证据,也应包括对行政相对人有利的证据,避免陷入"为处罚而取证"固定取证套路或模式。因为,卫生监督执法调查取证的目的不是处罚,而是为了弄清案件真实情况,离开了事实,证据毫无意义。而证据充分与否的一个重要标准就是看证据是否全面,也即案件的全部事实是否有相应证据加以证明。当所有的证明对象都得到了证据的支持,则具备了证据充分性;当一个或多个证明对象未得到证据支持时,则事实尚未完全查清,即证据不足。

二、行政执法证据的立法分类及制作要求

行政执法证据可以实物、声音、图像、文字等不同形式存在,卫生监督机构在调查取证过程中收集到的证据种类很多,不同的证据外在表现形式各不相同,法律上对其内部实质要求也不一样。

(一)书证是以文字、符号、图画等所表达和记载的思想内容证明案件待证事实的书面文件或其他物品,它具有稳定性强、易于保存、不受载体限制特点。书证按其来源,可以分为原本、副本、缮本、影印本、节录本、译本、认证本。书证提取注意事项:第一,尽量提取书证原件(原本、正本和副本均属于书证的原件),并经原件持有人签字

或盖章,提取原件确有困难的,可以提取与原件核对无误的复印件、照片、节录本;第二,提取由有关部门或个人保管的书证原件的复制件、影印件、抄录件的,应当注明出处,经该部门或个人核对无异议后加盖其印章;第三,提取专业技术资料、科技文献、报表、图纸、账册等书证的,应附有说明材料;第四,法律、法规、司法解释和规章对书证有其他规定的。此外,卫生监督执法中常用的现场检查笔录等执法文书属于书证的一种形式;在制作时,必须先行告知卫生执法人员的身份并出示证件、核对当事人身份、告知当事人的权利及义务、客观记录、交当事人核对,并应由制作人、当事人签名或者盖章;拒绝签字的,应注明情况,并由在场证人签字证明;现场检查笔录应现场制作完成,不得事后补作。

(二)物证指以其存在形式、外部特征、内在属性证明案件待证事实的实体物和痕迹,具有客观性、不可替代性、关联性、间接性等特征。物证按其来源,可分为原始物证与复制物证。物证提取的注意事项:第一,作为行政执法证据,所取得的物证应尽量是原物;第二,提供原物确有困难的,可以提供与原物核对无误的复制件或者证明该物证的照片、录像等其他证据;第三,原物为数量较多的种类物的,提取样本即可。

(三)视听资料是指运用现代技术手段,以录音、录像所反映的声音、形象、电子计算机所贮存的资料、其他科技设备所提供的资料来证明案件真实情况的证据,具有直接、逼真、稳定、易编辑、易伪造等特点。制作、提取视听资料的规则:第一,制作录音、录像,一般应当公开进行,确因执法需要(如暗访等),可进行秘密录音、录像,应当不违反法律、行政法规的禁止性规定且不得侵害当事人的合法权益;第二,制作、提取视听资料,应注重其证据的充分性,要求真实记录案件的全部法律关系;第三,注明制作方法、制作时间、制作人和证明对象等;第四,提取有关资料的原始载体,提取原始载体确有困难的,可以提取复制件;第五,声音资料应当附有该声音内容的文字记录。

(四)证人证言是指了解案件有关情况的人所作的用来证明案件待证事实的陈述,它具有以下特点:首先,证人具有人身性,只有了解案件情况的人才能作为证人;其次,证人需与案件当事人及处理结果没有直接的利害关系;再次,证人证言是证人对案件有关情况的感知和反映,受其感受力、记忆力、表达力等主观因素以及各种客观条件的影响,具有不稳定性、多变性,易失真,其证明力一般低于物证、书证等证据;最后,证人承担及时到场作证、如实作证、接受询问、保密等法定义务,也依法享有拒绝证言权、获得经济补偿权、受保护权。提取证人证言的规则:要求写明证人的姓名、性别、年龄、职业、住址等基本情况;要求证人签名,不能签名的,应当以盖章等方式证明;注明出具日期;附有居民身份证复印件等证明证人身份的文件材料。客观地讲,现阶段卫生监督执法尤其是打击非法行医活动中,受到证人作证意愿不强、证人补偿与保护制度真空等因素制约,提取证人证言难度很大。

（五）当事人陈述，当事人就有关案件的事实情况作出的陈述，它具有真伪并存的特点。收集当事人陈述时应注意：第一，当事人提供书面陈述的，应当收取原件，并要求当事人明确注明时间等内容；第二，当事人口头陈述的，应如实记录，并交当事人核对；第三，当事人自认时，即当事人就对方当事人（投诉举报人等）所主张不利于自己的事实作出明确的承认或表示，取证义务不得免除，卫生执法人员仍应对相关证据加以提取。在卫生监督执法中，当事人陈述多以询问笔录形式存在，它要求卫生执法人员对案件事实事先熟悉，预先设定相关问题，有针对性地展开询问，但当事人基于趋利避害心理往往只作利己性陈述，需要在办案过程中依靠一般常识、执法经验结合客观事实判断其真伪。

（六）鉴定结论是指委托具有鉴定资格的、具有专门知识的人，对案件中某些专门性问题进行分析、判断后所作出的书面结论。鉴定结论具有两方面特征：其一，鉴定结论是鉴定人对专门性问题所作的判断，解决的是事实问题，而非法律问题；其二，鉴定结论记载的是拟制事实，而非客观事实，具有主客观双重性。鉴定结论作为一种独立的证据，具有补充办案人员认知能力的不足、帮助认定案件事实的重要作用。进行鉴定时应注意：应当载明委托人和委托鉴定的事项、向鉴定部门提交的相关材料、鉴定的依据和使用的科学技术手段、鉴定部门和鉴定人鉴定资格的说明，并应有鉴定人的签名和鉴定部门的盖章；通过分析获得的鉴定结论，应当说明分析过程；封样检测鉴定的，应要求当事人在封样上签名，对可以备份的检材，应当备份。卫生监督执法的鉴定具体流程：采样—填写产品（非产品）样品采样记录—当事人确认样品—技术鉴定委托—第三方鉴定—检验结果告知。

三、行政执法证据的收集

（一）取证原则、方法及存在问题

行政执法证据的收集，是指卫生行政机关及其卫生监督机构运用法律许可的方法和手段，发现、采集、提取、固定行政相对人卫生违法的过程。证据只有被发现后，才有必要加以采集、提取和固定。收集应遵循：依法收集、客观全面、及时主动、深入细致、充分运用科技手段等原则。

根据《行政处罚法》、《卫生行政处罚程序》等规定，行政执法证据收集可以采用以下方法：①现场检查，即在特定现场对于案件相关的场所、物品、人员等实施观察、测量、登记，并进行客观记载；②询问，通过对行政相对人、证人询问了解、掌握案件的情况；③抽样取证；④技术鉴定；⑤拍照、录音、录像；⑥调取有关资料，卫生执法人员有权向行政相对人索取相关资料；⑦法律、法规、规章规定的其他取证手段。

行政执法证据的收集对象具有广泛性，凡是同案件事实有联系、可以证明案情的

客观事实都属于收集范围,包括证明违法行为构成要件事实的证据、证明违法主体方面事实的证据、证明违法行为情节轻重的证据、证明不具有可罚性的证据等。收集证据时常见的问题有:取证不深入,无法反映违法行为全部情节,如缺少违法行为的持续时间、非法所得、危害程度方面证据;收集证据的意识不强,取证手段单一,单纯依靠现场检查笔录、询问等形成证据;忽略证据的关联性,间接证据之间缺乏内在联系,无法形成完整证据链;取证程序不合法,如采取秘密录音、录像的方式取证时侵犯当事人合法权益;证据证明力低;证据形式不符合法定要求等。

(二)证据保全

行政执法证据的保全,又称证据的固定、保管与保护,是指为了防止特定证据因毁损、灭失或以后难以取得,因而在收集时采取一定的形式将证据固定下来,加以妥善保管,以便在认定案件事实并实施行政制裁时予以使用。参照《关于行政诉讼证据若干问题的规定》第28条的规定,证据保全措施有:查封、扣押、拍照、录音、录像、复制、鉴定、勘验、制作询问笔录等九种。从时间上看,证据保全可以分为行政处罚程序前的证据保全和行政处罚程序中的证据保全。在卫生监督执法中,行政处罚程序前的证据保全包括日常监督结果、专项检查结果、投诉举报人提供的证据等;行政处罚程序中的证据保全包括抽样取证、证据先行登记保存、笔录固定、拍照录音录像等。证据保全时应注意:

第一,对于需要提取证据,但不需要取走原物的,采取笔录固定、拍照、录像、查询、复制等方式提取证据;

第二,对于需要取走原物的,经卫生行政机关负责人批准可采取先行登记保存或抽样取证措施。对先行登记保存或抽样取证的物品,应当在7日内作出不同处理决定,并出具证据先行登记保存处理决定书或抽样取证物品处理通知书:①对于能够直接或间接证明违法事实的,可保存或直接作为证据加以提取;②对于违法事实不成立,或者对违法事实不具有证明力,或者已采取其他适当方式对证据予以保全不必继续保存的,应作出解除证据先行登记保存或抽样取证的决定。依法应当解除查封、扣押等行政强制措施的,须经卫生行政机关负责人批准,出具解除查封(扣押)通知书。

第三,对于需要委托鉴别、检验、检测、检定、鉴定的,送有关单位进行鉴别、检验、检测、检定、鉴定。

四、行政执法证据的审查

调查取证的根本目的在于运用证据对案件事实加以证明。但并非所有证据,均可为我所用。对某些证据来说,它们作为证据而存在的前提——合法性、真实性、关联性仍然存在疑问,因此运用证据证明案件事实的前提是审查证据。所谓证据审查,是指卫生执法人员对已收集的证据材料进行分析、辨伪,判断其对案件事实有无证明力、证明关系及证明力的大小,从而决定是否采信该证据的过程。具体审查方法包括:甄别法、对比法、综合法、推理法、实验法等。

(一)对单一证据的审查

对单一证据的审查,是对证据基本属性的审查,其审查对象是单一证据的形式与内容。审查要点在于:

第一,合法性审查。主要审查证据是否符合法定形式;证据的取得是否符合法律、法规、司法解释和规章的要求;是否有影响证据效力的情形。审查时,应注意的是,事后证据(在作出行政处罚决定后收集的证据)、诉中证据(在诉讼程序进行时自行收集的证据)、非法证据(侵犯行政相对人陈述、申辩、申请听证权利所得的证据),不具有合法性,即不得作为行政处罚的依据。在鉴定结论中,因鉴定人不具备鉴定资格,鉴定程序严重违法,鉴定结论错误、不明确或内容不完整的,亦不能作为合法证据予以使用。

第二,客观性审查。主要审查证据形成原因,取证地客观环境,证据是否为原件、原物,复制件、复制品与原件、原物是否相符,提供证据的人、证人与行政相对人是否具有利害关系及影响证据真实性的其他因素等。

第三,关联性审查。审查中,须先对所有证据进行逐一审查后,再对各证据之间关联性进行审查,运用已知事实、逻辑推理、自然规律、生活常识、执法经验等进行分析,全面、客观地确定证据与案件法律事实之间的证明关系,排除不具有关联性的证据,准确认定案件的法律事实。

(二)对全部证据的综合审查

对全部证据的综合审查,应从案件实际出发,将已收集的全部证据联系起来,综合对比,相互印证,排除矛盾,得出案件的法律事实。参考《最高人民法院关于行政诉讼证据若干问题的规定》第57、58、59条规定,在卫生监督执法程序中,下列证据材料不能作为定案依据:①严重违反法定程序收集的证据材料;②以偷拍、偷录、窃听等手段获取侵害他人合法权益的证据材料;③以利诱、欺诈、胁迫、暴力等不正当手段获取的证据材料;④当事人无正当事由超出举证期限提供的证据材料;⑤在中华人民共和国领域以外或者在中华人民共和国香港特别行政区、澳门特别行政区和中国台湾地区形成的未办理法定证明手续的证据材料;⑥当事人无正当理由拒不提供原件、原物,又无其他证据印证,且对方当事人不予认可的证据的复制件或者复制品;⑦被当事人或者他人进行技术处理而无法辨明真伪的证据材料;⑧不能正确表达意志的证人提供的证言;⑨以违反法律禁止性规定或者侵犯他人合法权益的方法取得的证据;⑩不具备合法性和真实性的其他证据材料。

第三节　行政许可

一、卫生行政许可概念

卫生行政许可是指卫生行政部门根据公民、法人或者其他组织的申请,依法审批并准予其从事卫生法律规范一般禁止性活动的权利的卫生行政行为。它包含了以下几层意思:一是相对人针对特定事项向卫生行政主体提出了申请;二是存在卫生法律规范的一般禁止或法律规定需要事前控制的限制事项;三是卫生行政主体对符合特定条件的相对人予以一般禁止状态的解除;四是相对人因此获得了从事某种与卫生相关的活动或与卫生相关的事项的资格和权利,同时也必须承担由此产生的相应法律义务。

二、卫生行政许可的依据

卫生行政部门必须依据法律、法规设定的许可项目和内容,依照法定程序和形式,实施卫生行政许可。我国《行政许可法》规定,由全国人大及其常委会制定的法律,国务院制定的行政法规,省级地方人大及其常委会制定的地方性法规可以设定行政许可;行政规章可以依据法律、法规的规定设定行政许可,其他规范性文件不得设定行政许可。2004年11月17日实施的《卫生行政许可管理办法》(卫生部第38号令)明确规定:各级卫生行政部门应当依据法律、法规、国务院决定、地方性法规和省、自治区、直辖市人民政府规章的规定实施卫生行政许可,没有法定依据不得实施卫生行政许可。我国目前实施的卫生行政许可项目共有35项,其中法律、法规设定的卫生行政许可项目有27项,经国务院清理公布保留的卫生行政许可项目有8项,这些保留的卫生行政许可项目主要由《行政许可法》、卫生法律、卫生法规以及卫生部的规章(经国务院行政审批领导小组办公室审核确定确需保留)设定的。

三、卫生行政许可的种类与范围

(一)卫生行政许可的种类

根据不同的划分标准,可将卫生行政许可作不同的分类。大致有以下几种分类方法:

1. 按卫生行政许可的性质分类

(1)一般卫生行政许可,即非排他性卫生行政许可。此类许可没有对申请人有特殊的数量限制和特别的要求,只要申请符合法定条件,卫生行政机关应给予许可或批准其申请,如公共场所的卫生行政许可。

（2）特殊卫生行政许可,即排他性卫生行政许可。此类许可在一定的范围或时限上有数量的限制。如在一定的区域内,医疗机构、采供血机构等的设置必须符合当地卫生行政部门制定的设置规划,一旦某特定区域医疗机构数或采供血机构已满足该区域的配置要求,对于新的申请者尽管其申请条件符合法律法规的一般要求,但卫生行政部门仍不得给予其许可。

（3）资质认可,是对申请人是否具备某项特定技能的认定。如《职业病防治法》规定,承担职业健康检查和职业病诊断的医疗卫生机构必须由省级以上卫生行政部门批准。

（4）核准,是对某些事项是否达到特定技术标准的判断和确定。如卫生行政部门对可能产生放射性职业病危害的新建、扩建、改建建设项目的职业病危害预评价报告的审核。

（5）登记,是证明相对人已获得某种能力并确定其特定主体资格的行为。如卫生行政部门对取得执业医师资格或者执业助理医师资格的人员进行执业注册的登记。

2. 按卫生行政许可审批程序分类

（1）独立卫生行政许可,指卫生行政许可是由一个卫生行政机关作出许可决定,如公共场所的卫生许可只需经具有管辖权的当地卫生行政部门作出卫生许可。

（2）附和卫生行政许可,指申请事项需要先经下级卫生行政部门审查后报上级卫生行政部门决定的行政许可。如护士执业注册的审核,先由当地卫生行政部门进行申请材料的审查核实,再报省级卫生行政部门核准。

3. 按卫生行政许可的对象分类

（1）对人员的许可,指对从事某些需要特定卫生专业知识的人员,按照相关法律法规规定的要求进行学习、培训并考试合格后进行登记注册,从而使其获得从事该职业或活动的资格。如对医师、护士、母婴保健技术服务人员、职业病诊断医师等专业技术人员执业资格的许可。

（2）对物品的许可,指按照相关法律法规及技术标准对生产销售的健康相关产品和卫生相关产品或设备进行审查,对符合要求的产品或设备颁发许可证件。如对涉及饮用水卫生安全产品、消毒产品等的卫生许可。

（3）对机构或场所的许可,指按照相关法律法规及技术标准对医疗卫生机构和涉及健康相关场所的地域位置、卫生设施、布局、卫生状况等条件和能力进行评估审查,对符合要求的场所颁发许可证件,从而使其获得在该场所开展相关生产经营活动。如对医疗机构、采供血机构、公共场所、消毒产品生产企业、供水单位、放射诊疗等的卫生许可。

(二)卫生行政许可的范围

1. 公共场所卫生许可

2. 涉及饮用水安全卫生许可

(1)供水单位卫生许可。

(2)涉及饮用水卫生安全产品卫生许可。

3. 放射卫生许可

(1)放射诊疗许可。

(2)放射诊疗建设项目职业病危害预评价报告审核。

(3)放射诊疗建设项目职业病防护设施竣工验收。

4. 消毒安全卫生许可

(1)消毒产品生产企业(一次性使用医疗用品的生产企业除外)卫生许可。

(2)消毒剂、消毒器械卫生许可。

5. 职业卫生许可

(1)职业健康检查和职业病诊断机构资质认定。

(2)职业病诊断医师资格证书核发。

6. 医疗机构和人员卫生许可

(1)医疗机构设置及执业许可。

(2)医师资格及执业注册许可。

(3)护士执业许可。

(4)外籍医师在华短期执业许可。

(5)乡村医生执业注册。

(6)医疗机构开展戒毒脱瘾治疗审批。

(7)医疗机构配置制剂审核。

(8)药物临床实验基地资格认定。

7. 母婴保健许可

(1)母婴保健专项技术服务机构执业许可。

(2)母婴保健专项技术服务人员资格许可。

(3)医疗保健机构从事计划生育技术服务审批。

(4)计划生育技术服务机构从事产前诊断及使用辅助生育技术治疗不育症审批。

(5)医疗机构设置人类精子库许可。

(6)医疗机构开展人类辅助生殖技术许可。

8. 采供血机构许可

(1)血站设置及执业许可。

(2)单采血浆站设置审批及执业许可。

9. 其他法定的许可

(1)发布处方药广告的医药专业刊物的认定。

(2)开展互联网医疗卫生信息服务审核。

(3)骨髓造血干细胞资料库、血型配比实验室和移植医院审批。

(4)人体血液、组织器官进出口审批。

(5)高致病性病原微生物菌(毒)种或者样本运输审批。

(6)从事高致病性病原微生物实验活动资格和从事高致病性病原微生物实验活动审批。

四、卫生行政许可实施程序

(一)卫生行政许可的申请与接收

公民、法人或者其他组织申请卫生行政许可的,应按照法律、法规、规章规定的程序和要求向卫生行政部门提出申请。

1. 申请的提出

(1)申请人以书面的形式向卫生行政部门提出申请,这是卫生行政许可申请中最常见的方式。书面申请由卫生行政部门提供格式文本,一般载明了申请卫生行政许可的理由,需要提供的申请材料,信息全面,内容规范,确定性强。

(2)申请人以授权委托的形式向卫生行政部门提出申请,这有效解决了申请人不能亲自申请的困难,但应注意的是,依法应当由申请人亲自到现场提出申请的除外。被授权人办理卫生行政许可申请时应提供附被授权委托人身份证复印件的授权委托证明,写明被授权委托人的姓名、职务、委托事项、委托范围、授权期限等,并注明授权人的姓名、职务等相关信息。

(3)申请人以信函、电报、电传、传真、电子数据交换和电子邮件等方式提出申请。该方式是《行政许可法》基于便民原则的考虑,不一定要求申请人亲自将申请材料送到卫生行政部门的办公场所,但因其不能及时提供申请需要的附加材料而完整地表达申请人要求卫生行政许可的理由,故较少使用。

2. 申请的接收

(1)予以接收。申请事项属于本卫生行政部门职权范围,申请人提供的材料基本齐全,卫生行政部门应当场接收,并出具申请材料接收凭证。

(2)更正。申请人提交的申请材料存在错误可以当场更正的,应要求申请人当场更正,并对更正内容予以书面确认。应注意的是,申请材料中技术性的实质内容一般不予更正,如检验报告的数据、专家意见等。

（3）不予接收。对不需要申领卫生行政许可的或申请事项不属于本卫生行政部门职权范围内的申请事项，卫生行政部门应即时告知不予接收，并告知申请人向有权受理申请的行政机关申请。

（二）卫生行政许可申请的审查

卫生行政部门接收申请后，必须在规定的时间内，按照法律、法规和规章的要求，对申请人提出的申请事项及相关材料进行审查。

1. 形式审查

形式审查一般是指书面审查，是对申请人提交的申请材料是否齐全、内容是否符合法律、法规、规章以及相关技术要求、标准等内容进行审查。根据不同的情形分别作出以下处理：

（1）予以受理。申请事项属于本卫生行政部门职权范围，申请人提供的材料齐全、符合法定形式，或者申请人按照卫生行政部门的要求提交全部补正材料的，卫生行政部门应当场受理，并出具受理通知书。

（2）限期补正。申请人提交的申请材料不齐全或者不符合法定形式的，卫生行政部门应当场或5日内出具申请材料补正通知时，一次性告知申请人需要补正的全部内容。卫生行政部门逾期不告知的，自收到申请材料之日起即视为受理；补正的申请材料仍不符合要求的，卫生行政部门可以要求继续补正。

（3）驳回申请。申请人提出的申请不符合法定要求的，申请材料未能按时补正的，卫生行政部门可驳回申请。

2. 实质性审查

实质性审查是在书面审查的基础上，按照相关卫生法律、法规、标准和技术要求，对申请材料的实质内容进行核查。

（1）现场审查。卫生行政部门对申请人从事卫生相关活动的能力、申请内容所涉及的环境、设备、布局等以及新建、改建、扩建工程的选址、建筑设计审查验收等情况进行核查，并对核查情况进行记录。

（2）产品或场所的检验检测。对从事卫生相关活动的场所和申办健康相关产品的卫生行政许可，根据规定需要进行现场环境卫生检测或产品检验的，卫生行政部门应当自受理之日起5个工作日内指派两名以上工作人员按照技术标准和规范进行检验、检测或抽样送检，并书面告知检验检测所需要的时间，检验、检测所需时间不计算在许可期限内。

（3）专家评审和鉴定。对依法需要根据专家评审结论、鉴定作出卫生行政许可决定的，应书面告知申请人组织专家评审、鉴定的所需期限；需要延长期限的，应另行书面告知申请人。专家评审、鉴定所需时间不计算在卫生行政许可期限内。

3. 特别审查程序,即听证核查程序

当申请事项涉及重大公共利益或他人重大利益时应实施听证程序。听证程序可由卫生行政部门主动提出,也可由申请人或利害关系人提出,但均应由卫生行政部门举行听证。听证所需时间不计算在卫生行政许可期限内。

(三)卫生行政许可申请的决定

1. 许可决定的作出

(1)由受理申请的卫生行政部门作出卫生行政许可决定。对申请材料齐全、符合法定条件和标准的,卫生行政部门应当依法作出准予卫生行政许可的书面决定,并依法颁发卫生行政许可证件。

(2)由上级卫生行政部门作出卫生行政许可决定。依法应当逐级审批的卫生行政许可,受理申请的卫生行政部门应在法定期限内按规定程序和要求出具初审意见,并将初审意见和全部申报材料报送上级卫生行政部门审批。

(3)不予卫生行政许可的决定。卫生行政部门审查后认为不符合行政许可要求的,应在 20 日内作出不予卫生行政许可的书面决定,说明不予许可的理由,并告知申请人依法享有申请行政复议或提起行政诉讼的权利。

2. 作出许可决定的期限

卫生行政部门对申请材料审查后,应当在受理之日起 20 日内作出卫生行政许可决定;20 日内不能作出决定的,经本级卫生行政部门负责人批准,可以延长 10 日,并将延长期限的理由书面告知申请人。

对依法需要根据检验、检测结果或专家评审结论、鉴定作出卫生行政许可决定的,检验、检测和专家评审、鉴定所需时间不计算在许可期限内;根据规定需要听证后作出许可决定的,听证所需时间不计算在许可期限内。

3. 许可决定的公开

卫生行政部门作出的卫生行政许可决定,除涉及国家秘密、商业秘密或个人隐私的外,应以适当的方式及时予以公开,方便公众查阅。

(四)卫生行政许可文书的制作

在制作许可文书时应根据实际情况规范制作各类文书。

1. 文书制作的总体要求

(1)根据相应的许可审批环节制作许可文书。按照文书格式化的内容,据实填写每一项,一般不得有空格,如确系缺项,应在空格处填"/";出具的文书应意思表达明确,语句基本通顺。

(2)所有需要通知申请人的许可文书应有签收记录。使用有关卫生行政许可文书时,凡需要当事人签收的许可文书均应一式两份,分别交申请人和本机关留存卷宗备查。许可文书上有签收栏的可在文书签收栏上直接签名,如《卫生行政许可接收凭证》、《卫生行政许可补正通知书》等;无签收栏的文书送达时应使用《送达回执》并将《送达回执》留存卷宗,如《准予卫生行政许可决定书》和许可证件的送达等。

(3)所有对外的文书应加盖本机关印章。为方便许可审批工作的高效运行,卫生行政部门往往在受理审批窗口刻制了本卫生行政机关专用印章。从法律效力上看,专用印章与机关公章是一致的,但在具体印章的使用上有不同的范围。一般来说,《卫生行政许可接收凭证》、《卫生行政许可补正通知书》、《卫生行政许可补正材料接收凭证》、《卫生行政许可申请受理通知书》、《卫生行政许可现场核查意见书》、《卫生行政许可审查中止通知书》、《卫生行政许可利害关系人陈述、申辩权利告知书》、《卫生行政许可听证告知书》、《卫生行政许可听证通知书》、《卫生行政许可特别程序告知书》和《卫生行政许可延期通知书》可加盖卫生行政机关专用印章;《卫生行政许可申请不予受理决定书》、《准予卫生行政许可决定书》、《不予卫生行政许可决定书》和《撤回卫生行政许可决定书》应加盖卫生行政机关公章。

(4)文书中有告知申请人救济途径的,应完整告知相关内容,即:可在 60 日内向本级人民政府或上级卫生行政部门申请行政复议,或在 3 个月内向申请行政许可的卫生行政部门所在地的县(市、区)人民法院提起行政诉讼。

2. 许可文书的具体制作要求

(1)许可的基本文书,这是所有许可审批均应制作的文书和审批记录,一般有:《卫生行政许可申请材料接收凭证》、《卫生行政许可申请受理通知书》、《卫生行政许可受理审批表》、《卫生行政许可决定审批表》、《准予卫生行政许可决定书》和送达回执。

(2)申请材料接收后经审查需要补正的,应在接收申请材料后 5 个工作日内出具《卫生行政许可补正通知书》,接收补正材料时应出具《卫生行政许可补正材料接收凭证》。

(3)需要现场审查的,应在受理申请材料后及时指派两名以上工作人员进行现场审查,根据现场审查情况制作《卫生行政许可现场核查笔录》,需要提出整改意见时应制作《卫生行政许可现场核查意见书》。需要注意的是,现场审查提出整改意见的应有申请人按要求整改完成的相应记录。

(4)申请事项依法需要进行检验、检测、检疫或需要根据鉴定、专家评审结论等程序才能做出许可决定的,应根据具体的要求制作《卫生行政许可特别程序告知书》;需要进行听证的,应按听证程序举行听证,并根据实际发生环节制作《卫生行政许可听证告知书》、《卫生行政许可听证通知书》、《询问笔录》、《卫生行政许可利害关系人陈述、申辩权利告知书》、《卫生行政许可陈述和申辩笔录》、《听证笔录》和《听证意见书》等。

（5）申请受理后需要延长审批时限的，由本级卫生行政部门负责人批准后可以延长 10 日，并制作《卫生行政许可延期通知书》。

（6）申请材料经审查不符合受理要求的，应在接收申请材料后 5 日内出具《卫生行政许可申请不予受理决定书》；申请事项受理后经审查不符合许可要求的，应在受理后 20 日内出具《不予卫生行政许可决定书》。

（7）其他：申请受理后因申请人的原因需要中止许可审查的，可由申请人提出申请，本机关同意的应制作《卫生行政许可审查中止通知书》；颁发许可证件后，因许可所依据的法律、法规、规章修改或废止，或者准予许可依据的客观情况发生重大变化的，为了公共利益的需要，应制作《撤回卫生行政许可决定书》，撤回已经生效的卫生行政许可。

五、卫生行政许可的监管

(一)卫生行政许可的监督检查

1. 卫生行政许可监督检查的概念

卫生行政许可监督检查是指卫生行政部门依法对实施的卫生行政许可行为和被许可人从事卫生行政许可事项的活动进行检查并督促被许可人履行法定权利和义务的活动。实施卫生行政许可监督检查实行依法监督、权责统一以及监督与自律相结合、纠错和教育相结合的原则，其目的是加强对行政机关实施行政许可的监督，规范对被许可人从事行政许可事项活动，保护公民、法人和其他组织的合法权益。

2. 卫生行政许可监督检查的内容

（1）卫生行政许可层级稽查，即上级卫生行政机关对下级卫生行政机关实施行政许可的监督检查，一般通过听取情况汇报、查阅有关文件材料、专项调查等方式对下级卫生行政机关许可工作制度的建立和执行，是否按照法定的权限、范围、条件、程序开展行政许可，以及对被许可人从事许可事项活动监督检查的落实等情况进行检查，以纠正内部在实施卫生行政许可行为中的违法行为。

（2）对被许可人从事行政许可事项活动的监督检查，即卫生行政部门在其法定职责范围内对依法取得行政许可的被许可人从事行政许可事项活动的监督检查，一般采用书面核查、实地检查和抽样检验检测等形式，对被许可人是否符合准予卫生行政许可时所确定的条件、标准、范围、方式、履行法定义务等方面进行检查。

(二)卫生行政许可监督的档案管理

1. 卫生行政许可档案

是指卫生行政部门对申请人提出的申请事项和申请材料进行审批所形成的资

料,包括了申请人提交的所有申请材料,审批过程所形成的所有许可文书及记录,许可审批人员的资格证明材料,许可证书的复印件,以及其他有助于审批的材料。卫生行政部门应在许可后以一户一档的形式建立许可档案资料,以书面的形式固定卫生行政部门依法作出的行政许可过程,以及被许可人具备的许可条件。

2. 监督管理档案

是指卫生行政部门依法对被许可人从事卫生行政许可事项的活动进行监督检查以及抽样检验、检测后,将监督检查处理情况和抽样检验、检测结果整理归档;抽样检验、检测结果除归档外,应同时将结果反馈给被许可人。

(三)卫生行政许可监管处理措施

(1)上级卫生行政部门实施行政许可监督检查中发现下级卫生行政部门有违法情形的,应当依法作出责令限期改正、采取相应补救措施、确认违法或者依法撤销的处理,并可给予通报批评;责令限期改正、采取相应补救措施的,应当制作《行政执法监督通知书》;依据职权确认违法或者予以撤销的,应当制作《行政执法监督决定书》。

(2)卫生行政部门在卫生行政许可监督检查中发现被许可人有违法情形的,应当依法予以撤销、吊销、注销、中止卫生行政许可的处理。被许可人对卫生行政部门的监督处理决定不服的,可以依法申请行政复议或提起行政诉讼。

第四节　卫生监督检查

一、定义及原则

卫生监督检查是指卫生行政机关依照法定职权,对行政相对人遵守卫生法律、法规、规章及其他规范性文件、履行法定义务、卫生行政处理决定或处罚决定的情况开展的检查行为。作为实现卫生监督职能的重要手段之一,卫生监督检查既可针对特定相对人实施,也可针对不特定相对人开展;既可是临时决定进行突击性检查,也可将对相对人检查作为日常监管行为;既可在相对人开展有关活动前进行事先检查,又可在相对人从事具体活动过程中实施事中检查,还可以在处罚、许可等程序结束后进行事后检查。

除了合法性、适当性、惩罚与教育相结合等行政程序的一般原则外,卫生监督检查过程中,检查主体还应当遵守公平公正、以事实为依据等基本原则。

(一)公平公正原则

作为一种日常性监督检查,卫生监督检查强调检查人员应在时间、空间、内容、频率等方面公平地对待所有相对人,不能厚此薄彼,更不能借检查之名干扰正常生产经营,破坏公平市场竞争秩序。

(二)以事实为依据原则

首先,检查人员应当明确检查目的,即为掌握行政相对人遵守卫生相关法律规范、履行法定义务及处理、处罚决定的情况而实施检查行为。因此,检查人员应当客观、全面地收集相关证据,具体收集原则、方法及注意事项已在本章第二节中阐述。

二、检查方法

卫生监督检查方法包括但不限于以下几种:

(一)审查

审查是指检查人员对行政相对人递交的申请、证据、证明等材料进行核实,判断其是否齐全、相关、充分、合法等,从而为下一步决定作准备。必须指出的是,一般而言,审查仅仅指形式审查,对材料的真实性不负责任。

(二)检查

这里的检查仅指狭义的检查,即检查人员对行政相对人的产品、器具、样本等进行采样、送检,以判断其是否符合相应的国家卫生标准的要求。

(三)调查

检查人员采取现场取证、询问、责令提供资料等方式了解行政相对人遵守卫生法律规范、履行法定义务及行政处理、处罚决定的情况。

(四)听取汇报

是指检查人员通过听取行政相对人汇报、说明有关事情现状、起因、经过、结果,确定其是否违法。

三、检查程序

现行法律规范对卫生监督检查程序尚未作出明确规定,但是作为卫生监督执法的手段之一,卫生监督检查应当遵循行政许可、行政处罚、行政强制中一般性规定:

(一)事前准备

明确检查目标,了解行政相对人名称、经营范围、许可情况及历史处罚情况等,准备好卫生监督制服、证件、法律文书,调试现场检查工具如照相机、摄像机、录音笔等取证设备。

(二)表明身份

到达现场后,检查人员首先应当表明卫生监督员身份,统一着卫生监督制服,口头告知姓名、所属单位,出示卫生监督员证件,并说明来意。

(三)现场取证

具体参见本章第二节。

（四）结果告知

检查人员应向行政相对人通报检查结果，一般以《现场检查笔录》形式告知，并要求行政相对人签字或盖章确认；行政相对人如有异议的，应听取其陈述申辩，并将其异议记录在案。

（五）结果处理

检查人员应根据检查结果，依照相关法规规定，分别作出处理，如出具《卫生监督意见书》《责令改正通知书》等。如发现有违法行为应当给予行政处罚的，应按照卫生行政处罚程序进行。

第五节　卫生行政强制

2011年6月30日，十一届全国人大常委会审议通过了《中华人民共和国行政强制法》，该法是继《行政处罚法》《行政许可法》之后又一部规范行政权力运行，保护行政相对人合法权利的重要法律。自2012年1月1日实施以来，该法以法律形式明确了行政强制的种类和设定，统一了行政强制的实施程序，较好地解决了行政强制的"乱"、"滥"、"软"的问题。但是也应当看到，《行政强制法》对部分条文作了模糊化处理，为行政强制实践预留了待健全的空间。该法规定，行政强制措施权的主体仅限于以下三种：一是经法律、法规授予行政强制措施权的行政机关；二是法律、行政法规授权的具有公共事务管理职能的组织，且需在法定授权范围内以自己的名义实施；三是《行政处罚法》规定行使相对集中行政处罚权的行政机关。行政强制措施权不得委托，且规章及其以下效力等级的规范性文件不得授权实施。因此，卫生行政机关作为行政强制措施的实施主体于法有据，但卫生监督机构系事业单位性质的组织，它是否可以行使行政强制实施权，实践中颇有争议。对这一问题，笔者并不发表个人意见，本书中关于行政强制措施的内容均以卫生行政机关为实施主体。

一、行政强制措施的定义与特征

所谓行政强制措施，是行政机关在行政管理过程中，为制止违法行为、防止证据损毁、避免危害发生、控制危险扩大等情形，依法对公民的人身自由实施暂时性限制，或者对公民、法人或者其他组织的财物实施暂时性控制的行为。行政强制措施作为行政机关开展行政管理所必不可少的一种手段，具有如下特征：①法定性，即行政强制措施种类必须有法律明文规定，实施的对象、条件、种类、范围必须有法律明文规定，且必须依照法定程序开展；②强制性，行政主体可依法运用法定公权力采取强迫方式迫使行政相对人履行义务，这种强迫是以物理力量直接迫使或者以物理力量为后盾迫使；③暂时性，行政强制措施仅仅是对行政相对人的权利进行暂时性的约束或限制，而不是对其权利进行最终处理，这种暂时性决定了行政强制措施具有一定的期限，且实施主体负有妥善保管、不得使用或可能存在的解除归还等义务；④可诉性，尽管行政强制措施的最终效果不一定对行政相对人不利，但是其实施的直接效果就是限制了行政相对人的人身权或财产权，具有限权性，因此，单独的行政强制措施也是具有可诉性的。

二、行政强制措施的实施原则

(一)法定原则

《行政强制法》正式实施后，行政强制措施的实施依据仅限于法律、法规，而规章以及其他规范性文件中现有的行政强制措施不得再作为实施依据。除了依据合法外，该法对实施主体、权限、范围、条件与程序的规定，实施主体必须得到遵守。

(二)适当原则

行政强制立法的主要目的之一就是解决行政强制的"乱"、"滥"问题，防止行政机关动辄采取行政强制，引发公权力与私权利的冲突；如情节轻微的，能不实施就不实施；查封、扣押、冻结财产的价值应适当；实施时所采取的手段应适当等。对行政强制措施实施是否适当的判断，要综合考量行政管理的迫切程度、可能存在违法行为的社会危害程度、对行政相对人权益的预期影响，行政实体法可以规定行政机关在有合理依据、有理由相信、有理由怀疑或怀疑行政相对人存在一定违法行为的前提下，就可以依法采取相应行政强制措施。

(三)教育与强制相结合

行政强制并非目的，通过必要的行政强制措施纠正违法行为，教育违法者和其他公民自觉守法，发挥法的预防功能、教育功能，才是行政强制措施设定与实施的最终目的。当然，教育不是自上而下的说教，也不是行政机关的"法外开恩"，而是行政机关的一项先行义务，执法人员应当本着客观、公正之心，寓强制于教育，寓教育于强制，摆事实、讲道理，兼顾制裁违法与权利保障。

三、行政强制措施的种类及实施方式

在新颁布实施的《行政强制法》中，卫生行政机关可能适用的行政强制措施主要有两种：

(一)查封场所、设施或财物，扣押财物

1. 查封、扣押对象

仅限于涉案的场所、设施或者财物，即查封、扣押对象必须是有证据证明与正在

查处的违法行为和实施管理活动有直接关系。

下列场所、设施、物品不得查封、扣押：一是与违法行为无关的场所、设施或者财物；二是不得查封、扣押公民个人及其所抚养家属的生活必需品；三是已被其他国家机关依法查封的，不得重复查封。除此之外，下列涉案财物也不得成为查封、扣押对象：第一，涉案但属于行政相对人及其抚养家属的生活必需品；第二，涉案但属于案外善意第三人的合法财物。

2. 查封、扣押期限

一般期限不超过 30 日；情况复杂的，经行政机关负责人批准，可以在 30 日的基础上再延长 30 日，具体延长期限由行政机关酌定处理。这里的"情况复杂"，包括违法行为人数众多、违法行为次数较多、法律关系比较复杂、证据收集困难等。延长查封、扣押期限应遵循以下规则：①延长期限应在一般期限届满前申请；②需经过行政机关负责人批准；③延长期限最多不能超过 30 日，即查封、扣押最长期限为 60 日；④无论案情如何复杂，只能申请延长一次；⑤延长期限应及时告知延期理由、依据、期限；⑥延长查封、扣押期限属于具体行政行为，具有可诉性。

计算查封、扣押期限时，应注意《行政强制法》第 69 条规定，该法中 10 日以内期限均指工作日且不含法定节假日。对 10 日以上的期限，《行政强制法》并未规定，可见，查封、扣押期限应同时计算工作日与休息日。

可以扣除期限：对物品需要进行检测、检验、检疫或者技术鉴定的，查封、扣押的期间不包括检测、检验、检疫或者技术鉴定的期间。检测、检验、检疫或者技术鉴定的期间应当明确，并书面告知行政相对人。

3. 查封、扣押决定书与清单

卫生行政机关决定实施查封、扣押的，制作并当场交付查封、扣押决定书和清单，决定书与清单均需一式两份，由行政相对人和行政机关分别保存。其中，查封、扣押决定书应当载明下列事项：一是行政相对人的姓名或者名称、地址；二是查封、扣押的理由、依据和期限；三是查封、扣押场所、设施或者财物的名称、数量等；四是申请行政复议或者提起行政诉讼的途径和期限；五是卫生行政机关的名称、印章和日期。

4. 保管方式及其责任

查封、扣押是对行政相对人财产的限制，行政相对人并非完全、永久地丧失财物的所有权，仅是暂时性失权，在此失权期间，卫生行政机关负有妥善保管义务。具体保管方式有：

第一，卫生行政机关自行保管的，应尽妥善保管义务。这一保管义务包括两个层次：一方面，必须尽到善良管理人的注意义务，以必要的管理措施保管查封、扣押财物，如注意防潮、防压、防蛀等；另一方面，非因保管需要，不得行使使用、收益、处分的权利。因保管不力造成财物损坏或遗失的,行政机关承担赔偿责任;保管费用由行政机关承担,不得以任何形式向行政相对人收取。

第二,委托第三人代为保管,适用于需要专业人员、专业知识、专业场所保管且行政机关自身无力保管的财物。发生第三人代管时,行政机关与第三人之间形成委托合同关系,卫生行政机关应向第三人支付保管报酬,并承担因保管发生的费用。因第三人原因造成损失的,卫生行政机关先行赔付后,有权向第三人追偿。

5. 后续处理

查封、扣押的暂时性决定了卫生行政机关必须在查封、扣押期限届满前依法对查封、扣押财物作出相应处理:

一是违法行为事实清楚,依法应当没收的非法财物应予以没收;

二是法律、行政法规规定应当销毁的,依法销毁;

三是有下列情形,作出解除查封、扣押的决定:第一,当事人没有违法行为;第二,查封、扣押的场所、设施或者财物与违法行为无关;第三,行政机关对违法行为已经作出处理决定,不再需要查封、扣押;第四,查封、扣押期限已经届满;第五,其他不再需要采取查封、扣押措施的情形。

解除查封、扣押应当立即退还财物;已将鲜活物品或者其他不易保管的财物拍卖或者变卖的,退还拍卖或者变卖所得款项。变卖价格明显低于市场价格、给当事人造成损失的,应当给予补偿。

(二)其他行政强制措施——取缔

对于取缔,法学界存在诸多争议。有观点认为,"取缔"是行政处罚性质,理由是取缔的具体措施是"没收违法财物"与独立适用的行政处罚罚种"没收非法财物"并无区别,同时取缔能够取消或剥夺从事非法活动的资格和能力,带有一定程度的"能力罚"性质。有观点认为,实施取缔,乃发现违法行为予以取消,并未给予其制裁,不能定性为行政处罚,而仅是行政处罚程序中的一个步骤,将其定义为行政强制措施更为合适,而现《行政强制法》第 9 条也未采取穷尽列举方式,而用"其他行政强制措施"这一条款确认了"其他行政强制措施"的存在。也有观点认为,"取缔"仅仅"是一个统称,不宜简单将其认定为行政处罚或行政强制措施,而要视行政机关实施取缔时采取的具体措施而定"[①],这一观点认为,取缔是行政机关对违法行为采取的制止性、制裁性措施。一方面,这些措施即可能包括行政强制措施,如《无照经营查处取缔办法》第 9 条规定:"县级以上工商行政管理部门对涉嫌无照经营行为进行查处取缔时,可以

---

① 江必新:《中华人民共和国行政强制法条文理解与适用》,人民法院出版社 2011 年版,第 70 页。

行使下列职权：①责令停止相关经营活动；②向与无照经营行为有关的单位和个人调查、了解有关情况；③进入无照经营场所实施现场检查；④查阅、复制、查封、扣押与无照经营行为有关的合同、票据、账簿以及其他资料；⑤查封、扣押专门用于从事无照经营活动的工具、设备、原材料、产品（商品）等财物；⑥查封有证据表明危害人体健康、存在重大安全隐患、威胁公共安全、破坏环境资源的无照经营场所。"另一方面，这些措施可能包括了行政处罚，如：《非法金融机构和非法金融业务活动取缔办法》第22条规定：设立非法金融机构或者从事非法金融业务活动，构成犯罪的，依法追究刑事责任；尚不构成犯罪的，由中国人民银行没收非法所得，并处非法所得1倍以上5倍以下的罚款；没有非法所得的，处10万元以上50万元以下的罚款。可见，"取缔"仅仅是一个统称，不宜简单地将其认定为行政处罚或行政强制措施，而要视行政机关实施取缔时采取的具体措施而定。对此，笔者颇为认同这一观点。

那么，在打击非法行医的执法常用的"取缔"的性质又如何呢？按照第三种观点，《执业医师法》中"取缔"的性质属行政强制措施。遗憾的是，《执业医师法》仅仅提到了"取缔"一词，对于"取缔"的具体方式、步骤、程序并未有所规定，这也为卫生行政执法带来诸多不确定性。卫生行政机关在实施"取缔"时，应严格遵守下文中行政强制措施的一般程序及法定、适当等实施原则。

四、行政强制措施的一般程序

《行政强制法》第18、19、21条规定了行政机关实施行政强制措施应当遵守下列规定：①实施前须向行政机关负责人报告并经批准；②由两名以上行政执法人员实施；③出示执法身份证件；④通知当事人到场；⑤当场告知当事人采取行政强制措施的理由、依据以及当事人依法享有的权利、救济途径；⑥听取当事人的陈述和申辩；⑦制作现场笔录；⑧现场笔录由当事人和行政执法人员签名或者盖章，当事人拒绝的，在笔录中予以注明；⑨当事人不到场的，邀请见证人到场，由见证人和行政执法人员在现场笔录上签名或者盖章；⑩情况紧急，需要当场实施行政强制措施的，行政执法人员应当在24小时内向行政机关负责人报告，并补办批准手续。行政机关负责人认为不应当采取行政强制措施的，应当立即解除；⑪违法行为涉嫌犯罪应当移送司法机关的，行政机关应当将查封、扣押、冻结的财物一并移送，并书面告知当事人。

五、行政强制执行

现阶段，我国的行政强制执行采取行政机关自行执行与申请法院司法执行的双轨制模式：一类是，在法律、法规（不包括规章及规章以下规范性文件）明确授予强制执行权的情况下，作出具体行政行为的行政机关可以自行采取强制执行措施，也可以申请人民法院进行强制执行，如公安机关、税务机关等；另一类则是，法律、法规没有授予强制执行权时，作出具体行政行为的行政机关只得申请有管辖权的人民法院实施执行，即非诉行政强制执行，卫生行政机关就属于此类。因此遇到具体行政行为被拒不履行、履行拖延、部分履行不享有自行执行权，只能申请人民法院进行强制执行。当然，行政强制执行也存在另一种形式——诉讼后强制执行，即行政相对人提起诉讼，人民法院经审理认定具体行政行为合法，作出维持被诉具体行政行为的判决。如行政相对人仍不履行被判决维持的具体行政行为，则行政机关可以申请人民法院强制执行。

卫生行政机关申请人民法院强制执行的条件：第一，行政相对人在法定期限内没有提出行政复议请求或提起行政诉讼；第二，在满足前一条的基础上，行政相对人在行政机关指定的合理期限内也没有履行行政处罚或行政处理决定，包括全部没有履行、部分履行；第三，行政机关在指定期间届满之日起 3 个月提出申请，在此期间之外的申请，人民法院将不予受理。第四，申请强制执行前，应当履行催告义务，催告书送达 10 日之后，行政相对人仍未履行的，方可向人民法院提出申请。同时必须指出的是，第二条中的"没有履行"包括了行政处罚、处理决定的本身，也包括因行政相对人不履行而作出的执行罚（如滞纳金）。

通常，卫生行政处罚、处理决定不涉及行政相对人不动产，卫生行政机关可向申请人所在地的基层人民法院提出申请；申请时需同时递交以下材料：经行政机关负责人签名、加盖行政机关的印章并注明日期的强制执行申请书，行政决定书及作出决定的事实、理由和依据，当事人的意见及行政机关催告情况，申请强制执行标的情况，法律、行政法规规定的其他材料。

第六节　卫生行政处罚

卫生行政处罚是指卫生行政机关依法对行政相对人违反卫生法律、法规、规章的行为，给予财产、资质或其他形式法律制裁的行政行为。

一、卫生行政处罚的原则

(一)合法性原则

卫生行政处罚是典型的利益剥夺行为，其实施必然导致特定人的利益丧失或暂时丧失，因此，其实施自始至终都应严格贯彻处罚法定原则。卫生监督机构作为受委托行使卫生执法权力的主体，必须严格以法律、法规、规章为依据，在受托的职权范围内依照法定程序行使卫生监督执法权力，不得越权或滥用权力。

(二)合理性原则

合理性原则又称公正原则,是处罚合法性原则的重要补充。这一原则要求,卫生监督机构在实施卫生行政处罚时必须秉公执法、摈弃偏私,客观地调查违法行为的事实、性质、情节、违法所得、持续时间,根据其社会危害程度给予与之相称的法律制裁。

(三)公开原则

公开的本意是不加隐蔽。行政程序中的公开,其基本含义是政府行为除依法应当保密的以外,应一律公开进行。对于卫生监督执法活动,它包括两方面的要求:一是实施行政处罚的法定依据要公开,行政处罚的实施机关、条件、程序、期限等的规定应当公布;未经公布的,不得作为实施行政处罚的依据;二是行政处罚的实施过程和结果应当公开,法律、法规、规章规定实施行政处罚应当听证的事项或者行政机关认为需要听证的其他涉及公共利益的重大事项,应当向社会公告,并举行听证。行政处罚事项涉及第三人的,应当告知第三人。

(四)处罚与教育相结合原则

实施卫生行政处罚,纠正违法行为,应当坚持处罚与教育相结合,教育公民、法人或其他组织自觉守法。教育必须以处罚为后盾,教育不能代替处罚。为了达到制止并预防违法目的,对受惩罚的违法行为,应在处罚时给予被处罚人以帮助教育,两者不可偏废,这就要求卫生监督执法中重视《责令改正通知书》、《卫生监督意见书》等执法文书的使用。

二、卫生行政处罚程序规定

(一)一般程序与简易程序

《行政处罚法》第三十三条规定了对一些违法行为可以适用行政处罚简易程序当场作出行政处罚决定,其适用条件:第一,违法事实确凿;第二,有法定依据;第三,法定处罚较轻,对公民处以五十元以下、对法人或者其他组织处以警告或者一千元以下罚款的行政处罚的。缺少上述任一条件,当场处罚均无效。简易程序可由一名卫生执法人员独立完成,其主要步骤:表明身份、调查取证、保存证据、说明理由、听取陈述申辩、制作当场处罚决定书并交付、5日内报同级卫生行政机关法制机构备案。其他违法行为都要按照一般程序进行处罚。卫生行政处罚流程请参见《卫生行政处罚流程示意图》(附图1)。

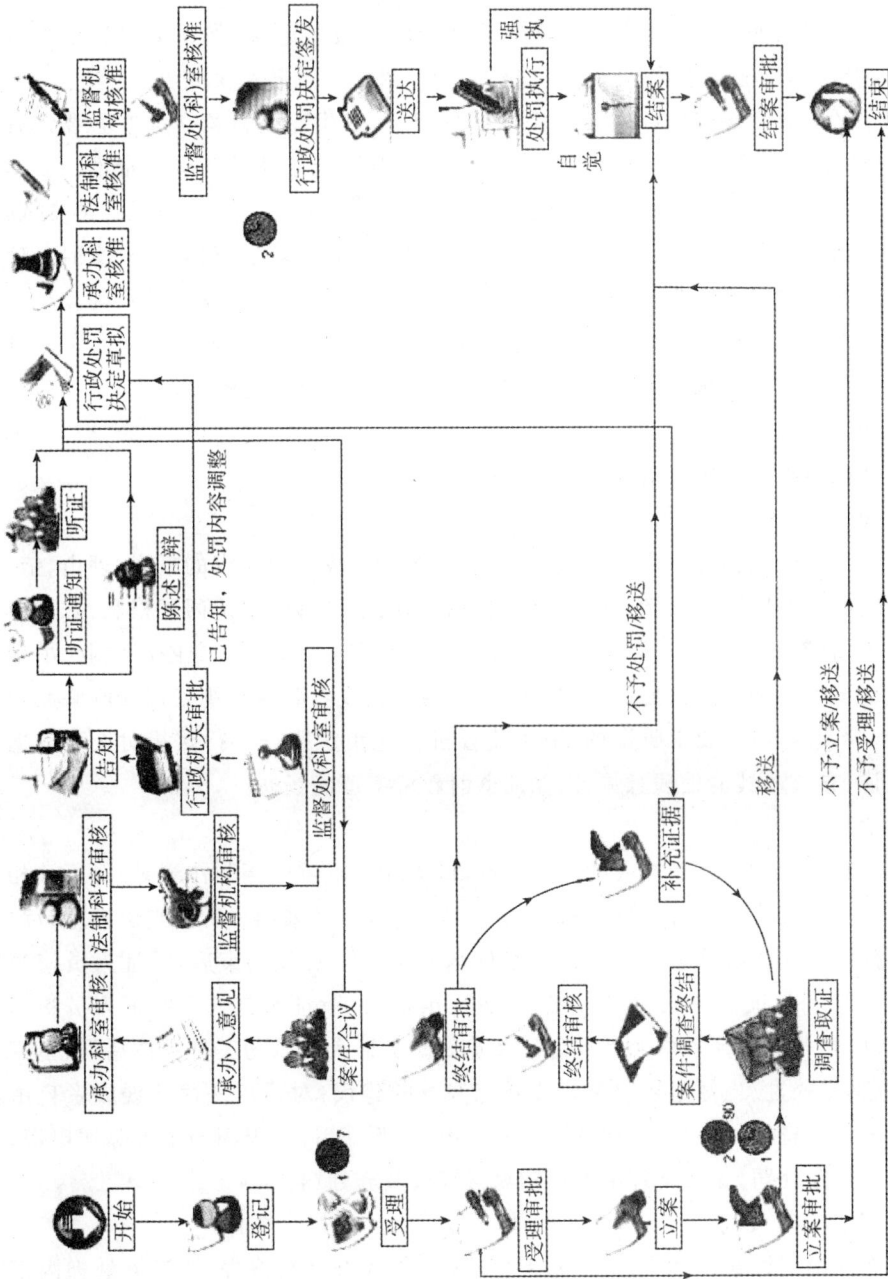

附图1　卫生行政处罚流程示意图

1. 受理与立案

有下列案件的,卫生监督机构应当及时受理并做好记录:①在卫生执法中发现的;②检验机构检测报告的;③社会举报的;④上级卫生行政机关交办、下级卫生行政机关报请的或者有关部门移送的。经审批受理后,卫生监督机构认为有必要调查处理的,应当在7日内立案,同时制作立案报告,报卫生行政机关负责人批准。立案条件是:①有明确的违法行为人;②有违法行为或危害后果;③有来源可靠的事实依据;④属于卫生行政处罚范围;⑤不适用简易程序的;⑥属于本机关管辖。立案时应确定立案日期和两名以上卫生执法人员为案件承办人。但违法行为从违法行为发生之日起计算在两年内未被发现的,或违法行为有连续或者继续状态则从行为终了之日起计算在两年内未被发现的,不再给予行政处罚。法律另有规定的除外。

2. 调查取证

具体内容见本章第二节。

3. 说明理由并告知权利

在作出行政处罚决定之前,应说明当事人作出行政处罚决定的事实、理由、依据,具体处罚种类和罚没款数额,并告知行政相对人依法享有的申请回避权利、陈述申辩权利或申请听证权利等。其中,申请听证权利条件是:拟作出责令停产停业、吊销卫生行政许可证件和对个人处以2000元以上、对法人或者其他组织处以40000元以上罚款的。行政相对人要求听证的,卫生监督机构应组织听证。行政相对人可以据此提出反证、异议及其他处理意见,以保证事前救济渠道的畅通。

4. 陈述申辩与听证

应当充分听取行政相对人的陈述申辩,口头陈述申辩应当制作笔录;对行政相对人提出的意见应认真进行复核;当事人意见成立的,应当采纳。听证则由卫生行政机关法制部门组织。听证组织人员排除案件承办人员。听证结束后,听证人员应当制作听证笔录和听证意见书,前者应当交听证申请人、听证参与人和听证人员签字确认,后者应当明确听证人员的处理意见及建议。听证人员认为案件主体错误、事实不清、证据不足的,应当提出要求重新或补充调查的建议;对适用法律错误或者自由裁量不当的,应当提出具体调整建议。在陈述申辩、听证后,不得因当事人陈述申辩、要求听证而加重处罚;无法定理由不得随意减轻或放弃处罚。

5. 作出行政处罚决定

在案件调查终结后,应当由承办人填写《案件调查终结报告》、《案件处理内部审批表》,提出处理意见后报卫生行政机关负责人审批。卫生行政机关负责人应对调查结果进行审核,根据案情不同,作出不同处理决定。第一,对情节复杂或重大违法行为应给予较重处罚的,应当集体讨论研究决定;第二,对其他应受处罚的行为,根据情节轻重,作出相应行政处罚;第三,对违法行为轻微危害不大的,可依法不予行政处罚;第四,违法行为已经涉嫌犯罪的,应依照《行政机关移送涉嫌犯罪案件的规定》等规定填写案件移送书移送司法机关处理;第五,对经调查认定,违法行为不存在或无充分证据证明违法的,不得实施行政处罚。卫生监督机关针对涉嫌违法行为的调查给行政相对人造成不良影响,而后确定违法行为不存在的,应通过适当方式为行政相对人消除影响。

6. 制作卫生处罚决定书

行政机关负责人作出处罚决定的,应制作卫生行政处罚决定书,加盖卫生行政机关公章。卫生行政处罚决定书应载明下列事项:①当事人的姓名或者名称、住所地、民族、身份证和卫生行政许可证件号码、工商营业执照(字号)等;②违反法律、法规或者规章的事实和证据;③行政处罚的种类和依据;④行政处罚的履行方式和期限;⑤不服行政处罚决定,申请行政复议或者提起行政诉讼的途径和期限;⑥作出行政处罚决定的卫生行政机关的名称,并加盖行政机关公章,明确作出决定的落款日期。需要注意的是,卫生行政处罚决定书的落款日期应当与签署行政处罚决定意见的日期一致。

7. 文书送达

作出行政处罚决定之日起 7 日内,卫生行政机关应采用法定方式送达处罚决定书:①直接送达的,由行政相对人在送达回执上签名或者盖章并注明签收日期,由其本人、代理人、代收人、法定代表人、负责人或专职收发人员签收,签收日期为文书送达日期;②拒绝接收有关文书的,可依法留置送达,留置日期为文书送达日期;③委托其他卫生行政机关代为送达或者邮寄送达;④无法采取上述方式送达的,可以公告送达。公告的范围和方式应当便于当事人知晓,公告期限不得少于 60 日。采用非直接送达方式送达处罚决定书的,承办人应当注意收集照片、寄件人联、公证等文书证明已经送达的事实。

8. 卫生行政处罚的执行

卫生行政处罚决定以后,行政相对人应在处罚决定书载明期限内予以履行;行政相对人对卫生处罚决定不服提出行政诉讼或申请行政复议的,除法律另有规定外,卫生行政处罚不停止执行;除法定当场收缴罚款情形外,卫生行政处罚严格实施罚缴分离制度,应在卫生行政处罚决定书中告知行政相对人罚款缴纳期限(自收到行政处罚决定书之日起 15 日内)及指定收缴银行,行政相对人缴纳罚款后,应由收缴银行出具加盖其公章的罚款收据。卫生行政处罚的执行方式有:第一,自觉履行。第二,行政相对人既不申请行政复议也不提起诉讼而逾期不履行的,依法向人民法院申请强制执行,具体措施见本章第五节。执行环节是保证卫生行政处罚决定得以实现的必要保证,关系到行政处罚的法律效力、庄严性、严肃性,必须谨慎对待,依法实施。特别是罚款、没收违法所得的款项,必须严格执行罚缴分离上缴国库,不得挪用、节流、私分或变向私分;行政相对人确属经济困难未按期履行罚款义务时,应由行政相对人申请并经卫生行政机构批准,可暂缓或分期缴纳。

(二)卫生行政处罚的相关期限

受理之日起7日立案;立案之日起3个月作出行政处罚决定;作出行政处罚决定之日起7日送达;证据先行登记保存期限为决定保存之日起7日内;行使陈述权、申辩权或者申请听证权利期限为自收到行政处罚事先告知书之日起3日内行使;举行听证的,应在听证的7日前通知行政相对人举行听证的时间、地点;行政相对人在法定期限内不申请行政复议或者提起行政诉讼,又不履行行政决定的,可以自期限届满之日起3个月内,申请人民法院强制执行。

申请人民法院强制执行前,应履行催告义务,催告书送达10日之后,行政相对人仍未履行的,方可向人民法院提出强制执行申请。

第七节 卫生监督稽查

一、卫生监督稽查概念、方法

追溯稽、查两字的由来,《说文解字注》里有解:稽者,事不顺畅,受到限制、制止;查者,调查、核实之意。稽、查两字并而列之,互为前提,密不可分,前者是限制权、制止权,后者是调查权、核实权。卫生部《卫生监督稽查工作规范》把卫生监督稽查定义为:卫生监督机构对其内部、下级卫生监督机构及卫生执法人员在卫生监督执法活动中依法履职、行使职权和遵纪守法的情况进行的监督、调查活动。

卫生监督稽查的种类:依照稽查客体的不同,卫生监督稽查分为经常性稽查、专项性稽查和单一性稽查。经常性稽查是指结合日常监督执法工作,定期或不定期以执法行为、执法程序、文书规范、着装规范等为重点开展的稽查活动。专项性稽查是指根据年度工作计划,针对本年度重点工作内容所开展的稽查活动。单一性稽查是指根据投诉举报等有关线索开展的稽查活动。

具体实施稽查时,可采用直接与被稽查的卫生监督机构及执法人员开展的执法工作质量情况进行检查,对被稽查机构的行政相对人进行走访,调查执法人员工作质量。稽查可采取现场检查、案卷评查、问卷调查、个别约谈等方式实施,稽查时应制作卫生监督稽查文书。

二、卫生监督稽查内容

通常,卫生监督稽查内容包括:

(一)行政执法责任制

依据国务院《全面推进依法行政实施纲要》、《卫生行政执法责任制若干规定》要求,对被稽查单位执行行政执法责任制情况进行监督,重点是稽查是否存在超越法定权限,是否存在认定事实不清或证据不足的,是否存在适用法律、法规、规章错误,是否存在违反法定程序,是否存在处理结果显失公正,是否存在依法应当作为而不作为,是否存在滥用职权侵害公民、法人和其他组织的合法权益,是否存在卫生行政执法责任制不落实,是否存在责任不清造成重大过失等情形。

(二)卫生行政许可

依据《中华人民共和国行政许可法》和《卫生行政许可管理办法》等有关法律、法规和规章规定,对卫生行政许可工作制度是否齐全、许可流程是否公开、许可程序是否规范、许可文书制作是否规范、许可决定是否合法、许可管理是否规范、许可档案管理等方面开展稽查。见本章第三节。

(三)卫生行政处罚

依据《中华人民共和国行政处罚法》和《卫生行政处罚程序》等有关法律、法规和规章规定,对卫生行政处罚相关工作制度、行政处罚的合法性和合理性、卫生行政执法文书书写规范和行政处罚案卷归档情况等方面开展稽查。

(四)卫生监督投诉举报

依据相关规定,对卫生监督投诉举报工作制度、受理阶段、处置程序、审批流程、回复反馈及档案管理等方面开展稽查。

(五)卫生监督员行为规范

依据《刑法》、《公务员法》及《卫生监督员管理办法》等有关法律、法规和规章规定,对卫生执法人员的遵纪守法、任职资格、着装风纪和行为规范等方面开展稽查。

上级卫生监督机构应根据稽查工作计划对下级卫生监督机构及其卫生监督员卫生行政执法活动进行综合性稽查。上级卫生监督机构对下级卫生监督机构的卫生监督工作每年至少稽查一次。

三、稽查人员及其行为规范

(一)人员条件

从事稽查工作的人员,必须取得卫生监督稽查资格。卫生监督稽查员应具备以下基本要求:①热爱稽查工作,作风正派,责任心强;②坚持原则,忠于职守,清正廉洁,不徇私情,严守纪律;③具有大专以上或同等学力;④熟悉了解卫生法律、法规、规章、政策和相应的公共卫生等相关专业知识;⑤具有较强的实际工作能力和一定的组织管理能力。卫生监督稽查员必须通过统一业务培训,经考核合格后取得任职资格。各级卫生监督机构聘任卫生监督稽查员,应当合理配置,原则上各单位不少于3人,专职负责卫生监督稽查工作。卫生监督机构应当定期对卫生监督稽查人员进行培训、考核。考核不合格不能担任卫生监督稽查人员。

(二)行为规范

①必须是两名以上卫生监督稽查员执行卫生监督稽查任务,亮证执法;②使用卫生监督稽查文书,书写规范;③严格遵守卫生监督稽查工作程序;④履行相关法律、法规规定的保密义务;⑤符合《卫生监督工作规范》的要求。卫生监督稽查人员履行稽查职责时应当忠于职守,恪守职业道德,遵守有关法律法规的规定;遇与被稽查对象有利害关系或其他有碍公正执法情况时应当回避;被稽查单位、人员应当主动配合、接受稽查,不得干涉、阻挠刁难,更不得报复卫生监督稽查员。

四、稽查程序

(1)卫生监督稽查工作应坚持实事求是、公平公正的原则,重证据、重调查研究。

(2)对检查发现、群众投诉举报、上级交办、有关部门移送的违法违规事件应当做好记录,经初步核实对属于稽查范围的,有明确违法违规行为人、案件来源可靠的,由稽查人员所属卫生监督机构负责人批准立案查处,同时报同级卫生行政部门备案。对不属于本部门稽查范围的,应当及时移送有关部门处理。

(3)卫生监督稽查人员在实施稽查前,应当全面了解情况,调阅有关资料,确定相应的稽查方案。稽查方案应当包括稽查目的、稽查内容及范围。

(4)卫生监督稽查人员在执行任务时应当两人以上,出示相应证件。

(5)卫生监督稽查人员在检查、调查时应收集有效的证据,并听取被检(调)查的卫生监督机构、卫生监督员的意见;依据有关的卫生法律法规对管理相对人进行现场检查、询问调查、谈话等,调查了解卫生行政执法情况;告知被稽查人员根据稽查的要求,提供与稽查事项有关的文件、资料和情况,如实回答提出的问题。

(6)卫生监督稽查笔录应当交由被调查(检查)人员核对,核对无误后由被调查(检查)人员签字或盖章,拒绝签字的应注明原因。

(7)卫生监督稽查人员在稽查过程中发现有违反卫生监督行为规范的,可以当场予以纠正;对于拒不改正的,可暂扣其卫生监督证件证章。发现其他问题的,应当于稽查结束之日起10个工作日内提出稽查建议,稽查建议报卫生监督机构负责人批准后制作卫生监督稽查意见书。卫生监督稽查意见书应当报同级卫生行政部门。稽查过程中发现有违法违纪行为应当交由其他部门处理的,报经同级卫生行政部门批准后,移送有关部门处理。

(8)卫生监督机构应当及时将稽查结果反馈卫生监督员。

(9)被稽查单位在接到卫生监督稽查意见书后,应当及时整改并在30日内将整改情况报卫生行政部门和稽查单位。

(10)稽查结案后应当将有关材料及时整理,归档保存。

五、处理结果

(1)对轻微违法的或者不适当的具体行政行为,责成相关科室或人员限期纠正;

(2)对不履行法定职责的,督促其依法履行职责;

(3)对执法违法的、拒不改正的或者拒绝履行法定职责的卫生监督员,可提议卫生监督机构负责人办公会议讨论处理意见。

第八节　卫生监督执法文书的制作

一、执法文书概念及重要性

卫生监督执法文书是指卫生行政机关在卫生监督检查、卫生行政处罚等活动中,针对特定相对人的行为制作的具有法律效力的文书的总称。2002年12月,卫生部对原有的卫生监督文书和卫生行政执法文书进行整合、修订,制定、颁布了《卫生行政执法文书规范》(卫生部令第34号),自2003年5月1日起施行。常用文书依次为:产品样品采样记录、非产品样品采样记录、产品样品确认书、技术鉴定委托书、检验结果告知书、卫生监督意见书、职业禁忌调离通知书、责令(限期)改正通知书、卫生行政控制决定书、卫生行政控制处理决定书、抽样取证决定书、抽样取证物品处理决定书、查封(扣押)决定书、查封(扣押)处理决定书、当场行政处罚决定书、卫生行政取缔决定书、封条、案件受理记录、立案报告、案件移送书、现场检查笔录、询问笔录、证据先行登记保存决定书、证据先行登记保存处理决定书、现场照片(图片、影像资料)证据、相对人提供材料通知书、案件调查终结报告、合议记录、案件处理内部审批表、行政处罚事先告知书、陈述和申辩笔录、行政处罚听证通知书、听证笔录、听证意见书、案件集体讨论笔录、行政处罚决定书、执法文书送达回执、罚没物品处理记录、涉案物品清单、结案报告。这套执法文书与卫生行政处罚程序规定相互配合,系统地规范卫生监督机构日常执法行为,对进一步增强卫生执法人员的法律意识,在日常监督执法中坚持依法行政,提高卫生行政案件的承办质量具有重要意义。

第一,正确撰写执法文书是新形势下卫生监督执法程序强化与证据强化的现实要求。卫生执法程序应依照的法定条件、法定程序,以法律文书的形式体现出来,它要求执法人员跳出以往习惯和经验的局限,提出了加强程序意识、证据意识的更高要求,使卫生监督执法活动更加符合依法行政的要求。程序、证据是实体正义的保证,正义要以人们看得见的方式实现,执法文书就是看得见的方式。如《行政处罚事先告知书》是行政处罚决定做出前,依法定程序告知拟作出行政处罚决定的事实、理由、依据以及相对人的救济权利的文书,它具有双重属性——告知与记录,一方面为告知相对人面临的行政处罚、救济权利及行使方式,另一方面记录执法的全过程,同时具有实体和程序两方面价值。可见,增强卫生监督执法中的程序意识、证据意识,离不开准确、规范地使用执法文书,依次完成办案程序的各个环节,最终办结整个案件。

第二,正确撰写执法文书是开展科学和规范监督的具体方式。加强对卫生监督执法活动的监督,是保障公民权利必不可少的手段,也是依法治国的一项重要内容。长期以来,卫生监督机构办案,缺少统一、完整的程序规定和统一、规范的法律文书,对卫生行政执法中出现的受理不规范、违法调查取证、滥用强制措施、越权处罚、执行不当等问题,缺少明确的监督标准和具体的监督方式,直接影响了对卫生监督执法的监督。卫生监督执法权力的行使,直接涉及对公民个人自由与权利的限制,只有经过法定程序才能保证这一权力行使的正当性。法定程序是对卫生监督执法的一种法律监督,与法定程序相配套的执法文书就为这种监督提供了实施的具体方式。一方面,卫生执法程序在执法文书中有相应的记载和体现,另一方面,执法文书制作水平的高低也在一定程度上反映着人员执法水平的高低。因此,这套文书的制作及使用,为健全、完善对卫生监督执法活动的监督提供了比较明确、科学的操作依据。

第三,正确撰写执法文书为卫生执法人员提供了切实的法律保护。卫生执法人员法律意识水平的高低决定着他们对法律精神实质的理解程度,并将直接关系到他们处理案件的正确合法与否;卫生执法人员的执法行为就是执行国家法律的行为,其所具有的法律意识和法治观念直接决定着他们实施的行政执法行为的正确与否。这里强调了法律意识和法治观念,但是法律意识和法治观念再强,没有法定程序和相应的法律文书的规范,也难以保证行政执法的公正与文明。以往在执法中出现的种种问题,除了其自身素质和水平的影响,往往也有客观原因,或者虽想依法办案,但却因没有统一规定,无章可循,导致执法人员自己去寻求解释,难免出现偏差,从而造成行政相对人不满意,甚至引起行政复议、行政诉讼等,往往使直接办案的执法人员处在压力的第一线,而这是执法人员个人所无力解决的。执法文书制作、使用的规范化,使得办理行政案件程序的各个环节、步骤、时限等均具体化,操作方便,有效地避免执法办案的随意性,在满足卫生执法程序的规范化需求的同时,为卫生执法人员提供了切实的法律保护。

第四,正确撰写执法文书是以人为本社会中权利保障的客观要求。以往办理行政案件中,卫生执法人员比较注重管理,在人权的尊重方面重视不够。然而现阶段,卫生监督机构的社会功能已发生了根本性转变,它既是良好社会秩序的维护者,又是公民卫生权利及基本人权的保障者。要适应严峻复杂的卫生执法形势和高标准的执法要求,卫生监督机构必须确立依法履行职责、尊重保障人权的法制观念,在办案中注重保护行政相对人的合法权益。这一要求,在执法文书中得到了鲜明的体现。以听证程序为例:卫生行政机关在作出一定幅度以上的行政处罚决定之前,应当告知行政相对人有要求举行听证的权利,这些权利通过《行政处罚事先告知书》《行政处罚听证通知书》《听证笔录》《听证意见书》等法律文书的形式表现出来。可见,执法文书为进一步规范卫生行政执法行为,有效保护公民、法人和其他组织的合法权益提供了具体可行的载体。

二、执法文书的种类

按照文书制作用途分类,卫生监督执法文书可分为执行类文书、程序类文书、证据类文书、听证类文书。

(1)执行类文书。该类文书是卫生监督机构依法履行职责对有关事项作出处理时使用的法律文书,如行政处罚决定书、当场行政处罚决定书、卫生行政控制决定书、卫生行政控制处理决定书、封条、技术鉴定委托书、案件移送书、证据先行登记保存决定书、证据先行登记保存处理决定书、卫生监督意见书、责令改正通知书等。

(2)证据类文书,是卫生监督机构在执法过程中收集证据时使用的法律文书,如现场检查笔录、询问笔录、产品样品采样记录、非产品样品采样记录、陈述和申辩笔录、罚没物品处理记录、涉案物品清单等。

(3)程序类文书,是卫生监督机构在行政执法过程中调查研究处理案件时内部讨论、研究、审批使用的法律文书,如案件受理记录、立案报告、案件调查终结报告、合议记录、行政处罚事先告知书、送达回执、结案报告等。

(4)听证类文书,是卫生监督机构对适用听证程序的案件履行告知、举行听证时的法律文书,如行政处罚听证通知书、听证笔录、听证意见书等。

三、执法文书的管理与申领

(1)卫生监督机构法制科室负责执法文书的统一印制、保管和领取工作。

(2)对外使用的执法文书必须注明编号。其中执法类文书,在制作时应按照业务科室分类统一编写;证据类文书,如现场检查笔录、产品样品采样记录、非产品样品采样记录等,应在使用前应统一编写;程序类文书如行政处罚事先告知书以及执行类文书、证据类文书中的送达回执在制作时应按顺序填写编号。

(3)各业务科室安排专人至法制科室领取有关文书并履行签收手续。签收内容包括文书名称、数量、用途、领取人姓名、领取日期等。

(4)以下文书在领取前应加盖卫生行政机关公章:卫生监督意见书、产品样品采样记录、非产品样品采样记录、产品样品确认书、技术鉴定委托书、检验结果告知书、责令(限期)改正通知书、卫生行政控制决定书、卫生行政控制处理决定书、抽样取证决定书、抽样取证物品处理决定书、查封(扣押)决定书、查封(扣押)处理决定书、当场行政处罚决定书、卫生行政取缔决定书、封条、案件移送书、现场检查笔录、证据先行登记保存决定书、证据先行登记保存处理决定书、相对人提供材料通知书、行政处罚事先告知书、行政处罚听证通知书、听证意见书、行政处罚决定书、执法文书送达回执、罚没物品处理记录、涉案物品清单。

(5)以下文书在领取前应加盖卫生监督机构行政公章:案件受理记录、立案报告、询问笔录、现场照片(图片、影像资料)证据、案件调查终结报告、合议记录、案件处理内部审批表、陈述和申辩笔录、听证笔录、案件集体讨论笔录、结案报告。此类用章须经同级卫生行政机关委托,方可具有法律效力。

(6)业务科室领取加盖卫生行政机关行政公章文书前,必须提请保管科室负责人审查签字同意。

(7)执法文书领回科室后,经科室负责人签字同意由专人负责分发和保管,科室人员根据工作需要领取并履行签收手续。尚未使用的执法文书应当返还给法制科室保管并作履行相应退还手续。

四、执法文书的制作

(一)执法文书制作基本要求

(1)执法文书可采用打印、书写两种方式制作。需手写的,使用黑色钢笔或签字笔制作,做到字迹清楚、书写工整、文面清洁。书写有误需要修改的,应用横杠线划去修改处,在其上方写上正确内容,并由制作人或相对人在改动处用指纹或印鉴(签名)覆盖。

(2)文字表述应使用"法言法语",做到规范、准确、简洁、严谨、庄重。描述性文字必须使用中性词语,避免带有主观色彩的描述;记录性文字必须完整、具体、详细,涉及关键事实和重要线索的应尽量记录原话,同时注意语句、语意表达的完整性,避免发生词句歧义;描述方位、状态以及程度的记录,应依次有序、准确清楚。

(3)证据类文书的笔录文书在制作完后,应当场由当事人(被检查人、被询问人、代理人等)阅读或者向当事人宣读,当事人认为记录有遗漏或者有差错的,应当面提出补充和修改。当事人认为无误后,应在笔录上注明"以上笔录属实"并签名或者盖章;当事人拒不签名的,应注明拒签理由;由单位所在地街道办事处或派出所有关人员签字证明。文书首页不够记录时,可使用附页,附页页首注明"接上页"。首、附页均应由当事人以及制作人签名或者盖章,同时在多页间加用指纹或印鉴联证。

(4)案件调查终结报告、行政处罚决定书等执法文书说理式制作要求。

①相对人信息:相对人情况记载详细,应写明该当事人的姓名、民族、性别、身份证号码、职业、居住地址、工作单位或法人、组织的名称、法定代表人姓名、职务、营业执照证号、经营地址等内容。

②事实认定:事实描述清晰,包括主体、时间、地点、案件来源、行为过程、违法所得、危害后果等要素。

③证据采信:对认定事实所收集证据应明示其取证时间、证据性质、证据特征和所要证明对象,并按照一定逻辑顺序排列。

④执法程序:对处罚程序中的行政强制措施、证据先行登记保存决定及处理、处罚告知等程序等应当完整表述。

⑤权利保障:对当事人陈述申辩的理由、证据或听证的过程、结论应当详细阐述,并标明行政机关是否采信及其依据;当事人放弃陈述申辩或听证应予以说明。

⑥自由裁量:当事人具有法定或者酌定从重、从轻或者减轻情形的,应说明理由并列明相关依据。

⑦法律适用:应当写明依据法律、法规、规章等的全称,并明确告知具体的条、款、项、目及内容。

⑧处罚决定:处罚决定的内容应当完整,对两种以上的违法行为应分别裁量,合并处罚;一个案件有多个违法行为人的,应分别制作卫生处罚决定书给予行政处罚。

⑨文书结尾:应当明确告知相对人履行方式、期限以及申请行政复议或提起行政诉讼的途径和期限;文书落款应写明行政机关的全称,并加盖卫生行政机关的公章和骑缝章;用汉字写全处罚决定作出的具体的年、月、日。

⑩逻辑推理:要求文书以查证事实为基础,结合法律规定,结合主体、主观方面、客体、客观方面,推定违法行为与危害结果之间的因果关系,论证当事人行为的违法状态。

⑪文理部分:结构合理,层次清楚;叙事完整,详细得当;语句流畅,用词准确。

(二)常用执法文书制作要求

1. 现场检查笔录

现场检查笔录是在案件调查过程中,对与案件有关的地点和物证场所进行实地察看、探访所制作的记录。

(1)被检查人:应写明单位名称、地址、邮政编码、联系电话。法定代表人或负责人姓名、性别、职务等。

(2)检查时间:应写明到现场的年、月、日、时、分至何时何分。

(3)检查地点:应写明勘验、察看地点的具体方位和具体地址。

(4)检查记录:首先应记录监督员表明身份、执法证件号码、说明来意的情况,以及当时生产经营的状况;并将涉及案件事实的有关情况准确、客观地记录下来;笔录完毕后,要让被检查人阅后签名、注明日期,并签署"以上笔录属实"字样。

2. 询问笔录

在案件调查、案件复查及补充调查过程中,为核实案件事实,收集证据,而向有关人员调查了解与案件有关的情况时所制作的笔录。

(1)被询问人:应记录被询问人的基本情况,包括姓名、性别、年龄、民族、文化程度、工作单位、联系地址等。

(2)询问地点:应写明询问的具体地点。

(3)询问时间:应写明年月日及起止时间。

(4)询问内容:首先应记录监督员表明身份、执法证件号码、说明询问目的等情况,并了解被询问人的身份及与案件或被调查对象的关系;应记录被询问人提供的与案件有关的全部情况,记录要忠实原意,并应尽可能使用原话,不能随意加进自己的理解和看法,也不能随意增删和更改。

(5)询问结束,应将询问笔录交被询问人核对,同意后签名并注明时间。

3. 产品样品采样记录、非产品样品采样记录

采样记录是采集鉴定检验样品的正式文字材料。

(1)采样记录应当写明被采样人、采样机构、样品名称、编号、生产单位、规格、数量、采样方式、时间、地点、采样目的及法律依据。

(2)被采样人和采样人应当在采样记录上分别签名并注明日期。

(3)采样记录应一式三份,第一份交被采样人作为凭证,第二份随样品送检,第三份留存卷宗备查。

(4)样品标记随送检样品,内容包括:样品名称、样品生产单位、样品编号、规格、数量以及其他标记等。

(5)本文书加盖卫生行政机关公章。

4. 案件移送书

案件移送书是将不属于自己管辖范围内的案件,移送有权管辖的单位或部门处理的正式文件。

（1）移送书要写明移送案件的受理时间、案由以及移送的法律依据，落款要写明移送机关的名称和具体日期。

（2）案件移送的依据：一类是系统内移送，可依据《行政处罚法》第20条或相关法律法规关于管辖的规定；另一类是移送其他系统，可依据《行政处罚法》第20条的规定。

（3）案件移送时，应将有关材料一并移送。

（4）本文书加盖卫生行政机关公章、骑缝章。

5. 案件受理记录

案件受理记录是对发现、检举或控告、上级机关交办或下级机关移送的案件，按照规定的权限和程序办理受理手续所作的文字记录。

（1）案件来源：a. 监督检查中发现的；b. 社会举报的；c. 卫生检测机构监测报告的；d. 上级卫生行政机关交办、下级卫生行政机关报请或有关部门移送的。

（2）接收时间：a. 来源是监督检查的，接收时间为检查日期；b. 来源是举报投诉的，接收时间为接到举报投诉之日；c. 来源是监测抽查的，接收日期为检验结果报告之日；d. 来源是交办、报请或移送的，接收日期为接受之日。

（3）案发单位：指涉嫌违法的一方，应写明名称（姓名）、地址、法定代表人或负责人姓名、性别、职务；如果案发单位不止一个，应分别填写案件受理记录。

（4）内容：应写明已知的（可能是未经证实的）主要违法事实，但不必过多介绍经过。

（5）处理意见：是经办人提出的办案具体意见。

（6）负责人意见：是对处理意见的批示。这里的负责人，可以是卫生行政部门的负责人，也可以是有关主管科（处、室）负责人，根据实际情况和需要确定。

（7）受理时间：为行政机关负责人签字批准受理的时间。

6. 立案报告

在对受理的案件进行初步核实后，确认有违法事实并需给予行政处罚，对案件展开调查，向卫生行政部门负责人或主管科（处）负责人提出的书面报告。

（1）当事人：指案发单位或个人。

（2）案情摘要：应按性质和程度，由大到小、从重到轻加以排列，逐个简要说明，并指出当事人违反的具体法律条款。

（3）负责人审批意见：负责人对查处案件的批示，如是否批准立案；对批准立案的要确定承办人员。

（4）立案时间：为行政机关负责人签字批准立案的时间。

7. 证据先行登记保存决定书、证据先行登记保存处理决定书

这两种文书对需要保全的物证在登记造册后进行保管的文件和对已保全的证据

进行处理的文件。

(1)应当写明保存方式、保存地点、保存期限以及所保存物品的内容。保存期限不得超过 7 天。

(2)由承办人填写,当事人在收到通知书时应当核对保存物品与实际物品是否一致,并在通知书存根上签名和注明日期。

(3)通知书交由当事人保留,通知书存根留案卷备查。

(4)本文书加盖卫生行政机关公章及骑缝章。

8. 封条

封条的目的在于告知当事人不得以任何方式动用被封存的物品或场所。

(1)可以在立案前或立案后使用。

(2)应注明封存日期和期限。

(3)通知书还应写明封存地点、封存场所、封存原因、封存依据以及所封存物品的内容。封存期限一次不得超过 30 天。

(8)本文书加盖卫生行政机关公章。

9. 案情调查终结报告

案件调查终结后,承办人就案件事实、性质、当事人的责任及处理意见等,以书面形式向领导或有关部门所做的正式报告。

(1)案由:所查处的具体案件的案由,即当事人被查处的具体违法行为。

(2)案情及违法事实:应简明扼要,写清案件的经过和结果、违反的具体法律条款等。

(3)相关证据:列明经查证属实的、对案件处理有关联的所有证据。

(4)争议要点:既应写明当事人与承办人之间对案件事实的不同观点,也应表明承办人之间对案件的不同意见。

(5)处理意见:应写明是否要给予行政处罚的具体意见,若提出行政处罚意见的,应写清行政处罚的种类、幅度以及法律依据。

10. 合议记录

案件调查终结后,承办人在对案件进行综合分析、审议时记录的文字材料。

(1)应写明案由、合议机关、合议主持人、参加合议人员、合议时间、合议地点。

(2)必须包括:违法事实、相关证据、处理依据、合议建议;对不同的合议意见,也应如实记录。

(3)合议结束后,参加合议人员和记录人员应在合议记录上签字并注明日期。

11. 行政处罚事先告知书

在作出行政处罚决定前,告知当事人将要作出的行政处罚决定的事实、理由及依据,以及当事人依法应当享有权利的书面文件。

(1)应写明当事人的违法行为及违法行为发生的时间、违反的法律条款,将要作出的行政处罚决定的法律依据、行政处罚的种类和幅度,当事人进行陈述申辩的时间和地点等。

(2)在作出责令停产停业、吊销许可证或者较大数额的罚款的行政处罚决定前,向当事人告知有要求听证的权利,及当事人要求听证的时限、听证机关的地址、邮政编码等。

(3)本告知书应注明日期,一式两份,一份交当事人,一份留存卷宗备查。

(4)本文书加盖卫生行政机关公章。

12. 陈述申辩笔录

当事人或陈述申辩人陈述事实、理由和申辩有无违法行为以及违法行为情节轻重的记录。

(1)笔录中应写清陈述申辩的地点和时间。

(2)记录应尽可能采用原话,对当事人提出的主张要记录。

(3)陈述申辩结束,应将笔录交陈述申辩人核对,认为记录有误的,应当面补充和修改,然后签名并注明日期;承办人和记录人也应在笔录上签字和注明日期。

13. 行政处罚听证通知书

通知当事人举行听证的正式文件。

(1)通知书应写明举行听证的时间、地点、听证方式、听证组成成员、申请回避的权利、听证机关的联系电话。

(2)本文书加盖卫生行政机关公章和骑缝章。

14. 听证笔录

对听政过程和内容的记录。

(1)笔录除应写明案件承办人、听证主持人、听证员、书记员、听证地点、听证方式、听证时间、案由等外,还应写明案件承办人提出的事实、证据和行政处罚建议,当事人陈述申辩和质证等内容。

(2)听证结束后,笔录应交当事人和承办人核对,认为有误的,应当面补充或修改,参加听证的当事人、案件承办人、听证主持人、听证员、书记员均应在笔录上签名或盖章,并注明日期。

15. 听证意见书

听证结束后,听证人员就听证情况及听证人员对该案件的意见,以书面形式向负责人或有关部门所做的正式报告。

(1)意见书应写明案件承办人、听证主持人、听证员、书记员、听证时间、地点、方式和案由等。

（2）意见书应简明扼要介绍案件基本情况，客观公正地反映当事人和案件承办人陈述的主要理由，具体明确地写明听证人员的意见，听证人员有不同意见的，也应写明。

（3）听证人员应在听证意见书上签名并注明日期。

（4）负责人意见是负责人对听证人员意见的具体批示。

16. 当场行政处罚决定书

对案情简单、违法事实清楚、证据确凿的违法案件依法当场作出处理决定的正式文件。

（1）决定书应写明违法行为及证据、行政处罚依据、行政处罚的种类和幅度、作出行政处罚的时间和地点、罚款缴往单位及地址，以及卫生行政部门名称，并由执法人员签名或盖章。

（2）决定书还应责令当事人改正或限期改正上述违法行为，并告知当事人行政复议和行政诉讼的途径和期限。

（3）本文书加盖卫生行政机关公章和骑缝章。

17. 行政处罚决定书

对事实清楚、证据确凿的违法案件，根据情节轻重依法作出处理决定的正式文件。

（1）文头有作出行政处罚决定书的行政机关名称和相应的文号。

（2）有当事人的基本情况。当事人是公民的，要记载其姓名、性别、身份证号码、职业、工作单位、住址或住所等；当事人是法人或其他组织的，要记载其法定名称、法定代表人或负责人姓名、职务、营业执照证号、地址或住所等。

（3）陈述案件事实部分，应载明查明的违法行为发生的时间、地点、情节、构成要件、危害后果等内容；对违法行为定性时，要指出其所违反的法律、法规、规章名称，并准确完整引用到条、款、项、目的具体规定。

（4）实施行政处罚适用的法律、法规、规章依据名称要用全称，并准确引用到条、款、项、目，以及行政处罚的种类、数额或者期限。

（5）行政处罚的履行方式和期限。

（6）采集和使用的证据应合法、有效。常见的证据主要有现场检查笔录、调查询问笔录、身份证明、营业执照、现场照片、销售单据、抽样检验结论等书证物证。

（7）应准确告知当事人不服行政处罚决定申请行政复议、提起行政诉讼的权利以及受理机关的具体名称和期限。

（8）有作出行政处罚决定的机关落款、日期和印章。

（9）行政处罚决定书应有说理性内容，说明事理、情理和法理。

（10）事实和证据部分，填写时必须以违法行为的构成要件即违法主体、客体、主客观方面为指导，抓住案件发生时间、地点、人物、手段、经过和结果等事实要素，阐明整个违法事实情况。

（11）行政处罚决定一经做出，任何人不得擅自变更或者撤销。

（12）行政处罚决定作出后，应在法定期限内以法定方式送达当事人，并提取送达回证。

18．送达回执

将行政处罚决定书送交给案件当事人的凭证。

（1）送达回执应写明送达文件的名称及文号或编号、送达地点，受送达人和送达人应在回执上签名，并注明日期。

（2）送达回执存根留置当事人。

（3）该文书加盖卫生行政机关公章。

19．责令改正通知书

查明违法事实时，责令当事人限期改正的正式文书。

（1）不论违法行为是否轻微，不论是否将给予行政处罚，均可使用该文书。

（2）本文书加盖卫生行政机关公章。

第九节　卫生监督档案概念

一、卫生监督档案概述

（一）卫生监督档案定义

指各级卫生监督执行机构在卫生监督、监测（卫生质量抽检）、卫生行政稽查、卫生行政许可、卫生宣传、培训等活动中直接形成的，对国家和社会、本单位工作具有参考、利用价值的文字、图表、声像等各种载体、各种门类的历史记录。

（二）卫生监督档案的种类

个人业务技术档案、党政档案、专业档案（卫生监督、监测）、科研档案、基建档案、会计档案、仪器设备档案、特殊载体档案。

（三）卫生监督档案的意义

（1）档案是社会管理的重要基础。卫生监督档案是在卫生监督工作中形成和积累的具有重要价值的档案，它对提高和促进卫生监督工作，保障全社会人民身体健康发挥着不可替代的作用。现代社会的迅速发展，人民生活水平和消费水准的不断提高,卫生问题越来越受到人们重视,我国改革开放也需要有一个良好的社会卫生环境,搞好卫生监督对于改善投资环境,促进旅游业发展,改善我国对外形象有着不可忽视的作用。卫生监督是社会性很强的一项工作,其涉及面广、工作量大,在实际监督工作中经常会遇到许多复杂多变的棘手问题难以解决和处理。在这种情况下,利用卫生监督档案资料的详细文字和数据记载,参考历史数据及被监督单位的档案资料进行对比,从中便可发现问题,找出解决问题的方法。这不仅提高了工作效率,同时也保证了卫生监督工作有的放矢,卫生执法更规范化、科学化;此外在城市创卫、创强市、县中,大量有关食品卫生、公共场所卫生、生活饮用水方面卫生监督档案资料,为达标奠定了基础并起到了重要作用,这都充分体现了档案在具体实际工作中的价值和作用。

(2)卫生监督档案是卫生监督工作领导决策的重要参考依据,是进行公共卫生评价、开展公共卫生科研工作的必要条件,是宣传教育信息交流等各项工作重要资料的来源,是保障关系全体公民健康水平的公共卫生监督事业的重要组成部分。

(四)卫生监督档案人员的基本职责

(1)档案室工作人员要严格遵守《档案法》及有关法律、法规,忠于职守,积极学习,不断提高政治水平和业务素质。

(2)负责实施档案工作目标管理,不断提高管理水平。掌握档案的收集、整理、立卷、保管、鉴定、统计、利用等业务工作情况。负责全单位各部门档案的接收、整理、装订、登记、分类、编号、上架、入库保管、鉴定、销毁、统计及借阅等各项工作。档案室工作人员要认真周密收集、及时准确整理、仔细有序保管本单位的卫生监督文书、音像等档案资料。

(3)负责档案的安全保密工作,严防档案失密、泄密和其他安全事故的发生。严格遵守国家、省、市、局及本单位的保密规定和制度,不得擅自复制、提供、抄录各类档案材料,不得在各种场所随意涉及档案内容,不得擅自涂改、伪造、出卖或赠送所保管的档案资料,不得利用职权擅自扩大档案的利用范围,不得泄漏档案的机密内容。

(4)档案工作人员对所保管的档案,应负责保护其安全,切实做好防火、防盗、防潮、防虫、防光等日常管理维护工作及温、湿度的记录和控制,及时修补破损档案,最大限度延长档案寿命。对永久、长期保存的档案,如有破损,应积极整补或复制,重要案卷做出特定标记,重点保管。对档案室设备,应经常仔细检查,确保档案资源的安全。

(5)定期做好档案移交工作。档案管理人员要适时做好档案移交工作,按规定销毁不需保存的档案材料。科室立卷的档案在验收合格后,由档案人员负责催收,及时移送到单位档案室集中存放管理。做好《档案法》和档案工作的宣传,指导兼职档案人员开展工作。

（6）建立系统的档案借阅制度，切实有效地办理档案的出借、阅览和组织利用。本单位职工调阅业务案卷时，须经办公室负责人同意后，由档案人员提供相关档案卷宗在档案室阅览并遵守有关保密规定。如需借出，需经办公室负责人同意，并办理借阅手续后借阅，七日内归还；外单位借调本单位案卷，需持正式介绍信，经单位领导批准后方可在档案室内借阅。

（7）积极创造条件，做到微机建档和调档，负责档案的数字化、信息化、网络化建设与管理工作，努力做好档案的利用服务工作，编制索引，迅速准确地查调档案，尽快实现档案管理工作升级。

（8）严格遵守单位各项工作规章制度。同时注意卫生、整洁，严禁室内吸烟，保持档案室的清洁卫生。非档案室人员不得进入档案库房，不得在档案室逗留、闲谈。

（9）从本单位实际情况出发，提出年度档案工作意见，并对档案工作中存在的问题提出具体改进措施。负责做好业务协调工作，及时组织、贯彻上级和领导布置的各项任务，经常向主管领导和上级业务部门汇报请示。

二、卫生监督档案归整通用要求

按照特点和分工的不同，从档案工作的具体业务分类，档案管理主要包括档案收集、鉴定、整理、保管、统计和提供利用等多个环节，其中档案整理包括档案的装订、分类、排列、编号、编目及装盒等流程。

2000年12月6日，国家档案局发布了中华人民共和国档案行业标准《归档文件整理规则》（DA/T22—2000）（以下简称《规则》）。《规则》从我国机关档案工作的实际出发，适应档案管理现代化的需要，在借鉴传统立卷方法合理因素的基础上，对归档文件整理的原则和具体方法作出了规定。《规则》的实施，是我国机关档案工作的一次改革。《规则》以"简化整理，深化检索"为宗旨，对原有的归档文件整理方法——"立卷"进行了改革，推行文件级整理，大幅度简化了整理中的手工操作，降低了劳动强度。《规则》兼顾了计算机和手工两种管理方式，兼顾了机关档案室和档案馆的管理需要，为档案管理手段的创新创造了良好的环境和条件，为规范电子文件归档整理方法奠定了基础，也将有力地促进机关文档一体化管理。

2006年12月18日，国家档案局第8号令发布了《机关文件材料归档范围和文书档案保管期限规定》（以下简称《规定》），1987年颁布的《国家档案局关于机关档案保管期限的规定》和《机关文件材料归档范围和不归档的范围》同时废止。《规定》的发布施行，标志着我国档案法制化建设取得了新的成果，对正确界定文件材料归档范围、准确划分文书档案保管期限、及时开展档案价值的鉴定工作，确保档案资料的齐全、完整将起到积极的推动作用。

(一)归档文件的收集

定义:归档文件的收集是指按照国家有关规定,对国家机关、社会组织以及个人从事公务活动所形成的各种文字、图表、声像、实物等文件材料进行收集的过程。收集工作是档案整理、保管、利用的基础,是其他业务环节的前提条件,是贯彻档案工作基本原则、维护历史真实面貌的基本途径,是衡量档案室工作的重要标尺。

收集(归档)范围:凡本单位在职能活动中形成的,办理完毕,应作为文书档案保存的各种纸质文件材料,均属归档范围。它包括三个方面:一是本单位制发的正式文件(包括代上级机关起草的文件);二是外单位的来文;三是本单位形成的没有文号的文件。

收集原则与要求:收集文件总的原则是齐全完整。所谓齐全完整是指要把单位各科室应该归档的全部文字材料、图表、声像、实物等各种门类、各种载体的材料收集起来,同时保持文件材料之间的逻辑联系;个人在公务活动中形成的文件材料也在收集的范围,特别要注意对单位会议记录的收集。

收集文件要求:指对文件材料的要求。

(1)要齐全完整。本单位的发文要签发手续齐全,正文与底稿(或发文稿纸)齐全;会议记录要有时间、地点、参加对象、记录人及会议主要内容。

(2)用纸要规范。特别是记录本,不能用小于 16K 的普通练习本,应选择 16K 或 A4 用纸。过小的要进行粘贴。

(3)要求使用耐久的字迹材料,如黑墨水、红印泥、激光打印;不能用圆珠笔、复写纸、传真纸、色带打印等不耐久的字迹材料。

(4)现代化设备形成的材料要求。禁止色带打印、墨水打印材料归档;禁止传真形成材料归档。

收集方法及注意事项:年度收集与平时收集相结合,要主动收集。一是注意平时收集,即平时将某次会议或处理某件事、解决某个问题所形成的文字材料收集起来;平时注意将单位领导或同志外出开会、出差、商定事项所带回的文件、材料收集起来;平时注意将报纸杂志直接反映本单位人和事的篇目剪辑收集起来。二是注意年终收集,即年终要把本单位收发文本上作了登记的全部文件材料收集起来;年终还要注意把那些虽没作收发文登记,但仍属本单位形成的文件、材料、图表、声像、实物全部收集起来;年终还要做好财会、基建等专门档案和科技档案的收集。

(二)归档文件的价值鉴定

定义:档案保存一定的时期后,确定其保管期限,把已失去价值的档案剔出销毁。就是通常所说的档案鉴定工作。主要包括 5 个方面内容:①鉴定。判定档案真伪和价值的过程。②保管期限:对档案划定的存留年限。③ 保管期限表:规定档案保管期限的文件。④销毁:经过鉴定对失去价值的档案作毁灭性处置的过程。⑤销毁清册:登录被销毁档案题名、数量等内容并由责任人签署的文件。

(三)归档文件的整理

1. 定义

档案整理是将应该归档的杂乱无序的文件以件为单位通过分类排列和编号、装订、目录编制,使之系统化、条理化,成为有序状态的过程。要求保持文件之间的历史联系,便于保管利用。文件之间的历史联系是指文件在产生和处理过程中形成的内部相互关系,主要表现在文件的来源、时间、内容和形式等方面的联系。整理则是承上启下的关键环节。收集来的档案,不经过整理,档案没有条理,也不便于系统的查考和研究。

在整理之前首先要做到四个分开:(1)归档与不归档的文件材料分开;(2)年度分开。文书档案是按年度进行整理的,那么首先要将各年度的材料分开,同一个年度的文件材料放在一起,应注意:①一般以文件形成日期为准。②计划、总结、预决算、统计报表、表彰等统一以文件的签发日期判定所属年度,跨年度形成的会议文件归闭幕年;几份文件做一件时,"件"的日期以排在前面的文件落款日期为准。(3)保管期限分开。目前,文书档案分永久和定期两种,定期中再分为 30 年和 10 年。(4)类别分开。

要避免整理中常见的问题:各类档案分类没有执行统一标准,各单位整理的档案存在分类不一致现象;文件形成单位归档时,对整理规范不明确,导致归档文件质量不高;在整理过程中,档案人员没有对接受资料进行保存价值的再鉴定,存在部分无保存价值的资料作为档案归档;对整理好的档案进行信息录入时,有信息录入错误和不全现象,信息错误有可能使档案变成死档案,信息不全会造成建档、统计的无法实现。

2. 档案的装订

目前归档文件是以件为单位进行整理的。《规则》已明确规定:一般以每份文件为一件,文件正本与定稿为一件,正文与附件为一件,原件与复制件作为一件,转发文与被转发文为一件,报表、名册、图册等一册(本)为一件,来文与复文可为一件,正文与附件为一件,正文与文件处理单(包括处理单、拟办单、发文稿纸、签批条等)应作为一件,来文与复文可为一件(从文种上包括请示与批复、报告与批示、函与复函、通知与报告等);转发文与被转发文:应作为一件。会议记录、纪要(每次会议作为一件,如党组会议记录、行政会议记录、纪要等等);干部任免通知、行政关系介绍信、干部职工关系介绍信、工资关系转移单、退伍兵安置介绍信、大中专毕业生报到证、党团关系介绍信等,规定每份视为一件;干部任免存根、干部调令存根等等具有独立的检索价值的存根,可一册(本)作为一件;党员统计年报、干部统计年报、档案统计年报等综合性年报,一册(本)作为一件;党员干部花名册、职工花名册等一册(本)作为一件。

装订前首先必须对它们进行排序。一般来说顺序如下:正本在前,定稿在后;正文在前,附件在后;原件在前,复制件在后;转发文在前,被转发文在后;复文在前,来文在后;中文本在前,外文本在后。有文件处理单的,可放在最前面,这样可以作为首页加盖归档章,从而更好地保护正本的原始面貌。归档文件在装订前对不符合要求的归档文件进行必要的修整,如:对破损文件的修裱,对字迹模糊或易褪变的文件进行复制,对超大纸张的折叠,去除易锈蚀的金属物等。一般都是采用普通的易于腐蚀的金属物装订。整理档案时,需再拆除这些书钉,改用耐腐蚀的不锈钢书钉重新装订,或是采用包角或用线重新装订。装订时应将"件"内的各页按一定方式对齐,采用左上角装订的,将左、上侧对齐;采用左侧装订的应将左、下侧对齐。装订材料采用符合档案保护要求的不锈钢订书针,较厚的文件也可采用钢夹、塑料夹或三孔一线进行装订。采用不锈钢订书针装订的,一般只订一根针。

3. 归档文件的分类

定义:《规则》中的分类,是指全宗内归档文件的实体分类,即将归档文件按其来源、时间、内容和形式等方面的异同,分成若干层次和类别,构成有机体系的过程。分类包括选择分类方法、制定分类方案、文件归类等具体内容。《规则》虽然对归档文件整理工作的许多环节进行了简化,但分类仍然作为必不可少的基本步骤留了下来。

分类方法:《规则》选择年度、组织机构(问题)和保管期限作为通用的分类方法,这三种分类方法在各级单位档案部门使用率最高,并且反映了档案管理的基本规律和要求。

(1)年度分类法。年度分类法,就是根据形成和处理文件的年度对归档文件进行分类。年度分类法是运用得最广泛的分类方法。运用年度分类法时,正确地判定文件的日期并归入相应年度,是决定分类质量的关键。这里有几种情况需要注意:

A. 文件有多个时间特征。一份文件往往有多个时间特征,包括成文日期、签发日期、批准日期、会议通过日期、公布日期、发文和收文日期等。分年度时,一般来说应以文件签发日期(即落款日期)为准,据以判定文件所属年度。对于计划、规划、总结、预决算、统计报表以及法规性文件等内容涉及不同年度的文件,统一规定为按文件签发日期(即落款日期)判定文件所属年度。例如:1995年形成的《1996—2000年工作规划》,应归入1995年度;1997年形成的《1996年机关工作总结》,应归入1997年;1998年制定,1999年生效的法律法规,应归入1998年。

B. 跨年度形成的文件。如召开会议、处理案件等等,可能会跨年度形成文件,分类时归入办结年度。如跨年度的会议文件材料,统一在闭幕年归档;跨年度处理的案件形成的文件材料,统一在结案年归档。

C. 几份文件作为一件时,"件"的日期。按照《规则》规定,不只是单份文件可作为一件,正本与定稿、原件与复制件、来文复文等也可作为一件,这时判定"件"的日期,应以装订时排在前面的文件的日期为准。具体地说,正本与定稿为一件,以正本为准;正文与附件为一件,以正文为准;转发文与被转发文为一件,以转发文为准;来文与复文为一件,以复文为准。

D. 文件没有标注日期。文件没有标注日期的,需要分析文件内容、制成材料、格式、字体以及各种标识,通过对照等手段来考证和推断文件的准确日期或近似日期,并据以按年度合理归类。

(2)机构(问题)分类法

A. 机构分类法。采用机构分类法时,一般来说,有一个机构就设置一个类,机构名称就是类名。各类的次序可按照本机关机构序列表的规定或习惯上的顺序来排列。一般是领导机构、综合机构排在最前面,再依次排列各业务部门。例如,先排办公室,后排业务处(室)、后勤部门等。

机关单位内设置的临时机构,应和其他机构一样设类,形成的归类文件归入该类保存。如临时机构是与该立档单位某一内部机构合署办公,并以该机构为常设机构,那么形成的文件应归入该内部机构类;如果临时机构涉及两个以上的内部机构,应根据其主要职能以及形成的文件内容、数量多少等,由这些机构协商后确定分类方法。

B. 问题分类法。问题分类就是按照文件内容所说明的问题对归档文件进行分类。运用问题分类法的立档单位,大多参照本单位内部组织机构的职能性质来设置类别。例如,将党委、工会、共青团等机构形成的归档文件划为"党群类",业务部门形成的归档文件划为"业务类",行政后勤部门形成的归档文件划为"行政类"等等。文件归类应按其主要内容有规律地进行,并保持连续性,某个内容的归档文件在去年放入哪类中,今年应归入同一类中。

(3)保管期限分类法。保管期限分类法,就是根据划定的不同保管期限对归档文件进行分类。采用保管期限分类法,能够将不同价值的归档文件从实体上区分开来,使档案部门能够有针对性地采取整理和保护措施,同时为库房排架管理、档案移交进馆和到期档案鉴定等管理工作提供便利。

4. 复式分类与分类方案

复式分类法也称组合分类法,就是将年度、保管期限、机构(问题)三种分类方法组合运用的分类方法。在机关档案室档案整理中使用较多。如"年度—机构(问题)—保管期限"或"保管期限—年度—机构(问题)"分类法等。下面列举几种常用的复式分类法,并对相应的分类方案加以说明。

常用方法:按"年度一机构(问题)一保管期限"分(省局);按"年度一保管期限一机构(问题)"分;按"保管期限一年度"分;按"年度一保管期限"分。一是对于内设机构职能较多、形成文件数量大、分工明确的单位,按年度一机构(问题)一保管期限分类法;二是对于内部机构设置简单的基层单位或小机关,形成文件数量不是很多的单位,按保管期限一年度分类法等。

年度一机构(问题)一保管期限分类法,就是先将归档文件按年度分类,每个年度下面按机构(问题)分类,再在机构(问题)下面按保管期限分类。保管期限一年度分类法就是先将归档文件按保管期限分类,再在保管期限下面按年度分类。

(四)归档文件的排列

1. 定义

归档文件的排列是指在分类方案的最低一级类目内,按事由结合时间、重要程度等排列。

归档文件的排列是否科学合理,直接影响到档案的整体美观效果和调卷速度。排列科学合理,调阅速度就快;反之,调阅起来也麻烦,而且会造成混乱。

2. 排列方法

排列的实际操作体现为两步,即先按照事由原则,将属于同一事由的文件按一定顺序排列在一起,再采用一定的方法对不同事由的文件进行排列。

(1)同一事由内的归档文件排列。事由可以是指一件具体的事,或一个具体的问题,或一段较紧密的工作过程。并且尽可能将关系密切的(如同一次活动、同一项工作、同一个会议形成的)文件材料排列在一起。同一事由内归档文件的排列,最简单的方法是按文件形成时间的先后顺序,先产生的排列在前,后产生的排列在后;或者按文件的重要程度排列,相对重要的文件放在前面,其他的文件放在后面。

(2)不同事由间的归档文件排列。不同事由归档文件的排列可以有多种方法,包括时间、重要程度等。

第一,按不同事由形成时间的先后顺序排列

事由的形成时间即事由的办结时间。这种方法只要求将不同事由的文件,按其办结时间的先后顺序排列,而不必考虑其他因素。这种方法比较简单,更适用于实行"随办随归"的机关。一般同一事由的文件办理完毕后,就可以将相关文件整理完毕归档保存。这样,不同事由的归档文件自然就按照形成时间的先后排列起来。采用年终集中整理的机关,也可以按事由办结时间排列不同事由的文件。

第二,按事由的重要程度排列

将主要职能或重要活动形成的文件排在前面。其他工作形成的文件材料排在后面,或将综合性工作排在前面,具体业务工作排在后面。例如,某局法规处,可将本年度通过的各项法规文件的相关材料排在前面,然后再排监督检查等其他工作形成的文件材料。

第三,按事由具有的共同属性分别集中排列

A. 按责任者或承办部门分别集中排列。例如设处的机关,一般以处为单位整理归档,不同事由的归档文件进行排列时,可以将不同科(室)形成的文件分别集中排列。

B. 按照不同问题分别集中排列。采用此方法,一般都是为了在手工管理条件下为检索提供更多的方便。这里的问题是指小问题,与文书立卷时分类方案中的细类比较相似,比如同一机构的不同职能。此类问题相对固定时,机关档案部门可事先规定各问题间排列的先后顺序。例如,机关人事部门,可以将干部调配、职称评定、出国审查等问题所属的不同事由形成的文件分别集中排列。

会议文件、统计报表等成套性文件可集中排列。

(五)归档文件的编号

1. 定义

归档文件的编号是指将归档文件在全宗中的位置标识为符号,并以归档章的形式在归档文件上注明。编号是编目工作的起点和基础,其目的是反映分类,排列这些系统化工作的成果。通过编号,使归档文件在全宗中的位置得以确定,并为后续的编目工作以及将来查找利用时实体存取提供条件。

2. 编号要求

(1)盖章。要以归档章的形式逐件标识在每一件归档文件上,以明确归档文件在全宗中的位置。归档章的项目包括全宗号、年度、保管期限、机构或问题、室编件号、页数、馆编件号、盒号等项目。其中件号即文件排列顺序号,分为室编件号和馆编件号两种。室编件号应在分类方案的最低一级类目内按文件排列顺序从"1"开始标注。

归档章式样如图:其规格为长 80mm,宽 20mm。分为均匀的 12 格。归档章设置的项目主要为编号项目中的必备项。

归档章样式:

全宗号	年度	室编件号
机构问题	保管期限	馆编件号

归档章填写说明

归档章项目	项目说明	填写说明
全宗号	档案馆给立档单位编制的代号。	全宗号由同级档案馆给立档单位编制,如果暂时未有全宗号,可暂时不填。
机构问题	一个立档单位不同门类档案的代号。	文书档案填写"A"。
保管期限	即保管期限,标注归档文件保管期限。归档文件保管期限分别为"10年/短期"、"30年/长期"和"永久"。	具体档案保管期限划分参照国家档案局《机关文件材料归档范围和文书档案保管期限规定》。归档文件保管期限为永久、长期、短期。可简称为"永"、"长"、"短",也可用"Y"、"C"、"D"填写.
年度	填写文件内容针对的年度,以四位阿拉伯数字标注公元纪年。	归档文件根据实际归档年度标注。文件针对年度,以4位阿拉伯数字标注公元纪年,如2006。
机构	填写文件形成或主办部门的简称或代号,不分机构编档号的单位此栏可空。	如:党支部、办公室、人事科、综合科等。
件号	归档文件的排列顺序号以年度为界线,由全宗单位档案室集中整理归档的,一个保管期限编一个大流水号;由全宗单位内各部门分别整理归档的,每个部门内按保管期限分别编三个小流水号。	其编制方法是:依据归档文件的排列顺序,每一年度每种保管期限的归档文件均从"1"开始标注。件号分为室编件号和馆编件号两种,馆编件号由档案馆根据进馆档案的类别和保管期限编制,本单位不用填。

盖章位置:归档章一般应用蓝黑色印油加盖在归档文件首页上端居中的空白位置,使用钢笔、蓝黑墨水笔填写内容,如果领导批示和/或"收文章"占用上述位置,可将归档章盖在首页的其他空白位置,但以上端为宜。如果机关发文有签发单的,或收文有文件处理单的,也可放在最前面作为首页,这样可在其上加盖归档章,以更好地保护文件正本的原始面貌。文件首页确无盖章位置或重要文件须保持原貌的,也可在文件首页前另附纸页加盖归档章。归档章尽量不要压住文件字迹,也不宜与批示文字或"收文章"等交叉。

(2)按归档文件年度、保管期限和排列顺序分别逐件编号。以年度为界线,由全宗单位档案室集中整理归档的,一个保管期限编一个大流水号;由全宗单位内各部门分别整理归档的,每个部门内按保管期限分别编三个小流水号。

（3）每"件"文件的页数填写该件的实际有效页数。单面印刷的文件在正面右上角处填写实际页数；双面印刷的文件在正面右上角处及背面的左上角处填写实际页数；文件中出现与本文无关的页面（如：有些单位为了节省纸张，用已经用过的纸张的背面印文件），须在上面用钢笔、蓝黑墨水笔批"Ⅹ"。上报等表格没有填写内容的页批"Ⅹ"（如已盖"此页空白"章的则不用"Ⅹ"），但要编页号，并计算页数。档案材料一律杜绝使用圆珠笔、铅笔、红色或纯蓝色笔，要用钢笔、碳素或蓝黑墨水填写或用号码机编页码。

注意每份文件都必须编件号；同一年度，同一保管期限的只编一个流水号；归档章的最后两格作"收文章"使用。

（六）归档文件的编目

1. 定义

编目是指编制归档文件目录，即应按照分类、排列的结果，逐类、逐件编制目录，以系统、全面地揭示归档文件的原貌。编目是指编制归档文件目录。它是归档文件整理工作的重要内容之一，也是其他各种编目工作的起点和基础。编制归档文件目录，实现了归档文件从一次文献向二次文献的初步转化，为档案的保管、鉴定、检索、统计和编研等工作的开展提供基本条件。

在搞好前四步工作的基础上，不要急于编目，还应注意搞好复查定盒。它是保证文件归档质量的必要措施，复查的内容如下：文件收集是否齐全完整（注意发现漏收，重份等问题）；年度是否分清（注意跨年度文件的补收）；盒内文件排列是否合理（注意密不可分的文件有无人为分开）；归档文件保管期限划分是否准确（注意几种保管期限保存的文件有无交叉现象）；一个事由（或问题）的文件是否集中（注意有无夹杂其他内容）。

编目应以"件"为单位进行，在目录中一件也只体现为一条条目。如来文与复文作为一件时，在归档文件目录中只对复文进行编目，通过检索复文来实现对相应来文的查找。

2. 归档文件目录的项目填写

归档文件目录包括件号、责任者、文号、题名、日期、页数和备注等项目。

（1）件号：指室编件号。

（2）责任者：指制发文件的组织或个人，即文件的发文机关或署名者，可以是一个机关或机关内部的一个机构，也可以是几个机关，或者一个人或若干人。填写时，一般应使用全称或通用简称，不能使用"本部"、"本局"等含义不明、难以判断的简称；也不能打点或用"同前"、"同上"等字样代替。联合发文，责任者过多时可以省略，但立档单位是责任者的必须抄录。对白头文件，应根据文件内容、形式等特征加以考证并填写。

（3）文号：填写文号时应照实抄录，字号齐全。

（4）文件标题：它是直接表达文件的内容和中心主题的文件特征，是归档文件内容的起点。文件题名较长的可填二、三行不等。没有标题或标题不规范的，可自拟标题，外加"〔 〕"号。会议记录可作为一件，但应将每次会议的期次、时间和主要内容填写在目录上。文件标题按原标题写，一般应照实抄录。不要随意改动和简化，标题文字太长可以简化（但不能更改原意），标题第一行应空两格。有主标题和副标题的，主标题可以代替副标题的后者可以不写。无标题的有四种情形的变通处理方法：①文件标题是"通知"或"便函"一类的，可根据文件内容重新拟写标题；②批转性文件只反映字号的，应根据文件内容重新拟写标题；③针对性文件标题，如干部任免，只填写针对本机关的人名；④标题相同的，如工作计划、总结和报表不能打省略号，应标出单位名称。

（5）日期：即文件的形成时间，填写时应以 8 位阿拉伯数字标注年、月、日，如：2001 年 3 月 24 日，标注为 20010324，对未注明日期或日期不清的，应根据文件内容加以考证填写。

（6）页数：填写一件文件的总页数，用以统计和核对。计算页数时以文件中有图文（指与文件内容相关的文字、图画等）的页画为一页，空白页不计。大张文件或图表的折叠页，一张只能计一页。来文与复文，正本与定稿，收文处理单与文件等作为一件时，统计页数应将构成该件的各文件页数相加作为该件的页数。编页号可以固定文件的位置，便于统计，核对和查找。具体方法：以文件"自然件"为单位，按页次顺序编流水号，一般为每页编一个号。两面有字的两面编号，正面编在右上角，背面编在左上角。印刷件，能利用原页号的可不再编号，只有底稿接着编号。基建图纸采用手风琴式折叠法，每张编一个号。一张衬垫纸上贴有多张 32 开纸的文件（如行政介绍信、组织与工资关系、照片等），以原件为对象，每张编一个号，不要错编在衬垫纸上。

（7）备注：用于填写归档文件需要补充和说明的情况，包括密级、缺损、修改、补充、移出、销毁等，如需要说明的条目太多时可在备注栏中加注"＊"，将具体内容填入备考表中。只有请示没有批复的，应注明缺批复。只有复印件缺原件的，应注明缺原件。以上级机关名义起草的行文，底稿交上级机关归档，本级只留打印件，也可注明交××机关存档的字样；不须说明的空着不填。

填写归档文件目录项目时应采用符合档案保护要求的字迹材料（碳素墨水或蓝黑墨水）。已采用计算机档案管理的单位，可直接录入计算机，使用档案管理软件自动生成并打印出目录。

3. 归档文件目录装订

归档文件目录应单独装订成册并编制封面，一式两份。

归档文件目录应装订成册并编制封面。也就是说将归档文件目录区分不同保管期限分别装订,原则上每年形成三本目录(永、30、10),每本目录中的不同机构(问题),用归档文件目录封面区分,并且在归档文件目录右上侧标注机构(问题)。

归档文件目录装订可以按机构(问题)、年度、保管期限等分类装订,并用文字注明,以便管理、查找利用。

(七)归档文件装盒

1. 定义

装盒是归档文件整理工作中的一个重要环节,它包括将归档文件按件号顺序装入档案盒、填写备考表、编制档案盒封面及盒脊等工作内容。

2. 装盒要求

(1)归档文件应严格按照排列编制好的件号先后顺序装入档案盒,与归档文件目录中的相应条目排列顺序完全一致,保证检索到文件条目后能对应地查找到文件实体,当利用完毕后能及时准确放回原位。否则,该文件就可能成为"死档"。

(2)装盒时,应按照分类方法的不同,将不同类别的归档文件装入不同的档案盒中。如果不同类别的归档文件混装在同一盒中,必然会造成盒脊项目设置的混乱,同一栏目填写时内容也会杂乱不堪。

不同形成年度的归档文件不应放入同一档案盒;不同保管期限的归档文件不应放入同一档案盒;分机构(问题)的情况下,不同机构(问题)形成的归档文件不应放入同一档案盒。

(3)装盒时应注意以下问题:①应视文件的厚度选择适宜的档案盒,尽量做到文件装盒后与档案盒形成一个整体,站立放置时不至于使文件弯曲受损;依次装盒,一盒装满后,顺次装入下一盒即可。②按照排列的先后顺序依次装盒;一盒装满后,顺次装入下一盒即可。③不同形成年度的归档文件不要放入同一档案盒。④不同保管期限的归档文件不要放入同一档案盒。⑤由全宗单位内各部门(即机构)整理归档的,不同部门(即机构)的档案不要装入同一盒内。⑥一件文件(如讲稿、书稿)太厚,一个平常的档案盒装不下时,可根据文件厚度,选择厚度适当的同一种类档案盒装入盒。

(4)档案盒封面填写。封面上应在已有的双横线上填写全宗名称,即立档单位机构名称,全宗名称必须是立档单位的全称或规范、通用的简称。

(5)档案盒盒脊项目填写。档案盒盒脊应根据摆放方式的不同,在盒脊或底边设置各检索项,包括全宗号、年度、保管期限、机构(问题)、起止件号和盒号等。采用竖式和横式两种档案盒时,竖式与横式格式基本一致。

各项目的填写要求整齐、划一。具体填写要求如下:全宗号:全宗号栏内按同级档案馆给定的全宗号填写；暂未给定的可先空置；档案无需移交的可不填写。年度：年度栏内填写盒内文件的形成年度（4位数字横排）。保管期限：保管期限栏填写盒内文件所属保管期限，一般以汉字全称表示，如"永久"、"定期"。机构（问题）：填写分类方案中相应机构（问题）的类目名称；不按机构（问题）分类的单位，盒脊上可以不填写机构（问题）项。起止件号：起止件号栏填写盒内排列最前和排列最后的归档文件的件号，其间用"—"号连接，如"16—32"。起止件号分为室编和馆编两栏，单位在归档文件整理阶段只需填写室编件号。盒号：盒号是指档案盒的排列顺序号，在档案移交进馆时按进馆要求编制。机关档案室原则上不编写盒号，若为便于统计、管理需要，也只能用铅笔编写。备考表填写：备考表印在档案盒封三上，用以对盒内归档文件进行必要的注释说明。备考表上设置的项目包括盒内文件情况说明、整理人、检查人和日期。各项的填写要求如下：①盒内文件情况说明：填写盒内归档文件需要说明的情况，包括文件收集的齐全完整程度、文件本身的状况（如字迹模糊、缺损）等，整理工作完毕后归档文件如有修改、补充、移出、销毁等情况，应在备考表中加以说明。进行归档文件整理工作时，如某份文件须说明的内容较复杂，目录备注项中填写不下，也可在备考表中详细说明，并在目录相关条目的备注项中加"＊"号标示。②整理人：填写负责整理该盒归档文件的人员姓名，谁整理就填谁，以明确责任。③检查人：填写负责检查归档文件整理质量的人员姓名，以示对整理质量的监督检查。④日期：填写归档文件整理完毕的日期。可以是全部归档文件整理完毕的日期，也可以是该盒归档文件整理完毕的日期。

归档文件在机关档案部门保存阶段内如有变动情况，档案工作人员应随时在备考表中注明，以使后续管理以及档案移交进馆等工作得以正常进行。

三、行政相对人档案和行政处罚档案归整的具体要求

（一）行政相对人档案

（1）盒内文件材料的排列：盒内文件材料依次分设行政许可（申报）、变更、延续、复核、日常监督管理、不良行为、注销七类卷。每一文件材料按正件在前、附件在后；批复在前、请示在后；结论性文件在前、印证性文件在后；汇总性文件在前、基础性文件在后的顺序排列后，按件装订。

按件装订好的档案装入盒内，并填写盒封面和盒脊。登记行政相对人档案盒内目录和备考表。

（2）文件有图文的页面均应编写页号。页号编写位置：单面书写文件在右上角；双面书写文件，正面的右上角，背面的左上角。件目录上敲归档章。件目录填写完整。

（3）盒内备考表的编制。盒内备考表内容包括：本盒情况说明：说明盒内文件的件数、页数、不同载体文件的数量，缺损、修改、补充、移出、销毁等情况以及组卷情况。立卷人：由负责立卷者签署。检查人：由案卷质量审核者签署。立卷时间：完成案卷立卷的日期。

（4）归档文件必须是原件（外来复印件除外），做到完整、齐全、系统、准确，底稿与印件一并归档。已破损的文件应予修整，字迹模糊或易褪变的文件应予复制。纸张质量符合要求，用纸尺寸须采用国际标准 A4 纸规格。书写必须使用蓝黑墨水、碳素墨水等符合归档要求的耐久字迹材料，不得使用铅笔、圆珠笔、彩笔、签字笔、纯蓝墨水、红墨水及复写纸等不耐久材料；传真件应与复印件一起保存归档；不得使用涂改液。归档文件上有金属物的，应去掉，重新缝（粘）合。一式数份的发票、检验报告、鉴定证书及报表等，如必须使用复写纸，应当可使用标有"DA"的圆珠笔芯及档案用复写纸。

（二）卫生行政处罚档案

（1）执法文书需要填写的内容，应当正确填写，字迹清楚。

（2）卷内文书为手写的，应当使用钢笔（蓝、黑墨水）或签字笔，不能用铅笔、圆珠笔或红水笔书写。

（3）卷内文书为电脑打印时，须由当事人或执法人员等签名的，应当由相关人员亲笔签名或盖章。

（4）现场检查、调查询问、听证等笔录内容有改动的，须由被检查或询问的当事人签字或捺指印确认。

（5）对外使用的执法文书必须有行政执法机关名称，加盖行政执法机关的印章，标明日期。

（6）卷内有文书目录并填写规范。

（7）卷内材料排列有序。原则上将处罚决定书及其送达回证放在卷首，其他按办案过程的顺序排列。

（8）卷面整洁，纸张无破损，大小规格统一；装订整齐，无金属物。

（9）当事人提供的证据材料用铅笔或圆珠笔书写的，应当复印后入卷。

（10）与案件有关的证据材料，应当全部附上。卷内文书采用阿拉伯数字逐页编写页码，正页在右上角、反页在左上角编写。

（11）案卷应及时归档，并按规定准确划分保管期限。

四、档案的开发利用

档案信息开发利用包括开发和利用两个方面。档案信息开发是指档案工作者对档案中蕴藏的信息进行挖掘,积极主动广泛地组织信息交流,档案信息开发利用工作是实现档案工作目的的主要手段,利用方式主要有查阅、复制、代查、咨询和传递服务。卫生监督档案为卫生监督事业服务,包括档案信息的研究、编辑加工和通过有效渠道和媒介输出。同时可以根据不同的需要编辑档案,它具有三个特点,即原始性,以提供原始性材料为职责,所编辑的都是档案原件;系统性,每一部汇编都要围绕一个主题,内容互有联系,编排有序并具有逻辑性;易读性,可以帮助理解有关专题档案的内容、历史背景及其价值,也是积累保存的一种有效手段。如卫生监督工作中的职业卫生、放射卫生、公共场所卫生、饮用水卫生、学校卫生、打击非法行医、传染病防治、应急突发事件处置等内容都可以分别作为编研材料,这对做好卫生监督管理工作起到承上启下的作用,对卫生监督工作起到积极的指导作用。

实训练习

【案例】

接群众投诉,举报刘某在莘庄村租用民房开展诊疗活动。海滨市县卫生监督人员检查现场发现有听诊器、血压计、各类药品共计22件和门诊日志等,并有5名病人正在接受静脉输液治疗。经查,刘某已经取得执业助理医师资格,应聘于城关镇个体诊所,注册诊疗科目为中医,但不能出示莘庄村有效的医疗机构执业许可证和医师执业证书。

(基本情况:刘某,男,36岁,汉族,中专文化,住址:江宁县城关镇小河里60号,电话1380000000,身份证:3202000000000000)

1. 上述案例中存在几个违法行为?依法该如何定性?处罚依据?

2. 承办过程中,卫生执法人员应对哪些事实作为证据加以提取?对哪些证据加以保全?

3. 依照《中华人民共和国行政强制法》,案件承办过程中可能需要采取的行政强制措施有哪些?分别该如何执行?

4. 请根据案情制作一份《卫生行政处罚决定书》。

(施乔 施敏 杨海龄)

第二章　食品安全监督

【学习目的】

1. 了解食品安全法律法规和标准体系，了解食品安全监督管理体制。

2. 熟悉食品安全基本知识、食品安全事故报告和应急处置措施。

3. 掌握食品安全行政许可、监督检查、食物中毒现场卫生学调查方法等卫生监督技能。

第一节　基础知识

一、食品安全的基本概念

根据《中华人民共和国食品安全法》（以下简称《食品安全法》）第九十九条规定，食品安全是指食品无毒、无害，符合应当有的营养要求，对人体健康不造成任何急性、亚急性或者慢性危害。其主要内容包括三个方面：

1. 从食品安全性角度看，要求食品应当"无毒、无害"。"无毒、无害"是正常人在正常食用情况下摄入可食状态下的食品，不会造成对人体的危害。但无毒无害也不是绝对的，允许少量含有，应不超过国家规定的限量标准。

2. 符合应当有的营养要求。不但应包括人体代谢所需的蛋白质、脂肪、碳水化合物、维生素、矿物质等营养素的含量，还应包括该食品的消化吸收率和对人体维持正常的生理功能应发挥的作用。

3. 对人体健康不造成危害。危害指任何急性、亚急性、慢性危害，包括显现的或潜在性危害。

二、食品安全的现状

食品安全工作是最直接、最重要、最重大的民生问题，必须坚持源头治理、全程监管，不断完善食品安全监管体系和制度，不断加强食品安全法规标准体系建设，不断提升食品安全监管效能。通过深入开展专项整治和执法检查，目前我国食品安全形势总

体稳定、可控,但是一些深层次问题没有得到根本解决,主要反映在以下几个方面:

(一)食品生产加工整体水平处于较低阶段

近年来我国食品产业发展快速,对经济增长的贡献率逐年加大,成规模的大型食品企业生产的产品占市场的份额逐年增加,但占整个食品行业的比例很低,食品生产力总体处于较低水平。食品原料最主要的供应者是分散经营的农民,食品初级生产加工企业以个体工商户及小型企业为主,因此大量的食品企业规模小、分布散、集约化程度不高,自身质量安全管理能力较低,这是我国食品安全基础薄弱的最大制约因素。

(二)企业主体责任意识不强

市场经济越发达,市场主体的诚信问题就越重要。应该说,当前我国社会诚信水平总体上还需要进一步提高,一些不讲诚信、不讲道德的问题在不同行业都时有发生,食品行业同样如此。有些食品生产经营者为获取非法利益,甚至故意从事违法违规活动,带来了不容忽视的食品安全隐患。

(三)食品消费结构问题

当前,随着经济社会的快速发展,工业化、城镇化步伐加快,城镇人口增长迅速,再加上居民生活方式的转型升级,人们对加工食品和家庭外就餐的需求越来越高,不但要求食品"好吃、好看、好闻",而且对食品的方便性、低廉性、易储存性也提出了更高更多的需求。一些为改善口感、品相和延长保质期、提高营养成分检测指标的添加物质应运而生,其安全性成为食品安全的一个新的难题。

(四)农产品污染问题

表现为两个方面:①农产品产地环境污染,其主要原因一方面是自然环境中的有害物质含量过高,另一方面是施肥、用药以及工业废物未经无害化处理排放造成有害物质含量过高。产地环境污染主要包括土壤污染、水体污染和大气污染。②农业投入品污染,许多突发食品安全事件是由于农业投入品污染食品引起的。农业投入品主要是农药、兽药、化肥、饲料等。

(五)食品安全监管问题。

相对于食品产业的发展,我国的食品安全监管工作相对滞后,存在着不少薄弱环节。如:监管体制机制尚不健全、监管能力较为薄弱、法规和标准体系有待完善、风险监测评估和科技支撑能力仍需提高、食品安全宣传教育亟待加强等问题。

三、食品安全风险监测和评估

(一)食品安全风险监测

1. 定义

食品安全风险监测,指通过系统和持续地收集食源性疾病、食品污染以及食品中有害因素的监测数据及相关信息,并进行综合分析和及时通报的活动。开展食品安全风险监测工作是一级政府或者一个政府部门为了调查、发现和防范、预警食品安全管理中存在的问题,判断分析食品安全宏观形势,形成和评估食品安全管理政策,而通过制订方案、计划的形式实施的管理行为。

2. 内容

(1)食源性疾病监测。食源性疾病指食品中致病因素进入人体引起的感染性、中毒性等疾病,包括食源性传染病、食源性寄生虫病、食物中毒。食源性疾病监测指通过医疗机构、疾病控制机构对食源性疾病及其致病因素的报告、调查和检测等收集的人群食源性疾病发病信息。

(2)污染物监测。食品污染指根据国际食品安全管理的一般规则,在食品生产、加工或流通等过程中因非故意原因进入食品的外来污染物,污染物一般包括金属污染物、农药残留、兽药残留、超范围或超剂量使用的食品添加剂、真菌毒素以及致病微生物、寄生虫等。

(3)食品中有害因素监测。食品中有害因素指在食品生产、流通、餐饮服务等环节,除了食品污染以外的其他可能途径进入食品的有害因素,包括自然存在的有害物、违法添加的非食用物质以及被作为食品添加剂使用的对人体健康有害的物质。

3. 监测体系建设

(1)国家卫生行政部门会同国务院有关部门在综合利用现有监测机构能力的基础上,根据国家食品安全风险监测工作的需要,制定和实施加强国家食品安全风险监测能力的建设规划,建立覆盖全国各省、自治区、直辖市的国家食品安全风险监测网络。

(2)省级卫生行政部门会同省级有关部门,根据国家和本地区食品安全风险监测工作的需要,制定和实施本地区食品安全风险监测能力建设规划,建立覆盖各市(地)、县(区),并逐步延伸到农村的食品安全风险监测体系。

4. 监测计划、方案和实施

(1)国家卫生行政部门会同国家食品药品监督管理等部门,根据食品安全风险评估、食品安全标准制定与修订和食品安全监督管理等工作的需要制定监测计划。国家食品药品监督管理等部门应根据监管情况向国家卫生行政部门提出食品安全风险评估的建议。国家卫生行政部门对通过食品安全风险监测或者接到举报发现食品可能存在安全隐患的,应立即组织进行检验和食品安全风险评估,并及时向国家食品药品监督管理等部门通报食品安全风险评估结果。

(2)国家卫生行政部门会同国家食品药品监督管理等部门确定承担国家食品安全风险监测工作的技术机构;国家卫生行政部门指定的专门机构负责对承担国家食品安全风险监测工作的技术机构获得的数据进行收集和汇总分析,向国家卫生行政部门提交数据汇总分析报告。国家卫生行政部门及时将食品安全风险监测数据和分析结果通报国家食品药品监督管理和国务院农业行政、质量监督、工商行政管理和以及国务院商务、工业和信息化等部门。

(3)省级卫生行政部门组织同级食品药品监督管理、质量监督、工商行政管理、工业和信息化等部门,根据国家食品安全风险监测计划,结合本地区人口特征、主要生产和消费食物种类、预期的保护水平以及经费支持能力等,制定和实施本行政区域的食品安全风险监测方案;省级卫生行政部门应将食品安全风险监测方案、计划调整情况报国家卫生行政部门备案,并向国家卫生行政部门报送监测数据和分析结果;国家卫生行政部门应当将备案情况、风险监测数据分析结果通报国家食品药品监督管理和国务院农业行政、质量监督、工商行政管理以及国务院商务、工业和信息化等部门。

(二)食品安全风险评估

1. 相关定义

(1)食品安全风险评估,指对食品、食品添加剂中生物性、化学性和物理性危害对人体健康可能造成的不良影响所进行的科学评估,包括危害识别、危害特征描述、暴露评估、风险特征描述等。

(2)危害:指食品中所含有的对健康有潜在不良影响的生物、化学、物理因素或食品存在状况。

(3)危害识别:根据流行病学、动物试验、体外试验、结构－活性关系等科学数据和文献信息确定人体暴露于某种危害后是否会对健康造成不良影响、造成不良影响的可能性,以及可能处于风险之中的人群和范围。

(4)危害特征描述:对与危害相关的不良健康作用进行定性或定量描述。可以利用动物试验、临床研究以及流行病学研究确定危害与各种不良健康作用之间的剂量－反应关系、作用机制等。如果可能,对于毒性作用有阈值的危害应建立人体安全摄入量水平。

(5)暴露评估:描述危害进入人体的途径,估算不同人群摄入危害的水平。根据危害在膳食中的水平和人群膳食消费量,初步估算危害的膳食总摄入量,同时考虑其他非膳食进入人体的途径,估算人体总摄入量并与安全摄入量进行比较。

(6)风险特征描述:在危害识别、危害特征描述和暴露评估的基础上,综合分析危害对人群健康产生不良作用的风险及其程度,同时应当描述和解释风险评估过程中的不确定性。

2. 需要组织风险评估的情形

(1)为制定或者修订食品安全国家标准提供科学依据需要进行风险评估的;

(2)为确定监督管理的重点领域、重点品种需要进行风险评估的;

(3)发现新的可能危害食品安全的因素的；

(4)需要判断某一因素是否构成食品安全隐患的；

(5)国家卫生行政部门认为需要进行风险评估的其他情形。

3．风险评估的组织实施

(1)国家卫生行政部门负责组织食品安全风险评估工作，成立由医学、农业、食品、营养等方面的专家组成的食品安全风险评估专家委员会。国家食品安全风险评估专家委员会依法独立进行风险评估，保证风险评估结果的科学、客观和公正。

(2)由国家卫生行政部门确定食品安全风险评估技术机构，食品安全风险评估技术机构受食品安全风险评估专家委员的委托和指导开展食品安全风险评估相关工作。目前我国已成立第一家国家级食品安全风险评估专业技术机构——国家食品安全风险评估中心。国家食品安全风险评估中心负责开展食品安全风险评估基础性工作，具体承担食品安全风险评估相关科学数据、技术信息、检验结果的收集、处理、分析等任务，向国家食品安全风险评估专家委员会提交风险评估分析结果。

(3)国家食品药品监督管理和国务院农业行政、质量监督、工商行政管理等有关部门应向国家卫生行政部门提出食品安全风险评估的建议，并提供关信息和资料，主要包括：风险的来源和性质、相关检验数据和结论、风险涉及范围等其他有关信息和资料。国家卫生行政部门根据食品安全风险评估的需要组织收集有关信息和资料，各级政府有关职能部门应当协助收集。

4．风险评估结果的作用

(1)食品安全风险评估结果的通报：国家卫生行政部门及时向国务院有关部门通报食品安全风险评估的结果。

(2)食品安全风险警示：国家卫生行政部门会同国务院有关部门，根据食品安全风险评估结果、食品安全监督管理信息，对食品安全状况进行综合分析。对经综合分析表明可能具有较高程度安全风险的食品，应及时通报国家食品药品监督管理部门，由国家食品药品监督管理部门及时提出食品安全风险警示，并予以公布。

(3)食品安全风险评估结果是制定、修订食品安全标准和对食品安全实施监督管理的科学依据。

(4)临时控制措施：食品安全风险评估结果得出食品不安全结论的，食品安全相关监管部门将依据各自职责立即采取相应措施，确保该食品停止生产经营，并告知消费者停止食用。

四、食品安全信息统一归集和发布制度

(一)信息收集

国家食品药品监督管理部门负责协调建立食品安全信息管理体系，构建部门间

信息沟通平台；协调建立食品安全信息报告及通报制度，保证信息的科学和畅通；组织及时收集、汇总、整理和分析食品安全信息。

各食品安全监管部门建立食品安全信息通报、报告制度，及时将食品安全信息报告国家食品药品监督管理部门并通报相关监管部门。

(二)由国家食品药品监督管理部门统一发布的信息

国家食品药品监督管理部门负责公布国家食品安全总体情况、食品安全风险评估信息和食品安全风险警示信息、重大食品安全事故及其处理信息、其他重要的食品安全信息和国务院确定的需要统一公布的信息。省、自治区及直辖市的食品药品监督管理部门负责公布其影响限于特定区域的食品安全总体情况、食品安全风险评估信息和食品安全风险警示信息、重大食品安全事故及其处理信息。

国家食品药品监督管理部门负责建立食品安全信息统一公布制度，公布重大食品安全信息。对拟发布信息的把关，对所发布食品安全信息的科学性、公正性、准确性负责。准确、及时、客观发布食品安全信息，及时将专家组对检测数据进行的综合分析和评估结果告知公众，并对食品安全事故可能产生的危害加以科学的解释、说明，做好宣传报道和舆论引导。

(三)由监管部门发布的信息

农业行政、卫生行政、质量监督、工商行政管理部门依据各自职责公布下列食品安全日常监督管理信息：

1. 依照《食品安全法》实施行政许可的情况。

2. 责令停止生产经营的食品、食品添加剂、食品相关产品的名录。

3. 查处食品生产经营违法行为的情况。

4. 专项检查整治工作情况。

5. 法律、行政法规规定的其他食品安全日常监督管理信息。

当上述信息涉及两个以上食品安全监督管理部门职责的，由相关部门联合公布。食品安全监督管理部门应当准确、及时、客观地公布食品安全日常监督管理信息，并应同时对有关食品可能产生的危害进行解释、说明。

五、食品安全监管体制与职责

根据第十二届全国人民代表大会第一次会议批准的《国务院机构改革和职能转变方案》等文件规定，我国目前的食品安全监督管理体制可归纳为：政府统一领导，多部门依职责分工与协调配合，以集中管理为主、以某些食品种类实行特殊监管为辅的食品安全全程监督管理与综合协调体制和机制。各部门主要职责如下：

(一)国务院及县级以上地方人民政府

国务院负责领导全国食品安全监督管理工作。县级以上地方人民政府统一负责、领导、组织、协调本行政区域的食品安全监督管理工作,建立健全食品安全全程监督管理的工作机制;统一领导、指挥食品安全突发事件应对工作;完善、落实食品安全监督管理责任制,对食品安全监督管理部门进行评议、考核。

(二)食品药品监督管理部门

①负责起草食品安全监督管理的法律法规草案,拟订政策规划,制定部门规章,推动建立落实食品安全企业主体责任、地方人民政府负总责的机制,建立食品重大信息直报制度,并组织实施和监督检查,着力防范区域性、系统性食品安全风险;②负责制定食品行政许可的实施办法并监督实施。建立食品安全隐患排查治理机制,制定食品安全检查年度计划、重大整顿治理方案并组织落实。负责建立食品安全信息统一公布制度,公布重大食品安全信息。参与制定食品安全风险监测计划、食品安全标准,根据食品安全风险监测计划开展食品安全风险监测工作;③负责制定食品安全监督管理的稽查制度并组织实施,组织查处重大违法行为。建立问题产品召回和处置制度并监督实施;④负责食品安全事故应急体系建设,组织和指导食品药品安全事故应急处置和调查处理工作,监督事故查处落实情况;⑤负责制定食品安全科技发展规划并组织实施,推动食品检验检测体系、电子监管追溯体系和信息化建设;⑥负责开展食品安全宣传、教育培训、国际交流与合作。推进诚信体系建设。

(三)农业行政部门

负责食用农产品从种植养殖环节到进入批发、零售市场或生产加工企业前的质量安全监督管理;负责兽药、饲料、饲料添加剂和职责范围内的农药、肥料等其他农业投入品质量及使用的监督管理;负责畜禽屠宰环节和生鲜乳收购环节质量安全监督管理。食用农产品进入批发、零售市场或生产加工企业后,按食品由食品药品监督管理部门监督管理,两部门建立食品安全追溯机制。

(四)卫生行政部门

负责食品安全风险评估和食品安全标准制定;会同食品药品监督管理等部门制定、实施食品安全风险监测计划。

(五)质量监督部门

负责食品包装材料、容器、食品生产经营工具等食品相关产品生产加工的监督管理。出入境检验检疫部门负责进出口食品安全、质量监督检验和监督管理。

(六)工商行政管理部门

负责保健食品广告活动的监督检查;对于违法的保健食品广告,在食品药品监督管理部门提出处理建议的基础上,由工商行政管理部门依法作出处理。保健食品广告的内容审查、批准和日常监测由食品药品监督管理部门负责。

(七)商务主管部门

负责拟订促进餐饮服务和酒类流通发展规划和政策。餐饮服务和酒类食品安全的监督管理由食品药品监督管理部门负责。

(八)公安部门

负责组织指导食品药品犯罪案件侦查工作。食品药品监督管理部门与公安部门建立行政执法和刑事司法工作衔接机制。

总之,通过食品安全管理体制改革和部门职责调整,改变过去多头管理的体制弊端,整合各方资源,构建企业自律、政府监管、社会协同、公众参与、法制保障的食品安全"社会共治"格局。

第二节　监督技能

一、行政许可

(一)食品生产经营及食品添加剂生产实行许可制度

根据《食品安全法》第二十九条及第四十三条,国家对食品生产经营以及对食品添加剂的生产实行许可制度,对从事食品生产、食品添加剂生产、食品流通、餐饮服务,应当依法取得食品生产许可、食品添加剂生产许可、食品流通许可、餐饮服务许可。另外,针对一些具体情况,《食品安全法》还规定了不需领取许可证的三种情形:即取得食品生产许可的食品生产者在其生产场所销售其生产的食品,不需要取得食品流通的许可;取得餐饮服务许可的餐饮服务提供者在其餐饮服务场所出售其制作加工的食品,不需要取得食品生产和流通的许可;农民个人销售其自产的食用农产品,不需要取得食品流通的许可。

(二)先取得行政许可,后办理工商登记

食品生产经营许可是一项前置性许可。根据《食品安全法实施条例》第二十条规定,设立食品生产企业,应当预先核准企业名称,依照《食品安全法》的规定取得食品生产许可后,办理工商登记。其他食品生产经营者应当在依法取得相应的食品生产许可、食品流通许可、餐饮服务许可后,办理工商登记。

(三)食品生产经营许可审查基本条件

1. 具有与生产经营的食品品种、数量相适应的食品原料处理和食品加工、包装、贮存等场所,保持该场所环境整洁,并与有毒、有害场所以及其他污染源保持规定的距离。

2. 具有与生产经营的食品品种、数量相适应的生产经营设备或者设施,有相应的消毒、更衣、盥洗、采光、照明、通风、防腐、防尘、防蝇、防鼠、防虫、洗涤以及处理废水、存放垃圾和废弃物的设备或者设施。

3. 有食品安全专业技术人员、管理人员和保证食品安全的规章制度。

4. 具有合理的设备布局和工艺流程,防止待加工食品与直接入口食品、原料与成品交叉污染,避免食品接触有毒物、不洁物。

(四)许可证发证程序

食品生产经营许可是行政机关根据食品生产经营管理相对人的申请,按照许可程序进行审核后赋予其从事食品生产经营的行为。为规范食品及食品添加剂加工、食品流通、餐饮服务许可证审查发证工作,国务院相关部门分别制定了一系列规章及规范性文件。如:国家质量监督检验检疫总局发布了《食品生产许可管理办法》、《食品添加剂生产监督管理规定》、《食品生产许可审查通则(2010 版)》、《企业生产乳制品许可条件》、《企业生产婴幼儿配方乳粉许可条件审查细则(2010 版)》等一系列按食品品种分类的许可条件审查细则;国家工商行政管理总局发布了《食品流通许可证管理办法》;卫生部发布了《餐饮服务许可管理办法》。这些许可证管理相关的规范性文件,不仅对不同行业申领许可证所具备的条件做了具体规定,还确定了许可证申请需提交的资料、审查的形式、审查重点内容、审查发证的时限、许可证的样式及许可证的管理等具体的工作程序和要求。国家食品药品监督管理总局组建完成后,根据调整或新制定的有关食品行政许可的程序和办法执行。

食品药品监督管理、农业行政、质量监督、工商行政管理部门在开展许可审查发证工作过程中,应当依照《中华人民共和国行政许可法》以及国务院相关部门制定的食品、食品添加剂及食品相关产品生产经营许可工作的规范性文件的规定,审核申请人提交的法律、法规、规章规定的许可条件的相关资料,应当采取书面审查和现场审查相结合的方式依法进行审查,对符合规定条件的,决定准予许可;对不符合规定条件的,决定不予许可并书面说明理由。

(五)许可证监督管理

食品药品监督管理、农业行政、质量监督、工商行政管理部门依法负有对食品生产经营者许可情况的监督检查职责,应加强日常监督检查;发现不符合食品生产经营许可条件要求情形的,应当责令立即纠正,并依法予以处理;无法符合生产经营许可条件的,应当依法撤销相关许可;对违反《食品安全法》规定,未经许可从事食品生产经营活动,或者未经许可生产食品添加剂的,由相关监管部门依法查处。

二、日常监督管理

(一)制定年度计划

年度计划是食品安全监管部门开展监督管理工作的重要文件,一个完善可行的年度工作计划,是保障监管部门全年食品安全监管工作质量的前提条件。在制定食品安全年度及专项整治监督、监测计划时，食品药品监督管理、卫生行政、农业行政、质量监督、工商行政管理部门等食品安全监管部门，应根据日常监管情况及本地区、本监管领域的具体情况，有针对性地确定监督管理工作目标、重点等。食品生产经营链及食品安全问题是有机的整体，其监督管理需要各部门的协调配合，故各部门在制定监督计划时，应在本级政府的统一组织下，加强沟通、密切配合，实行食品安全监管的无缝衔接。

监督、监测计划应根据食品安全风险监测和风险评估结果以及日常监管中发现的食品安全隐患，加强对高风险区域、高风险行业、高风险环节及高风险食品品种的监管，采取有针对性的措施，防止发生食品安全事故。对发生食品安全事故风险较高的以及有不良信用记录的食品生产经营者作为重点监管对象，对专供婴幼儿、老年人、病人等特定人群的主辅食品和大众消费食品作为重点监管食品，加强监督、监测。对国家食品药品监督管理部门公布及日常监管中发现的食品中可能违法添加的非食用物质和易滥用的食品添加剂，安排抽样检测。

（二）现场检查

现场检查是指食品安全监督管理部门依法进入生产经营场所，对生产经营者的生产经营活动是否符合食品安全法律、法规、规章及标准要求实施现场检查。根据监督工作的需要，现场检查一般分以下三种情况：①日常监督巡查；②食品安全专项整治，既对某行业、某问题实施专项检查、整顿和规范；③投诉举报等案件的调查处理。食品安全监督人员对食品生产经营者进行现场监督检查时，应遵守下列规定：

1. 食品安全监督人员不得少于2名，应出示监督证件。

2. 根据法律、法规、规章以及食品安全规范的规定进行现场检查。可将下列内容作为重点进行检查：①许可证、食品生产经营人员健康证明和食品安全卫生知识培训情况；②食品安全卫生管理组织和管理制度情况；③环境卫生、个人卫生、食品用工具及设备卫生、食品容器及包装材料、卫生设施、工艺流程情况；④食品生产经营过程的安全卫生情况；⑤食品标识、说明书、采购食品及其原料的索证索票情况；⑥食品原料、半成品、成品等感官性状、添加剂的使用情况，食品及食品用产品安全检验情况；⑦对食品的安全质量、餐具、炊具及盛放直接入口食品的容器进行现场检查，进行必要的采样和按监测计划采样；⑧用水的卫生情况；⑨使用洗涤剂和消毒剂的安全情况。对食品添加剂、食品容器、食品包装材料和食品用工具及设备的现场检查，按安全标准和管理办法的要求进行。

3. 应制作现场监督笔录，笔录经被监督单位负责人和有关人员核实无误后，由食品安全监督员和被监督单位负责人和有关人员共同签字，修改之处由被监督单位负责人和有关人员签名或者印章覆盖。被监督单位负责人和有关人员拒绝签字的，食品安全监督员应在笔录上注明拒签事由,同时记录在场人员姓名、职务等。

4. 食品安全监督员在现场监督检查过程中或监督检查完毕后应当根据情况提出指导意见。实施行政处罚时,应遵守《行政处罚法》和有关食品安全行政处罚程序的规定。

(三)抽样检验

抽样检验是食品安全监管部门实施监督检查的重要措施,食品安全抽样检验的品种有食品、食品添加剂、食品容器及包装材料、食品用洗涤剂、消毒剂、食品用工具等,食品安全监管部门、食品检验机构及食品生产经营者在抽样检验时应遵守下列规定:

1. 食品安全监管部门组织实施定期和不定期抽样检验工作,所需经费由地方财政列支。

2. 食品安全监督抽样人员不得少于 2 名,在抽样前应当向被抽检单位出示证件,并告知监督抽检的性质和抽样内容等,采样结束应出具采样凭证;抽样人员根据监测目的以及食品安全检验标准方法的规定采集样品,对需进行微生物检验的散装食品及食品用产品的抽检,应注意无菌采样;抽取样品时,抽样量应当不少于检验需要量的 3 倍;抽样检验应当购买产品样品,不得收取检验费和其他任何费用。

3. 食品安全监督抽样人员应当准确、客观、完整填写抽样记录,并分别加盖食品安全监管部门和被抽检单位公章,且由抽样人员和被抽检单位在场人员签字。被抽检单位无公章或无法现场盖章的,由被抽检单位负责人或者其授权的人员签字确认。

4. 抽取的样品应当严格按照样品的物理、化学和生物学等特性,或其标签标识上注明的储运条件储藏运输,以确保样品在检测前的完整性和原始性。对有特殊储存要求的样品,在样品储运过程中,应当配备温、湿度测量仪表,建立温、湿度测量记录。

5. 食品安全监督检查人员可以使用经认定的食品安全快速检测技术进行快速检测,及时发现和筛查不符合食品安全标准及有关要求的食品、食品添加剂及食品相关产品。使用现场快速检测技术发现和筛查的结果不得直接作为执法依据。对初步筛查结果表明可能不符合食品安全标准及有关要求的食品,应当依照《食品安全法》的有关规定进行检验;当快速检测结果表明可能不符合食品安全标准及有关要求的,食品生产经营者应当根据实际情况采取食品安全保障措施。

6. 食品安全监督检查人员应当及时将样品送达有资质的检验机构;食品检验机构应当根据检验目的和送检要求,按照食品安全相关标准和规定的检验方法进行检验,按时出具合法的检验报告。

7. 对检验结论有异议的,异议人有权自收到检验结果告知书之日起 10 日内,向组织实施抽样检验的食品安全监督管理部门提出书面复检申请,逾期未提出申请的,视为放弃该项权利;复检工作应当选择有关部门共同公布的承担复检工作的食品检验机构完成,复检机构由复检申请人自行选择,复检机构与初检机构不得为同一机构,复检机构出具的复检结论为最终检验结论。

(四)行政强制措施

食品安全监督检查人员在执法检查过程中,为了解生产经营者食品安全状况,查清违法事实,获取证据,及时控制食品污染,可依法采取下列行政强制措施:

1. 查阅、复制有关合同、票据、账簿以及其他有关资料。

2. 查封、扣押有证据证明不符合食品安全标准的食品,违法使用的食品原料、食品添加剂、食品相关产品,以及用于违法生产经营或者被污染的工具、设备。

3. 查封违法从事食品生产经营活动的场所。

(五)查处投诉举报

为及时发现食品安全隐患,查处食品安全违法行为,食品安全监管部门建立投诉举报快速查处机制。

1. 及时发现食品安全违法行为。通过发展群众信息员队伍、设立投诉举报电话、畅通投诉举报途径、落实有奖举报制度等措施,动员社会广泛参与。

2. 及时查处食品安全违法行为。食品安全监管部门在接到咨询、投诉、举报,对属于本部门职责的,受理后及时进行答复、核实、处理。对不属于本部门职责的,书面通知并移交有权处理的部门处理。有权处理的部门应及时处理,避免相互推诿。属于食品安全事故的,按照《食品安全法》相关规定进行处置。

三、食品安全事故处置

(一)概述

1. 食品安全事故的定义

食品安全事故,指食物中毒、食源性疾病、食品污染等源于食品,对人体健康有危害或者可能有危害的事故。

食源性疾病,指食品中致病因素进入人体引起的感染性、中毒性等疾病。

食物中毒,指食用了被有毒有害物质污染的食品或者食用了含有毒有害物质的食品后出现的急性、亚急性疾病。

2. 法律依据

食品安全事故处置的法律依据主要有:《食品安全法》、《食品安全法实施条例》、《突发公共卫生事件应急条例》、《国家食品安全事故应急预案》、《食物中毒诊断标准及技术处理总则》等。

3. 制定应急预案

国务院已组织制定并公布了《国家食品安全事故应急预案》,各级地方人民政府、各食品安全监管部门也均应根据有关法律、法规的规定和上级人民政府或上级食品安全监管部门的食品安全事故应急预案以及本地区的实际情况或监管部门各自的职责,制定本行政区域或本部门的食品安全事故应急预案。食品安全事故应急预案应包含下列内容:总则、组织机构及职责、预防、监测、报告、预警、应急响应、后期处置、应急保障等内容。

(二)事故报告

1. 事故信息来源主要有以下几个方面:

(1)食品安全事故发生单位与引发食品安全事故食品的生产经营单位报告的信息;

(2)医疗机构报告的信息;食品安全相关技术机构监测和分析结果;

(3)经核实的公众举报信息;经核实的媒体披露与报道信息;

(4)上级政府或监管部门通报的信息;

(5)其他省、市、县地方人民政府通报的信息;

(6)世界卫生组织等国际机构、其他国家和地区通报我国信息。

2. 报告主体和时限

(1)食品生产经营单位发现其生产经营的食品造成或者可能造成公众健康损害的情况和信息,应当在2小时内向所在地县级卫生行政部门和负责本单位食品安全监管工作的有关部门报告。

(2)发生可能与食品有关的急性群体性健康损害的单位,应当在2小时内向所在地县级卫生行政部门和有关监管部门报告。

(3)接收食品安全事故病人治疗的单位,应当按照国家卫生行政部门有关规定及时向所在地卫生行政部门报告。

(4)食品安全相关技术机构、有关社会团体及个人发现食品安全事故相关情况,应当及时向县级卫生行政部门和有关监管部门报告或举报。

(5)有关监管部门发现食品安全事故或接到食品安全事故报告或举报,经初步核实后,应当立即通报同级卫生行政部门和食品安全办及其他有关监管部门,并继续收集相关信息,及时将有关情况进一步向卫生行政部门和食品安全办及其他有关监管部门通报。

(6)经初步核实为重大食品安全事故的,事发地卫生行政部门应当按规定立即向本级人民政府食品安全办公室与上级人民政府食品安全办公室和卫生行政部门报告;必要时,可直接向省级卫生行政部门或卫生部报告事故信息。

3. 报告内容

疑似食物中毒或食源性疾病信息应当报告的内容：①食品生产经营者、医疗、技术机构和社会团体、个人向卫生行政部门和有关监管部门报告疑似食品安全事故信息时，应当包括事故发生时间、地点和人数等基本情况。②有关监管部门报告食品安全事故信息时，应当包括事故发生单位、时间、地点、危害程度、伤亡人数、事故报告单位信息（含报告时间、报告单位联系人员及联系方式）、已采取措施、事故简要经过等内容；并随时通报或者补报工作进展。

食品污染事故应当报告的内容：污染事故发生的可能原因及有毒有害物质调查和检验情况；污染事故发生时间、发生地点、可能涉及的人群和区域范围；已采取的控制措施、效果及相关工作建议。

（三）启动应急机制

食品安全事故发生后，由卫生行政部门组织对事故进行分析评估，核定事故级别，向本级政府提出启动应急响应的建议，经本级政府批准后，成立应急指挥部及办公室，统一指挥事故应急处置工作。指挥部可根据事故处置需要，成立相应的应急处置工作组，各工作组在应急指挥部的统一指挥下开展工作，并随时向指挥部办公室报告工作情况。

1. 事故调查组

由卫生行政部门牵头，会同公安、监察和有关食品安全监管部门负责调查事故发生原因，评估事故影响，查明致病原因，作出调查结论，提出事故防范意见；对涉嫌犯罪的，由涉案地公安机关立案侦办，查清事实，依法追究刑事责任；对监管部门及其他机关工作人员的失职、渎职等行为，由监察部门负责组织调查处理。

2. 危害控制及事故处理组

由事故发生环节的具体监管职能部门牵头，会同相关监管部门开展危害控制及违法案件查处工作：及时召回、下架、封存有关食品、原料、食品添加剂及食品相关产品，严格控制流通渠道，防止危害蔓延扩大；及时查办、移送与事故相关的违法案件，追踪源头，依法追究责任人责任，惩办违法当事人；涉嫌构成犯罪的，移送公安部门查处。

3. 医疗救治组

由卫生行政部门负责，结合事故调查组的调查情况，制定切实有效的救治方案，对健康受到危害的人员进行医疗救治。

4. 检测评估组

由卫生行政部门牵头，提出检测方案和要求，组织实施相关检测，综合分析各方检测数据，查找事故原因和评估事故发展趋势，预测事故后果，为制定现场抢救方案和采取控制措施提供参考。

5. 维护稳定组

公安机关加强治安管理,维护社会稳定。

6. 新闻宣传组

由党委宣传部门牵头,会同政府新闻办、食品安全办等部门组织事故处置相关的宣传报道和舆论引导,并配合相关部门做好信息发布工作。

7. 应急处置专家组

指挥部根据事故应急处置的需要成立由有关方面专家组成的事故应急处置专家组,负责对事故进行分析评估,为应急响应的调整和解除以及应急处置工作提供决策建议,必要时参与应急处置。

8. 应急处置专业技术机构

医疗、疾病预防控制以及各部门的食品安全相关技术机构作为食品安全事故应急处置专业技术机构,在卫生行政部门及有关食品安全监管部门的组织领导下开展应急处置相关工作。

(四)应急处置措施

指挥部根据事故性质、特点和危害程度,立即组织有关部门,依照有关规定采取下列应急处置措施,以最大限度减轻事故危害。

1. 卫生行政部门有效利用医疗资源,组织指导医疗机构及疾病预防控制机构,尽早对食品安全事故受害人群进行筛查及患者的救治。

2. 卫生行政部门及时会同农业行政、质量监督、工商行政管理、食品药品监管管理部门以及疾病预防控制机构,尽快查找食品安全事故发生的原因,除了查明事故单位的责任,还应当查明负有监督管理和认证职责的监督管理部门、认证机构的工作人员失职、渎职情况;卫生行政部门及时组织疾病预防控制机构开展事故流行病学调查及指导事故现场卫生处理;农业行政、质量监督、工商行政管理、食品药品监管管理部门在职责范围内的相应环节协助疾病预防控制机构,查找食品安全事故发生的原因,及时组织检验机构开展抽样检验,勘察、提取肇事者的违法证据;对涉嫌犯罪的,公安机关及时介入,开展相关违法犯罪行为侦破工作。

3. 农业行政、质量监督、检验检疫、工商行政管理、食品药品监管、商务等有关部门应当迅速对有害物质进行溯源,控制,依法强制性就地或异地封存事故相关食品及原料、食品添加剂和被污染的食品用工具及用具,待卫生行政部门查明导致食品安全事故的原因后,责令食品生产经营者彻底清洗消毒被污染的食品用工具及用具,消除污染。对确认受到有毒有害物质污染的相关食品及原料,农业行政、质量监督、工商行政管理、食品药品监管等有关监管部门应当依法责令生产经营者召回、停止经营及进出口并销毁。检验后确认未被污染的应当予以解封。

4.指挥部办公室应及时组织专家组及事故处置相关部门研判事故发展态势,严格执行食品安全事故信息通报及信息统一发布制度,及时准确、审慎稳妥、周密地做好信息发布工作。要力争在第一时间发布第一手信息,及早公布事实真相,最大限度地避免公众猜疑和媒体的不准确报道。

5.应急处置专业技术机构应当对引发食品安全事故的相关危险因素及时进行检测,专家组对检测数据进行综合分析和评估,分析事故发展趋势、预测事故后果,为制定事故调查和现场处置方案提供参考。有关部门对食品安全事故相关危险因素消除或控制,事故中伤病人员救治,现场及污染食品控制,食品与环境污染,次生、衍生事故隐患消除等情况进行分析评估。

(五)现场卫生学调查

现场卫生学调查是指通过对食品种养殖、生产加工、储存运输、销售等环节的检查或监测,查找致病因子污染或繁殖的原因,为病人的救治、污染食品的控制及追究肇事者的法律责任提供依据。食品安全监督人员在进行现场卫生学调查时,应携带执法文书、调查取证工具及现场监测及采样设备,按法定程序,进行现场勘查,制作执法文书,提取相关证据。执法文书主要有现场检查笔录、询问笔录、监督意见书、责令改正通知书、行政控制决定书、证据保存决定书、样品采样单、封条;调查取证工具有照相机、摄像机、录音笔等。以餐饮单位发生食物中毒为例,调查方法主要如下:

1.一般食品安全状况检查

(1)了解被检查单位的基本信息。①单位名称、地址、法定代表人、电话、营业时间;②有否食品生产经营许可证、许可项目、有否超范围许可、企业规模、顾客情况;③最近检查情况:检查时间、有哪些不规范行为;④从业人员情况:各部门人员数、最近员工调动情况、是否经健康检查合格上岗、是否生病、有否暴露创口等。

(2)现场卫生检查。①员工卫生:员工厕所卫生(必备卫生设施、总体卫生状况)、个人卫生状况和习惯;②环境卫生:工作台、冰箱或冷库、库房、凉菜间(刺生间)、备餐间(区)、粗加工、切配等场所、设备卫生,垃圾及食物残渣的储存,加工场所周围环境卫生;③工用具卫生:整体清洁和储存,洗涤消毒设施、生熟食品隔离(刀、板)等;④饮用水卫生;⑤其他如啮齿动物的控制措施、昆虫的控制等。

2.原因调查

(1)有针对性地对下列内容进行调查:可疑食物来源;食品加工配方、工艺情况;接触可疑食物的容器及工用具等生产加工环境因素;接触可疑食物食品从业人员的健康状况及卫生习惯;饮用水源。

(2)调查程序如下:①索取菜谱,了解食品配方和加工工艺流程;②确定可疑及高危食品;③制作可疑中毒食物加工流程图;④对餐饮单位可疑中毒食品加工过程进行食品安全控制点评估。

3. 溯源调查

根据食品安全事故特性,应进行"从餐桌到农田"或"从餐桌到牧场"的整个食品链的追踪调查,查清致病污染食物的来源。

(1)种植或养殖环节重点调查内容:土壤或水体化学性污染、传染病病原体污染及其他污染;农田施用农药、化肥情况;牲畜注射抗生素、激素情况等。

(2)采集、收购环节重点调查内容:施药安全间隔期;采购索证。

(3)生产、加工环节重点调查内容:温度、时间;管道、容器、包装材料的污染;工艺能否除去有毒成分;误用或添加有毒有害的化学物质等。

(4)贮存、运输环节重点调查内容:是否有不良条件,使动植物食品产生了大量的有毒成分;了解化学物质等致病原对食品、运输车辆等的污染可能等。

4. 现场采样品种及注意事项

(1)现场可采集下列样品:①各种可疑食品的剩余部分;②可疑食品原料、半成品,如库存样品。还应考虑是否需要溯源食品的原料;③食品加工制作台面上的碎屑和仍残留在加工设备(如砧板)上的食品;④饮用水;⑤环节采样的涂抹样品,如可疑食品的加工制作台面和加工设备、工用具,以及可疑食品的容器等;⑥食品加工人员的粪便包括肛拭样品以及鼻腔、咽喉部、开放性溃疡、损伤部位等的棉拭子样品(必要时采集血液样品)。

(2)现场采样应注意下列事项:①采集散装食品或烹调食品及食品生产加工的设备、工具、物体表面样品,进行微生物检验时,实施无菌采样;②采样应及时、准确、有代表性,采样应依法出具采样单;③检验的目的要明确,重点要突出,如以感染性症状为主的食源性疾病,应进行感染性病源微生物检验;④检验项目除理化、微生物指标外,对于一些有毒食物尚不明确其毒性的,可以进行简易动物毒性试验;⑤假如可疑中毒餐次或同批产品已无剩余样品可采,必要时也可采集以后用模拟同样方法加工制成的食品样品;⑥尽可能地采用先进的病原菌分型技术来进行食物中毒的确证和溯源工作。

四、档案管理

(一)食品生产经营者食品安全信用档案

为加强对不良信用食品生产经营者的监督检查,食品安全监管部门建立食品生产经营者食品安全信用档案,信用档案主要包括下列内容:许可证发放审核资料、日常监督检查结果、违法行为查处等情况。

(二)日常监督监测档案

日常监督监测档案包括:年度监督监测工作计划;年度监督监测工作总结;许可证发放、监督检查、监督抽检等监督监测工作情况;投诉举报查处情况等。

(三)食品安全专项整治档案

食品安全专项整治档案包括:专项整治方案;专项整治总结;专项整治过程性资料。

(四)食品安全行政处罚档案

食品安全行政处罚档案包括:食品安全行政处罚情况汇总表;食品安全行政处罚案卷。

(五)食品安全事故档案

食品安全事故档案包括:食品安全事故处置应急预案;食品安全事故处置情况汇总表;食品安全事故调查处理案卷。

(六)食品安全知识宣传、培训档案

食品安全知识宣传、培训档案包括:食品安全知识宣传、培训方案;食品安全知识宣传、培训工作总结;食品安全知识宣传、培训工作过程性资料。

(七)食品安全法规标准档案

食品安全法规标准档案包括:食品安全法律、法规及其他规范性文件;食品安全国家标准、地方标准及企业标准。

第三节　案例分析

案例:李某生产销售有毒有害豆腐干案

【案情背景】

2005年6月24日,某市卫生监督员在执法检查时,发现某豆浆店销售的豆腐干感官异常,呈金黄色,故怀疑添加了着色剂,立即对整个加工场所进行调查取证,抽样检验,最终认定豆腐干中添加了有毒物质酸性金黄和酸性橙Ⅱ。当地卫生监督机构从掌握情况及查处的经验判断,这种掺假事件并不是单一局部的,有可能是全行业的甚至全国性的。为此,该市卫生监督所迅速成立了以所长为组长的专案组,在案发当天向全市发出了查处问题豆腐干的紧急通知,并将两名业内人士作为"线人",使整个案件又有了重大突破,截至11月15日,全市共出动卫生监督员293人次,检查412个加工坊和销售点,抽取可疑样品52份,其中检出12份,销毁问题豆腐干162公斤,捣毁"酱色粉"地下加工厂1家,"酱色粉"销售商店3家。最终,移送公安10起,除1名涉案人员在逃以外,10名犯罪嫌疑人均被公安机关刑事拘留。

【调查取证】

(一)现场调查

在李某的豆制品加工场所,执法人员按如下程序进行了调查取证:

1. 由两名以上执法人员参加,并出示有关证件。

2. 现场发现红色粉状化合物1750克,执法人员询问该店负责人李某,李某承认在加工豆制品的过程中使用该红色粉状化合物。另外还发现:三名从业人员未取得有效健康证从事豆制品加工活动,加工的定型包装豆浆未标注生产日期。针对上述违法行为,执法人员当场制作了现场检查笔录和询问笔录,笔录经核对无误后,两名执法人员和被检查人、询问人均在笔录上签名。

3. 执法人员当场查封了红色粉状化合物及感官异常的豆腐干,并采集了食物样品,制作了样品采集、证据保存文书,执法人员和被检查人均在文书上签名。

4. 执法人员拍取了加工现场相关证据的照片,查阅、复制票据、账簿以及其他有关资料。对复印件及照片等物件,均由当事人签名并注明"与原件(物)相同"字样。

(二)样品检验

6月28日,样品送省疾控中心检验。8月25日出具的检验报告显示,在送检豆腐干中检出酸性金黄和酸性橙Ⅱ,含量分别是$4220\mu g/kg$和$2950\mu g/kg$。

(三)化合物毒性认定

为证实该化合物的毒性,办案人员检索了大量资料,并咨询了相关专家,最终根据《化学物质毒性全书》,对该化合物认定为:工业合成染料,俗称"酱色粉"、"黄粉"、"红粉",属中等毒性,成人服用0.25克可发生中毒,可诱发癌变和蓄积作用,主要用于肥皂、印花、油漆、羊毛、丝绸织物的染色。

【责任追究】

10月28日,经市卫生局合议认为,李某自1999年开始为了使豆腐干增加色泽,以抬高价格为目的,在豆腐干加工过程中故意加入含有中等毒性的工业染料酸性金黄和酸性橙Ⅱ,三名从业人员未取得有效健康证从事豆制品加工活动,加工的定型包装豆浆未标注生产日期,违反了《食品卫生法》第九条第八项、第二十一条第一款、第二十六条第一款之规定,依据《食品卫生法》第三十九条第二款和《行政处罚法》第二十条、第二十二条规定,于合议当天将该案以生产、销售有毒、有害食品罪移送公安机关。移送案件时附有案件移送书、案件情况调查报告、涉案物品清单、检验报告及其他有关涉嫌犯罪的材料。

该案发生在《食品安全法》实施之前,故适用的是《食品卫生法》,按现行《食品安全法》,违反条款是《食品安全法》二十八条第一款、第四十二条及第三十四条第二款的规定,依据《食品安全法》第八十一条、第九十八条将案件移交公安机关。

【分析评议】

（一）该案符合生产、销售有毒、有害食品罪的犯罪要素

生产、销售有毒、有害食品罪，是指违反国家食品安全法规，在生产、销售的食品中掺入有毒、有害的非食品原料，或者销售明知掺有有毒、有害的非食品原料的食品的行为。本案的犯罪要素是：

1. 本案的主体是食品的生产经营者（包括种植业、养殖业）。

2. 本案侵犯的是双重客体，既违反了国家食品安全管理制度，又危害到不特定的多数人的生命健康的安全。李某在豆腐干加工中加入有毒物质酸性金黄和酸性橙Ⅱ并销售，既违反《食品安全法》禁止性条款，又危害了不特定多数人生命和健康安全。

3. 本案的主观方面必须出于故意，即认识到行为可能造成危害人体健康的结果发生，但对结果的发生，在意志上持放任态度。既包括行为人确切知道，也包括行为人应当知道。李某从 20 世纪 90 年代开始，为了豆腐干着色，以招揽顾客为目的，将含有中等毒性化合物加入豆腐干中，且不加定量地使用（含量最高达 $4220\mu g/kg$）酸性金黄，从主观上分析，具有放任危害结果发生的情况，属于间接故意。

本案的客观方面表现为行为人违反食品安全管理法规，在生产、销售的食品中掺入有毒、有害的非食品原料的行为。正因为执法人员在获得的证据符合该案的犯罪构成要素，故使该案能成功地将行政案件转为刑事案件，并追究了违法者的刑事责任。

（二）证明食品中掺入有毒、有害的非食品原料是本案的关键点

要证明食品中掺入有毒、有害的非食品原料，首先要界别"非食品原料"，确系"食品原料"不构成本罪，该案中添加在豆腐干中的酸性金黄、酸性橙Ⅱ属工业染料，《食品添加剂使用标准》（GB2760）中允许使用的食品添加剂品种中无该物质，故应认定为"非食品原料"；其次应由具有合法资质的专业的检测机构出具的在可疑食品中检测出含有非食品原料的检测报告，该案样品检测报告由具有合法食品检验资质的省疾控中心出具；最后应证明检测出的该非食品原料属有毒、有害物质。非法添加物的毒性认定可依据《化学物质毒性全书》、《IRCA 认定的人类致癌物名单》等权威资料记载或根据卫生部公布的食品中禁止添加的有毒非法添加物名单。本案的办案人员从具有专业权威的文献中获得了证明该化学物的毒性资料。

【案例点评】

食品安全事关人民群众生命健康安全，生产销售有毒有害食品的犯罪行为严重危害人民群众身体健康，有的即使尚未造成食物中毒、人身伤亡等结果，但其对消费者健康潜在的危害也是不能忽视的。同时，危害食品安全犯罪对我国食品安全环境的破坏，在一定程度上损害了政府公信力。豆腐干中添加有毒化工染料并不是个别地区的区域性食品安全问题，当地卫生监督所在全国率先将此类违法案件移交公安追究刑事责任,并一查到底,移送公安 10 起。通过对违法行为的严惩,彻底解决了当地豆腐干中添加化工染料的食品安全问题,故得到了卫生部、所辖省卫生厅及各级政府领导的高度重视,为规范市场经济秩序作出了贡献。

从本次打击危害食品安全犯罪工作来看,有不少可圈可点之处。一是反映了一线监督员不仅有较高的食品安全业务素质和执法能力,而且还体现了较强的责任感和使命感。一般来说,危害食品安全犯罪在生产阶段难以被发现,流通环节的链条长、牵涉地域广,案件查办过程中,在管辖、检测、鉴定等方面经常面临取证难等诸多困难。而该案办案监督员能通过日常执法检查,敏锐地发现感官异常豆腐干,并立即展开调查取证、采样检验。当对判断豆腐干中检出的酸性金黄和酸性橙 Ⅱ 是否属有毒有害物质时,办案人员检索了大量资料,并咨询了相关专家,最终拿出了权威性的专业资料证实了该化工染料的毒性问题。二是在该案的办理过程中十分重视溯源调查。在查处李某之后,办案监督人员没有简单地结案,而是根据掌握的情况及查处的经验判断,认为这种掺假事件并不是单一局部的,有可能是全行业的甚至全国性的。为此,当地市卫生监督所迅速成立了以所长为组长的专案组,立即展开溯源调查,并将两名业内人士作为"线人",并使整个案件又有了重大突破,一直追溯到着色剂生产销售源头。同时,在案发当天向全市发出了查处问题豆腐干的紧急通知,全面清查违法犯罪行为。三是本级政府的统一组织各部门的协调配合整治区域性食品安全问题。目前我国食品安全监管虽然实行分段管理,但食品生产经营链及食品安全问题是有机的整体,有时较难人为分段,需要各部门的协调配合,故在该案的办理过程中,当地卫生监督所立即报告食品安全委员会,并主动协调检察院、公安等部门介入到案件中,当地政府组织有关食品安全监管部门联合行动,整合监督力量,有效地促进了案件深入查处,极大地震慑了违法犯罪分子。

(案例提供者:台州市卫生监督所 黄 明)

第四节　相关法规要点

一、食品安全法律、规范、规章和规范性文件简介

食品安全法律规范是食品生产经营者从事食品生产经营活动必须遵守的行为准则,也是政府及其相关部门实施食品安全监督管理的法律依据。根据食品安全法律规范的具体表现形式及其法律效力层级,我国当前食品安全法律规范体系由以下具有不同法律效力层级的规范性文件构成。

(一)法律

《食品安全法》由全国人大常委会于 2009 年 2 月 28 日颁布,自 2009 年 6 月 1 日

起施行,是在中国领域内从事食品、食品添加剂、用于食品的包装材料、容器、洗涤剂、消毒剂和用于食品生产经营的工具、设备的生产经营活动应当遵守的法律。供食用的源于农业的初级产品的质量安全管理,遵守《中华人民共和国农产品质量安全法》的规定。但是,制定有关食用农产品的质量安全标准、公布食用农产品安全有关信息,应当遵守《食品安全法》的有关规定。《食品安全法》是制定从属性的食品安全法规、规章以及其他规范性文件的依据。

(二)法规

1. 行政法规:为配合《食品安全法》的实施,国务院于2009年7月8日颁布施行《中华人民共和国食品安全法实施条例》。条例将《食品安全法》一些较原则的制度作了具体规定,同时,进一步落实食品生产经营者作为食品安全第一责任人的责任;强化食品生产经营的事先预防和生产经营过程控制及食品安全事故的可追溯;进一步明确各部门在食品安全中的职责,完善各监管部门依职责分工与协调配合的机制。另外,与食品安全相关行政法规如:2008年5月25日颁布的《生猪屠宰管理条例》(国务院令第525号修订)等。

2. 地方性法规:目前,我国一些地区已根据《食品安全法》制定并颁布实施食品安全管理的地方性法规,如:浙江省人大常委会于2011年7月29日通过并发布的《浙江省实施〈中华人民共和国食品安全法〉办法》、上海市人大常委会于2011年7月29日通过并公布的《上海市实施〈中华人民共和国食品安全法〉办法》等。

(三)行政规章

为加强食品安全监督管理,根据《食品安全法》及《中华人民共和国食品安全法实施条例》等法律、法规的规定,国务院有关部门制定了一系列食品安全监督管理行政规章。如:卫生部制定了《餐饮服务许可管理办法》、《餐饮服务食品安全监督管理办法》、《食品安全国家标准管理办法》、《食品添加剂新品种管理办法》等行政规章;国家质量监督检验检疫总局制定了《食品生产许可管理办法》、《食品添加剂生产监督管理规定》、《食品检验机构资质认定管理办法》等行政规章;国家工商行政管理总局制订了《食品流通许可证管理办法》、《流通环节食品安全监督管理办法》等行政规章。

(四)其他规范性文件

国家行政机关为实施食品安全法律,在法定权限内制定的除行政法规和规章以外的具有普遍约束力的文件。

1. 国务院制定实施的规范性文件,如《关于严厉打击食品非法添加行为 切实加强食品添加剂监管的通知》(国办发〔2011〕20号)。

2. 卫生部等食品安全监管部门制定实施的规范性文件,如:卫生部发布的《食品安全风险监测管理规定(试行)》、《食品安全事故流行病学调查工作规范》等规范性文件,质检总局发布的《关于使用企业食品生产许可证标志有关事项的公告》(质检总局2010年第34号公告)等规范性文件。

二、食品安全标准简介

食品安全标准是国家保证食品安全,防止食源性疾病的发生,对食品、食品添加剂、食品相关产品的安全要求以及对生产经营过程所规定的技术要求和措施。食品安全标准是食品安全法律体系的重要组成部分,属强制执行的标准,除食品安全标准外,不得制定其他的食品强制性标准。法律规定由卫生部负责对现行的食用农产品质量安全标准、食品卫生标准、食品质量标准和有关食品的行业标准中强制执行的标准予以整合,统一公布为食品安全国家标准。在食品安全国家标准整合与公布前,现行的食品卫生标准、食用农产品质量安全标准、食品质量标准和有关行业标准仍有效。

(一)食品安全标准内容

1. 食品、食品相关产品中的致病性微生物、农药残留、兽药残留、重金属、污染物质以及其他危害人体健康物质的限量规定。

2. 食品添加剂的品种、使用范围、用量。

3. 专供婴幼儿和其他特定人群的主辅食品的营养成分要求。

4. 对与食品安全、营养有关的标签、标识、说明书的要求。

5. 食品生产经营过程的卫生要求。

6. 与食品安全有关的质量要求。

7. 食品检验方法与规程。

8. 其他需要制定为食品安全标准的内容。

(二)食品安全标准的分类

1. 国家标准

食品安全国家标准是经食品安全国家标准审评委员会审查通过,由国务院卫生行政部门负责制定、公布,国务院标准化行政部门提供国家标准编号。食品中农药残留、兽药残留的限量规定及其检验方法与规程由国务院卫生行政部门、国务院农业行政部门制定。屠宰畜、禽的检验规程由国务院有关主管部门会同国务院卫生行政部门制定。制定食品安全国家标准,应当依据食品安全风险评估结果并充分考虑食用农产品质量安全风险评估结果,参照相关的国际标准和国际食品安全风险评估结果,并广泛听取食品生产经营者和消费者的意见。食品安全标准应当供公众免费查阅。

2. 地方标准

没有食品安全国家标准的,可以制定食品安全地方标准。省、自治区、直辖市人民政府卫生行政部门组织制定食品安全地方标准,应当参照执行《食品安全法》有关食品安全国家标准制定的规定,并报国务院卫生行政部门备案。

3. 企业标准

企业生产的食品没有食品安全国家标准或者地方标准的,应当制定企业标准,作为组织生产的依据。国家鼓励食品生产企业制定严于食品安全国家标准或者地方标准的企业标准。企业标准应当报省级卫生行政部门备案,在本企业内部适用。

(三)食品安全国家标准体系的构成

我国目前食品安全国家标准包括基础标准、产品标准、标签标准、生产规范、方法标准等内容的标准体系(图 2-1)。

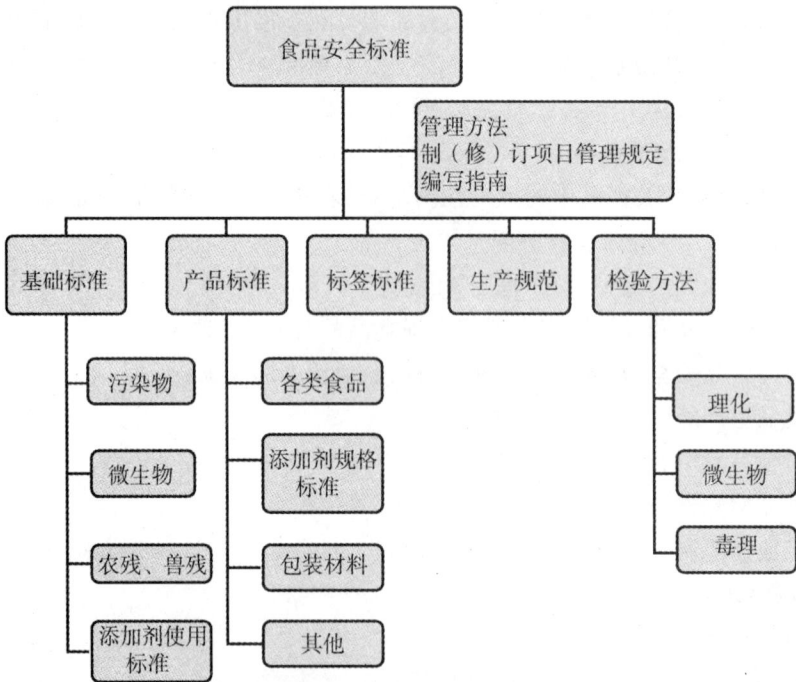

图 2-1　食品安全国家标准体系

1. 基础标准

主要设置食品中的污染物、农药残留、真菌毒素、微生物污染等影响人体健康的各类物质的允许限量,以及食品添加剂、营养强化剂使用标准。目前,卫生部对原标准整合、制(修)订后公布的基础标准有 GB2760《食品添加剂使用标准》、GB2761《食品中真菌毒素限量》、GB28260《食品中阿维菌素等 85 种农药最大残留限量》、GB25193《食品中百菌清等 12 种农药最大残留限量》、GB26130《食品中百草枯等 54种农药最大残留限量》等,《食品营养强化剂使用标准》、《食品中致病菌限量》及GB2762《食品中污染物限量》正在公开征求意见中。

2. 各类食品标准

根据食品不同的特性和主要危害制定的各类产品特定的与食品安全密切相关的各类指标要求,一般包括原料要求、感官要求、理化指标、污染物限量、农药残留、兽药残留、微生物限量及其检验方法等。产品标准涵盖食品原料、成品等,还包括针对特殊人群营养需要的特殊膳食食品安全标准。目前,卫生部对原标准整合、制(修)订后公布的产品食品安全国家标准如:GB19301《生乳》、GB19645《巴氏杀菌乳》、GB19295《速冻面米制品》等。

3. 包装材料标准

用于食品的包装材料、容器及用于食品的工具、设备等食品相关产品的食品安全标准,标准的内容一般包括:原料要求、感官要求、理化指标、微生物指标(部分产品)、添加剂、检验方法等。其中理化指标是包装材料安全标准的重要项目,一般包括重金属限量、蒸发残渣、各类溶出试验项目。目前,卫生部对原标准整合、制修订后公布的包装材料食品安全国家标准如:GB9684《不锈钢制品》等。

4. 添加剂规格标准

根据添加剂不同的特性和主要危害制定的各种产品特定的与食品安全密切相关的各类指标要求。目前,卫生部对原标准整合、制(修)订后公布的添加剂规格标准如:GB8821《食品添加剂 β—胡萝卜素》、GB13481《食品添加剂 山梨醇酐单硬脂酸酯(司盘 60)》、GB13482《食品添加剂 山梨醇酐单油酸酯(司盘 80)》、GB25571《食品添加剂 活性白土》等。

5. 标签标准

对预包装食品标签的食品安全、营养有关的要求。目前,卫生部对原标准整合、制修订后公布的如:GB7718《预包装食品标签通则》、GB28050《预包装食品营养标签通则》等。

6. 生产规范

对食品生产企业生产加工过程以及与加工有关的环境、场所、设施、布局、人员等进行规定的技术标准。目前,卫生部对原标准整合、制修订后公布的生产规范食品安全国家标准如:GB1269《乳制品良好生产规范》、GB26687《复配食品添加剂通则》等。《食品经营过程卫生规范》和《食品生产经营过程中微生物控制指导原则》、《集体用餐配送单位卫生规范》正在公开征求意见中。

7. 检验方法标准

对上述标准的配套和补充,规定了食品安全指标的检测方法、毒理学检验方法。食品安全指标的检测方法分理化部分和微生物部分。目前,卫生部对原标准整合、制(修)订后公布的检验方法标准如:GB5009.5《食品中蛋白质的测定》等 GB5009 系列的食品中理化指标测定;GB5413.33《生乳相对密度的测定》等 GB5413 系列的乳与乳制品中理化指标测定;GB4789.1《食品微生物学检验总则》等 GB4789 系列的食品中微生物检验。

思考题

1. 简述食品安全法律标准体系。
2. 简述食品安全监督管理部门的食品安全监管职责。
3. 食品生产经营许可审查有哪些基本条件。
4. 简述食品安全事故应急处置措施。
5. 简述食物中毒现场卫生学调查方法。

（孙 亮）

第三章 生活饮用水及涉水产品卫生监督

【学习目的】

1. 了解我国生活饮用水法律法规、卫生标准及案例要点；了解生活饮用水污染事件定义及分类。

2. 熟悉生活饮用水卫生监督基础知识和二次供水及涉水产品卫生监督要点。

3. 掌握集中式供水行政许可、监督检查技能和生活饮用水污染事件的处置。

第一节 基础知识

一、基本概念

（一）生活饮用水

供人生活的饮水和生活用水。

（二）集中式供水

自水源集中取水，经过净化和消毒处理后，通过输配水管网送到用户或者公共取水点的供水方式，包括自建设施供水。为用户提供日常饮用水的供水站和为公共场所、居民社区提供的分质供水也属于集中式供水。

（三）二次供水

集中式供水在入户之前经再度储存、加压和消毒或深度处理，通过管道或容器输送给用户的供水方式。

（四）小型集中式供水

农村日供水在 1000m³ 以下（或供水人口在 1 万人以下）的集中式供水。

（五）分散式供水

分散居户直接从水源取水，无任何设施或仅有简易设施的供水方式。

（六）常规指标与非常规指标

常规指标是指能反映生活饮用水水质基本状况的水质指标。非常规指标是指根据地区、时间或特殊情况需要实施的生活饮用水水质指标。

(七)涉及饮用水卫生安全产品

涉及饮用水卫生安全产品是指在饮用水生产和供水过程中与饮用水接触的连接止水材料、塑料及有机合成管材、管件、防护涂料、水处理剂、除垢剂、水垢处理器及其他新材料和化学物质。具体是指列入卫生部《涉及饮用水卫生安全产品分类目录(2011版)》的产品。

(八)直接从事供、管水的人员

从事净水、取样、化验、二次供水卫生管理及水池、水箱清洗人员。

二、生活饮用水卫生监督职责

(一)监督机构和监督范围

依据《传染病防治法》和《生活饮用水卫生监督管理办法》的规定:卫生部主管全国饮用水卫生监督工作,县级以上人民政府卫生行政部门主管本行政区域内饮用水卫生监督工作。铁道等行政主管部门设立的卫生监督机构,行使卫生部会同国务院有关部门规定的饮用水卫生监督职责。建设行政主管部门是城市饮用水管理机关。县级以上地方人民政府建设行政主管部门主管本行政区域内城镇饮用水卫生管理工作。

生活饮用水卫生监督的适用范围是:集中式供水单位,二次供水单位,分质供水单位和涉及饮用水卫生安全产品。

(二)监督机构主要职责

1. 预防性卫生监督

依据《生活饮用水卫生监督管理办法》第十七条和《传染病防治法》第五十三条的规定。各级卫生行政部门负责对新建、改建、扩建集中式供水项目进行预防性卫生监督。

2. 经常性卫生监督

依据《生活饮用水卫生监督管理办法》第二十二条和《传染病防治法》第五十三条,对已取得卫生许可证的单位和个人以及取得卫生许可批准文件的涉及饮用水卫生安全的产品进行日常监督检查和水质监测评价,发现已不符合卫生许可证颁发条件或不符合卫生许可批准文件颁发要求的,原批准机关有权收回有关证件或批准文件。

3. 供水单位的卫生许可

依据《传染病防治法》第二十九条和《生活饮用水卫生监督管理办法》第四条与第七条,饮用水供水单位从事生产或者供应活动,应当依法取得卫生许可证。依据《生活饮用水卫生监督管理办法》第二十条,供水单位卫生许可证由县级以上人民政府卫生行政部门按规定的管理范围发放,有效期四年,每年复核一次。有效期满前六个月重新提出申请换发新证。

4. 涉水产品卫生许可批准文件的审批

涉及饮用水卫生安全产品,必须进行卫生安全性评价。依据《国务院对确需保留的行政审批项目设定行政许可的决定》(国务院令 2004 年第 412 号),卫生部和省级卫生行政部门按职责分工承担涉水产品卫生许可审批工作。

(1)进口的涉及饮用水卫生安全的各类产品;与饮用水接触的防护材料;水质处理器;与饮用水接触的新材料和化学物质需经卫生部批准。

(2)与饮用水接触的连接止水材料、塑料及有机合成管材、管件;水处理剂,包括混凝剂、助凝剂、软化剂、灭藻剂以及其他饮用水处理;除垢剂等涉及饮用水卫生安全的产品,由省、自治区、直辖市人民政府卫生行政部门批准,报卫生部备案。

(3)根据《卫生部关于调整国产反渗透净水器和国产纳滤净水器卫生行政许可的通知》(卫监督发〔2011〕58 号),2011 年 8 月 1 日起,国产反渗透净水器和国产纳滤净水器的卫生行政许可由省级卫生行政部门承担。

5. 饮用水污染事故对人体健康影响的调查和处理

依据《生活饮用水卫生监督管理办法》第十九条和《传染病防治法》第五十五条,县级以上地方人民政府卫生行政部门负责本行政区域内饮用水污染事故对人体健康影响的调查。当发现饮用水污染危及人体健康,须停止使用时,对二次供水单位应责令其立即停止供水,对集中式供水单位应当会同城市建设行政主管部门报同级人民政府批准后停止供水。

6. 行政处罚

依据《生活饮用水卫生监督管理办法》第二十五条、二十六条、二十七条和《传染病防治法》第七十三条对违反生活饮用水有关卫生法律、法规和行政规章的单位和个人依法进行行政处罚。

(三)监督员及其主要职责

生活饮用水卫生监督员必须符合卫生部《卫生监督员管理方法》规定的资格和条件,由县级以上卫生行政部门颁发卫生监督员证书。铁路等部门的饮用水卫生监督员,由其上级行政主管部门发给证书。根据地方法规需要行政执法证的,同时应取得相应行政区域的行政执法证书。饮用水卫生监督员负责饮用水卫生监督工作,其职责为:

1. 参加对新建、改建、扩建饮用水供水工程项目选址设计的卫生审查和竣工验收。

2. 参加对管辖范围内供水单位和涉及饮用水卫生安全产品企业进行卫生监督检查。

3. 参加对供水单位和涉及饮用水卫生安全产品的卫生许可受理、审核等工作。

4. 执行卫生行政部门指派参加饮用水污染事故对人体健康影响的调查和处理。

5. 根据有关规定对违反法律、法规行政规章有关条款的单位和个人提出处罚建议。

6. 执行卫生行政部门交付的其他任务。

卫生监督员在执行任务时,应统一着装、佩戴证章、出示证件。卫生监督员执行公务时必须秉公执法,忠于职守,不得利用职权谋取私利。

(四)检查员及其主要职责

根据《生活饮用水卫生监督管理办法》规定,县级卫生行政部门可聘任饮用水卫生检查员,协助饮用水卫生监督员负责乡镇饮用水卫生检查工作。饮用水卫生检查员由县级卫生行政部门发给证书。

各级卫生行政部门应把落实饮用水卫生监督职责和贯彻落实《全国城市饮用水卫生安全保障规划(2011－2020年)》、《卫生部关于加强饮用水卫生监督监测工作的指导意见》和《国务院办公厅关于加强饮用水安全保障工作的通知》等文件精神结合起来。各级卫生行政部门进一步提高对加强饮用水卫生安全保障工作的认识,加强领导,把这项工作纳入重要议事日程;加强与有关部门的联系与合作,认真组织,将城乡饮用水卫生安全工作纳入经济社会发展规划之中,并认真执行。进一步明确饮用水卫生安全保障的目标、任务和政策措施,建立领导责任制,加强监督管理,结合实际研究解决当地饮用水卫生安全问题。依法开展饮用水卫生安全监督监测工作,全面开展监督检查,加强饮用水卫生监测,建立城乡饮用水卫生监测网。加强饮用水法规标准制(修)订和饮水污染对人体健康影响的科研工作。开展法律法规标准宣传,并建立饮用水卫生安全储备体系和应急机制。

第二节　监督技能

一、集中式供水单位卫生行政许可

饮用水集中式供水单位卫生行政许可是供水单位向卫生行政部门提出许可申请,包括供水企业填报《卫生许可证申请书》和相应申报资料,经卫生行政部门审查,在规定的时限内发放卫生许可证。

(一)申请

供水单位的供水范围在本县(市、区)区域内的,由该县(市、区)卫生行政机关负责承办卫生许可。供水单位的供水范围超出本县(市、区)行政区域的,由上一级卫生行政机关承办卫生许可。

1. 申请方式:集中式供水单位(申请人)到所辖卫生行政部门行政审批受理处领取或从网上下载《卫生许可证申请书》格式文本和办理须知。

2. 集中式供水卫生许可申请材料

(1)《卫生许可证申请表》;

(2)经营单位名称预先核准通知书复印件或营业执照复印件;

(3)法定代表人或者负责人职务证明和身份证复印件;

(4)水源防护规定及卫生管理规章制度;

(5)生产经营场地平面布局图、工艺流程图、卫生防护设施图和管网分布图及文字说明;

(6)直接从事供、管水的人员健康证明和卫生知识培训合格证明;

(7)供水单位所选用涉及饮用水卫生安全产品的卫生许可批件复印件及消毒药械卫生许可批件复印件(如管材、滤料、涂料、净水剂、消毒剂、净化消毒设备);

(8)水质检验、人员、仪器设备的配备及自检情况;

(9)水源水、出厂水和管网末梢水的水质检验报告书;

(10)管道分质供水出厂水是纯水或者净水的应符合相应的卫生标准或规范;

(11)有新、改、扩建集中式供水项目的,应提交《建设项目设计卫生审查认可书》和《建设项目竣工卫生验收认可书》;

(12)卫生行政机关规定需要提供的其他资料。

申报饮用水集中式生产的供水单位可不提供管网末梢水检测报告,申报饮用水集中式供应的供水单位可不提供水源水检测报告和生产场地有关资料。

3. 申请人应当如实提交有关材料,并对材料的真实性负责,并承担相应的法律责任。

(二)受理

1. 受理条件:申请材料齐全、符合法定形式。

2. 受理人员对申请者提交的申请材料的完整性、合法性、规范性进行审核,根据下列情况分别作出处理。

(1)申请事项依法不需要取得卫生行政许可的,应当即时告知申请人不受理,出具行政许可不予受理决定书;

(2)申请事项依法不属于本机关法定职权范围的,即时告知申请人不受理,出具行政许可不予受理决定书;

(3)申请材料存在可以当场更正的错误,应当允许申请人当场更正;

（4）申请材料不齐全或者不符合法定形式的，应当当场或者在五日内出具一次性告知书，告知申请人需要补正的全部内容，逾期不告知的，自发出行政许可申请材料接收凭证之日起即为受理；

（5）申请事项属于本行政机关职权范围，申请材料齐全、符合法定形式，或者申请人按照本机关的要求提交全部补正申请材料的，五日内出具行政许可受理通知书。

（三）审查

1. 审查程序

卫生行政机关对决定受理的申请，应当对申请材料的实质内容进行核实和审查，并在受理后十个工作日内指派两名以上卫生监督员根据《生活饮用水卫生监督管理办法》《生活饮用水集中式供水单位卫生规范》和有关规定要求，对集中式供水单位进行现场审核，填写现场审核表。现场审核应制作"现场检查笔录"，对不符合标准要求的，当场出具"卫生监督意见书"，申办人在规定时间内进行整改（在此期间申请人不得从事供应生活饮用水的活动，违者按无证经营处理）。经卫生监督员复验，合格者进入办证程序；不合格者，进入不予许可决定的程序。

2. 卫生许可审查内容

（1）资料形式审查：申报资料是否齐全，内容是否反映水厂实际情况，有无不符合项。

（2）现场审查：①水源卫生：检查水源地卫生防护情况。②水厂饮用水卫生管理规章制度和质量保证体系：检查水厂的质量保证体系是否有效运转；岗位责任是否明确，在相应岗位处有无作业指导书和岗位职责。现场询问相应管理人员和制水人员，对其水质净化消毒过程中相关问题处理和反应能力，判断其规章制度是否健全。③水处理及卫生设施运转情况：检查混凝是否达到效果，待滤水浊度情况，滤后水质情况，加氯消毒情况，查看水厂记录与实际检查内容是否一致，核对相应设计资料，判断设备运转正常与否，是否能够安全供水。④饮用水卫生安全产品供方资料：检查水厂所用与饮用水接触材料供方（卫生许可批件、厂方生产条件、质量保证体系等）资料是否齐全，现场抽查涉及饮用水卫生安全产品是否从合格供应商进货，进货后是否进行验收，有无验收记录。判断使用的材料是否卫生安全。⑤从业人员：核对相应岗位人员是否到位，检查不同工作岗位的从业人员，持有效专业资格证书、健康证明和卫生知识培训情况，其专业水平是否可胜任相应工作。判断员工素质能否保证供水卫生安全。⑥检验室：检查检验室的设备、人员、制度、检验记录等，判断其是否配备与供水规模相适应的人员和设备、水质检验是否进行全过程质量控制、采样点与检验频率是否符合要求、水质检验记录是否完整清晰、档案资料是否保存完好，有无按要求上报水质资料等。

⑦检查是否有应急事故处理方案和污染事件报告制度。⑧对出厂水水质进行现场监督检测。

(四)许可决定

卫生行政部门应当自受理之日起二十日内书面做出卫生行政许可决定。二十日内不能做出决定的,经卫生行政部门负责人批准,可以延长十日,并应当将延长期限的理由告知申请人。

卫生行政部门做出准予卫生行政许可决定的,应当在做出决定后十日内向申请人发放加盖卫生行政部门印章的《卫生许可证》。卫生行政部门在发放卫生许可证时,应当要求申请人签收。卫生行政部门做出准予卫生行政许可决定,应当予以公开,公众有权查阅。

卫生行政部门做出不予卫生行政许可决定的,应当书面告知申请人,说明理由,并告知申请人享有申请行政复议或者提起行政诉讼的权利。

卫生行政许可直接涉及申请人和他人之间重大利益关系的,卫生行政部门在做出行政许可决定前,应当告知申请人、利害关系人享有要求听证的权利。申请人、利害关系人在被告知听证权利之日起五日内提出听证申请的,卫生行政部门应当在二十日内组织听证。申请人、利害关系人不承担卫生行政部门组织听证的费用。

申请人在申请集中式供水单位卫生许可证时,隐瞒有关情况或者提供虚假材料的,卫生行政部门不予受理或者不予卫生行政许可,并给予警告。该申请人在一年内不得再次提出申请。

《卫生许可证》有效期为四年,具体内容应当包括:单位名称、法定代表人、单位地址、卫生许可证号、发证日期、发证机关。其中单位名称、法定代表人等项目应与工商行政部门核准的内容一致,单位地址按集中式供水单位的实际地址填写,可同时加注注册地址。卫生许可证号格式为:(某省及市、区、县简称)卫水字〔年份〕××××号,采用统一编号。《卫生许可证》不得涂改、转让,严禁伪造、倒卖。

(五)卫生行政许可延续

集中式供水单位需要延续依法取得的卫生行政许可的有效期的,应当在卫生许可证有效期届满三十日前向原发证部门提出申请,并提供以下资料:

1. 卫生许可证延续申请表。

2. 工商营业执照复印件(加盖公章)。

3. 单位名称、法定代表人(或负责人)、生产经营场地、布局、设施与原核准内容一致承诺书,如有改变,需提供改变后的材料。

4. 原《卫生许可证》原件。

5. 当地卫生行政部门认可检验机构出具的每年出厂水、末梢水水质检验报告。

6. 当地卫生监督机构出具的每年现场监督检查记录。

7. 卫生行政部门规定的其他资料。

卫生行政部门应当根据申请人的申请,在有效期届满前作出是否准予延续的决定;逾期未作出决定的,视为准予延续。

卫生行政部门在收到延续申请后,应当对所提供的资料及生产现场进行审查。经审查符合条件的,作出准予延续的决定,换发的《卫生许可证》沿用原卫生许可证号。

(六)变更

凡取得《卫生许可证》的集中式供水单位应当严格按照《卫生许可证》规定的内容进行生产;要求变更许可事项的,应当向原发证部门提出书面申请并提交相关材料。符合法定条件的,卫生行政部门应当依法办理变更手续。

变更许可的事项及所需提供的材料规定如下:

1. 要求变更单位名称的,需提供工商行政部门准予变更营业执照证明、变更前后的营业执照及原《卫生许可证》。

2. 要求变更单位法人的,需提供变更说明及其他相关材料。

除上述事项外,集中式供水单位需变更生产地址、布局、工艺流程等事项的,应按本程序重新申请卫生许可证。

(七)撤销卫生行政许可

有下列情况之一的,卫生行政部门可以根据利害关系人的请求或者依据职权,撤销卫生行政许可:

1. 卫生行政部门工作人员滥用职权、玩忽职守做出准予卫生行政许可决定的。

2. 超越法定职权作出准予卫生行政许可决定的。

3. 违反法定程序作出准予卫生行政许可决定的。

4. 对不具备申请资格或者不符合法定条件的申请人作出准予卫生行政许可决定的。

5. 依法可以撤销卫生行政许可的其他情形。

集中式供水单位以欺骗、贿赂等不正当手段取得《卫生许可证》的,卫生行政部门应当予以撤销,同时依法给予警告,该单位在三年内不得再次提出申请。

按照本条第一款的规定撤销的卫生行政许可,被许可人的合法权益受到损害的,卫生行政部门应当依法给予赔偿。依照本条第二款的规定撤销卫生行政许可的,被许可人基于卫生行政许可取得的利益不受保护。

(八)注销卫生许可

已取得卫生许可证的集中式供水单位有下列情况之一的,原发证部门可注销其

《卫生许可证》：

1. 企业自行申请注销的。

2.《卫生许可证》有效期届满未延续的。

3. 卫生行政许可依法被撤销、撤回，或者《卫生许可证》被依法吊销的。

4. 被工商行政管理部门注销或者吊销营业执照的。

5. 因其他原因不能保证供水卫生质量的。

卫生行政部门注销卫生许可证，应当及时告知被注销人，收回原证，并予以公告。

(九)补发

集中式供水单位遗失卫生许可证的，应当及时登报声明，然后向原发证部门申请补发。

二、饮用水供水单位卫生监督检查

1. 饮用水集中式供水单位卫生监督检查要点

检查饮用水集中式供水单位(市政供水、乡镇供水、自建设施供水、管道分质供水单位等)、二次供水单位。检查如下内容：

(1)卫生许可证。查验卫生许可证，有无涂改、转让、伪造、倒卖、出租、出借等；企业名称、地址和许可项目等有无变更；卫生许可证是否在有效期内。

(2)水源选择与卫生防护。检查水源地卫生防护情况，是否按相关要求做好水源卫生防护工作。有无违反《生活饮用水卫生监督管理办法》第十三条的事实。

(3)饮用水卫生管理规章制度和质量保证体系情况。检查水厂饮用水卫生管理规章制度和质量保证体系情况，检查水厂的质量保证体系是否有效运转。现场询问相应管理人员和制水人员，对其水质净化消毒过程中相关问题处理和反应能力，判断其是否按有关规章制度执行《生活饮用水集中式供水单位卫生规范》(2001)。

(4)检查水处理及卫生设施运转情况。水处理工艺和卫生设施与申报卫生许可时是否一致，是否已更改。检查水处理及卫生设施是否完善、运转情况是否正常。混凝是否达到效果，待滤水浊度情况，滤后水质情况，加氯消毒情况，查看水厂记录与实际检查内容是否一致，能否保证水处理运转正常，能否保持日常安全供水。

(5)检查消毒产品和涉水产品相关资料。检查水厂所用消毒产品与饮用水接触材料合格供方(卫生许可批件、厂方生产条件、质量保证体系等)资料是否齐全，现场抽查涉及饮用水卫生安全产品，是否从合格供应商进货，进货后是否进行验收，有无验收记录。判断使用的材料是否卫生安全。

(6)检查直接从事供、管水人员。直接从事供、管水人员是否经过卫生知识培训和健康体验，预防性健康体检合格证明是否在有效期，不合格人员是否及时调离，有无违反《生活饮用水卫生监督管理办法》第十一条的事实。检查不同工作岗位的从业人员,持有效专业资格证书和卫生知识培训情况,其专业水平是否可胜任相应工作。判断员工素质能否保证供水卫生安全。

(7)水质和检验室的检查。检查检验室水质检验是否进行全过程质量控制、采样点与检验频率是否符合要求、水质检验记录是否完整清晰,档案资料是否保存完好,有无按要求上报水质资料。对出厂水水质进行现场监督检测,有无违反《生活饮用水卫生监督管理办法》第六条的规定。

(8)检查水厂的防污染事故和应急措施。是否有防止污染措施和应急事故处理方案,污染事件报告制度是否健全。

(9)检查输配水系统。集中式供水单位应加强管网的维修,管网渗漏率应严格控制在国家允许范围之内,其他各项应按《生活饮用水集中式供水单位卫生规范》(2001)。

对管道分质供水单位应检查制水和消毒设备、管网设计、检验设备和人员是否符合相关卫生要求。

2. 二次供水单位卫生监督要点

对二次供水单位按地方法规或省级卫生行政部门制定的二次供水管理办法和《二次供水设施卫生规范》(GB17051)采取资料审核、现场审查与水质监测相结合的方法。通过查看管理档案和运行记录,检查制度和措施的落实情况,了解设施运行情况,查找是否存在影响安全供水的问题和隐患。现场采设施入口水、出口水和末梢水样。水样可以在现场检测或送实验室检测。

3. 涉水产品卫生监督要点

检查卫生部《涉及饮用水卫生安全产品分类目录》(2011年版)规定需要监督检查的涉水产品生产、销售、使用单位和个人。生产企业是否符合《涉及饮用水卫生安全产品生产企业卫生规范》,抽查涉水产品卫生质量是否符合国家卫生标准和规范要求。

三、饮用水污染事件调查处理

饮用水污染事件是指有一定数量的饮用水用户、饮用者个人,发现饮用水水质感官性状异常,饮用后身体出现不适反应和症状表现的事件,包括饮用水生物性污染事件(介水传染病和藻类污染)、饮用水化学性污染事件和饮用水物理性(热、放射性)污染事件。饮用水污染包括了生物性污染事件(介水传染病和藻类污染)、饮用水化学性污染事件和饮用水物理性(热、放射性)污染事件。

卫生监督机构执行卫生行政部门指派参加饮用水污染事故对人体健康影响的调

查和处理。负责根据有关规定对违反法律、法规行政规章有关条款的单位和个人提出处罚建议。

饮用水污染事件处理是应急处理,时间非常紧迫,需要涉及不同的部门和相当的人力和物力,因此需要遵循和贯彻统一、快速和科学的原则。基本处理原则:停水、救治病人、保护易感者、病因调查、水质污染的调查、停止排放废水(污水)、冲洗、消毒被污染的管网。

常见处理程序:报告、核实、现场调查的准备、水质污染的调查、饮用者健康状况(发病)调查、撰写饮用水污染事件调查和处理报告。

四、档案管理

饮用水卫生监督档案,是指各级饮用水卫生监督执行机构在饮用水卫生行政许可、饮用水卫生监督、监测(卫生质量抽检)、饮用水卫生行政处罚、饮用水卫生行政稽查、饮用水卫生宣教、科研培训等活动中直接形成的,对国家和社会、本单位工作具有查考、利用保存价值的文字、图表、声像等各种载体、各种门类的历史记录。见第一章第九节。

第三节　案例分析

案例一:供应生活饮用水不符合国家卫生标准案

【案情背景】

2009 年×月×日,某市卫生局卫生监督员张×、李×(执法证号分别为 020826×××、020826××××)着装、亮证后在该校后勤负责人王×陪同下对某市某初级中学供应的分质供水进行监督检测,在教学楼一楼、四楼走廊上采取分质供水水样各500mL/瓶×2瓶,送某市疾病预防控制中心进行检验。于 2009 年×月×日出具书面卫生监督意见书,要求停用该净水设施供水。2009 年×月×日,某市疾病控制中心(某疾控)检字第 2009－19×× 号、第 2009－19×× 号卫生检验/检测报告显示:一楼走廊分质供水菌落总数为 640cfu/mL、总大肠菌群 9MPN/100mL,四楼走廊分质供水菌落总数为 230cfu/mL。2009 年×月×日,经某市卫生局评价,上述分质供水水样检测结果不符合中华人民共和国国家标准《生活饮用水卫生标准》GB5749－2006。2009 年×月×日对该学校送达(×疾控)检字第 2009－19×× 号、(×疾控)检字第2009－19×× 号卫生检测报告及某卫监水监(评)字第 2009××× 号、第 2009××× 号卫生监督检测评价书,该学校对检测结果及评价结果未提出异议。

【调查取证】

经过进一步调查核实,该学校使用一楼、四楼走廊上的分质供水净水设施向学生供应分质供水,该产品未取得卫生许可批准文件,每个月厂家会来清洗净水设备,但未对与分质供水净水设施相连接的压力桶进行清洗,造成水质污染。因此,可认为某市某初级中学供应不符合国家卫生标准的生活饮用水系事实。

【处罚与诉讼】

该行为系首次发生,属于《某市行政处罚自由裁量权行使规则》有关条款规定的依法从轻处罚的情形。上述行为违反了《生活饮用水卫生监督管理办法》第六条的规定,对学校作出罚款人民币2000元整的行政处罚。以行政处罚事先告知书告知陈述和申辩权。该学校放弃陈述和申辩,行政处罚自觉履行。

【分析评议】

该案是一起通过对学校饮用水监测采样,挖掘出了分质供水案件。案件承办人员通过对学校及纯净水供应设备厂家的调查,查清了违法事实,有效制止了违法行为,切实保障了学校师生饮用水安全,消除了隐患。

(1)违法主体。就本案调查过程来看,似有两个违法主体,一个是学校,另一个是纯净水设备供应商。根据《生活饮用水卫生监督管理办法》第二条,本办法适用于集中式供水、二次供水(以下简称供水单位)和涉及饮用水卫生安全的产品的卫生监督管理,学校一般不列入集中式供水单位,但学校可认为为分质供水单位。按目前的做法一般对纯净水设备供应商按无卫生许可批件处理为多;对学校按分质供水单位处理较少。从健康危害来讲宜处罚生产企业。

(2)违法条款适用问题。本案认定学校为主体,行政处罚按《生活饮用水卫生监督管理办法》第二十六条处理。但研究《传染病防治法》第七十三条:违反本法规定,有下列情形之一,导致或者可能导致传染病传播、流行的,由县级以上人民政府卫生行政部门责令限期改正,没收违法所得。可以并处5万元以下的罚款;已取得许可证的,原发证部门可以依法暂扣或者吊销许可证;构成犯罪的,依法追究刑事责任:(一)饮用水供水单位供应的饮用水不符合国家卫生标准和卫生规范的;(二)涉及饮用水卫生安全的产品不符合国家卫生标准和卫生规范的;(三)用于传染病防治的消毒产品不符合国家卫生标准和卫生规范的;(四)出售、运输疫区中被传染病病原体污染或者可能被传染病病原体污染的物品,未进行消毒处理的;(五)生物制品生产单位生产的血液制品不符合国家质量标准的。研究《传染病防治法》第二十九条规定,饮用水供水单位供应的饮用水应当符合国家卫生标准和卫生规范。这里的国家卫生标准和卫生规范主要是指《生活饮用水卫生标准》中规定的卫生要求。《生活饮用水卫生标准》规定了生活饮用水的水质标准,包括感官性状和一般化学指标、毒理学指标、细菌学指标和放射性指标等。标准规定的水质卫生要求也包括感官性状和一般化学指标、毒理学指标、细菌学指标和放射性指标等四项。由于违反有关国家卫生标准和卫生规范的饮用水,比如一些化学指标、放射性指标的不合格,不一定涉及传染病的问题,因此本条中规定了"导致或者可能导致传染病传播、流行"的前提。换言之,不符合国家卫生标准和卫生规范的饮用水供水单位,只有在导致或者可能导致传染病传播、流行的情况下,才承担本条规定的行政处罚责任和刑事责任,但本案菌落总数和总大肠菌群超标,作为微生物指示菌,可以认定为"导致或者可能导致传染病传播、流行的情况下",可适用《传染病防治法》第七十三条。

案例二:生产销售无卫生许可批准文件的涉及饮用水卫生安全产品案

【案情背景】

某省某市卫生局卫生监督所协查函要求核实我省卫生厅颁发的涉水产品卫生许可批件,经核实协查函中4个批件均为伪造批件,浙江A公司和B公司是其中两个。

【调查取证】

2010年8月30日省所卫生监督员现场检查发现浙江A公司管材、管件生产车间因停电原因,未在加工生产,但在车间内查见堆放有管材、管件的原材料粒料和给水用PPR管材、管件成品,在成品仓库查见某牌给水用PPR管材700件,给水用PPR管件500件,并查见2010年8月1日至28日该公司的管材、管件的生产记录25页,产品价格表1份。后经调查,该公司2007年5月开始生产PPR管材、管件,2009年5月开始国内销售,之前一直是外贸。国内销售数量,至目前已生产了30吨,销售了20吨,库存10吨,每吨出厂价1.2万元人民币,净利润为600元/吨。此外该公司2010年8月24日已取得了"某牌给水用聚丙烯(PP-R)管材、管件"的有效涉水产品卫生许可批件(浙卫水字〔2010〕第00××号)。

2010年8月30日省所卫生监督员现场检查B公司管材生产车间因停电原因,未在加工生产,但在车间内查见堆放某牌给水用铝塑(PPR)管材51卷,每卷200m,PPR管材2卷。在成品仓库查见PPR管材3万米。该公司当场未能出具有效的给水用管材涉及饮用水卫生安全产品卫生许可批件。

【处罚与诉讼】

A公司未取得省卫生厅颁发的涉及饮用水卫生安全产品卫生许可批件生产销售PPR管材、管件的行为已违反了《生活饮用水卫生监督管理办法》第十二条的规定。

B公司未取得省卫生厅颁发的涉及饮用水卫生安全产品卫生许可批件生产销售PPR管材的行为已违反了《生活饮用水卫生监督管理办法》第十二条的规定。

依据《生活饮用水卫生监督管理办法》第二十七条的规定,对A公司作出罚款人民币4000元整的行政处罚。依据《生活饮用水卫生监督管理办法》第二十七条的规定,对B公司作出罚款人民币6000元整的行政处罚。以行政处罚事先告知书告知陈述和申辩权。两公司放弃陈述和申辩。两案件行政处罚均自觉履行。

【分析评议】

(1)违法所得的认定。按照《生活饮用水卫生监督管理办法》第二十七条的规定,对生产或销售无卫生许可批件单位可以处以违法所得3倍以下的罚款,但最高不超过30000元,或处以500元以上10000元以下的罚款。

根据当事人询问笔录A公司2007年5月开始生产PPR管材、管件,2009年5月开始国内销售,之前一直是外贸。国内销售数量,至目前已生产了30吨,销售了20吨,库存10吨,每吨出厂价1.2万元人民币净利润为600元/吨。该公司提交了销售清单10张;原料入库和销售汇总清单1份;某省经销商销售情况1份。

根据当事人询问笔录B公司PPR管材的年生产量为50吨,出厂价10000元/吨,净利润为250元/吨。该公司提交了2008年至2010年的发货清单,2010年的进料单和某省的发货清单。

目前浙江省民营企业基本以现金交易为主,财务登记不规范,两案件中提取的以上关于生产、销售量、出厂价、利润等证据只是单方面的,并未查获如来往发票等相关明确证据,不能以此作为计算违法所得依据。从目前来讲很难核实其生产量和价格,并且《生活饮用水卫生监督管理办法》处罚条款和相关法律解释中未明确违法所得是以销售额计或以利润计,故两案件处以500元以上10000元以下的罚款。

(2)情节严重的认定。A公司2010年8月24日已取得了"某牌给水用聚丙烯(PP-R)管材、管件"的有效涉水产品卫生许可批件。鉴于以上事实,可以认定该公司从2007年5月至2010年8月23日,无卫生许可批件生产PPR管材、管件,从2009年5月至2010年8月23日,无卫生许可批件销售PPR管材、管件事实。

B公司2004年1月16日取得了"冷热水用聚丙烯(PP-R)管材",批准文号:浙卫水字〔2004〕S00××号,批准日期:2004年××月××日,但2008年未延续,现已无效,之后该公司未取得过该类产品卫生许可。鉴于以上事实,可以认定该公司从2008年1月16日至处罚决定前,无卫生许可批件生产、销售PPR管材事实。

A公司虽然生产销售无证PPR管材、管件时间长、数量较大,但已意识到整改并取得了有效卫生许可批件,处罚4000元。B公司2008年1月16日至处罚决定前,生产时间长,生产量大,应从重处罚,处罚6000元。

(3)目前使用的自由裁量标准。按照2011年8月10日浙江省卫生厅颁布的《浙江省卫生系统行政处罚自由裁量实施细则》规定:违法程度较轻是指生产或销售无卫生许可批准文件的涉及饮用水卫生安全产品持续时间不足3个月,无违法所得罚款500-3000元,有违法所得处违法所得1倍以下罚款但最高不超过3万元;违法程度较轻一般是指持续时间在3-6个月,无违法所得罚款3000-7000元,有违法所得处违法所得1-2倍罚款但最高不超过3万元;违法程度严重是指持续时间超过6个月,或造成严重后果的,无违法所得罚款 7000—10000 元,有违法所得处违法所得 2—3 倍罚款但最高不超过 3 万元。

参考徐天强主编的《全国卫生行政处罚立案证据标准与法律适用》无法所得的 1 件产品未取得卫生许可批件罚款 2000 元以上 5000 元以下;2 件产品未取得卫生许可批件罚款 5000 元以上 8000 元以下;3 件产品或以上未取得卫生许可批件罚款 8000 元以上 1 万元以下。有违法所得的可处违法所得 3 倍以下罚款,最高不超过 3 万元,也可参照无违法所得进行处罚。委托加工行为,被委托方(实际生产单位)所获加工费可视作违法所得。

比较 2 个标准,笔者认为各有所长。违法所得的法律适用以徐天强主编的《全国卫生行政处罚立案证据标准与法律适用》为宜,如果调查证据充分按违法所得处罚,也可参照无违法所得进行处罚。情节的认定,既要考虑无证生产销售的时间,也要考虑无证产品数量。建议建设部卫生部修改《生活饮用水卫生监督管理办法》时,将第二十七条修改为:违反本办法规定,生产或者销售无卫生许可批准文件的涉及饮用水卫生安全的产品的,县级以上地方人民政府卫生行政部门应当责令改进,并可处以违法所得 3 倍以下的罚款,但最高不超过 30000 元,或可处以 2000 元以上 10000 元以下的罚款,情节严重的处以 10000 元以上 20000 元以下的罚款。卫生部应及时出台违法所得和情节严重认定的法律解释。

第四节　相关法规要点

一、生活饮用水相关法规、规章简介

(一)《中华人民共和国传染病防治法》(中华人民共和国主席令第 17 号)

2004 年 12 月 1 日修订后实施的《中华人民共和国传染病防治法》是执行生活饮用水卫生标准、进行生活饮用水卫生监督监测的主要法律依据。《传染病防治法》共九章八十条,其中十条与饮用水卫生相关。其内容分别明确了法定介水传染病的种类,规定了各级人民政府及其卫生行政部门、供水单位、涉水产品生产企业的法定职责以及应承担的法律责任等。

其中第十四条规定:"地方各级人民政府应当有计划地建设和改造公共卫生设施,改善饮用水卫生条件,对污水、污物、粪便进行无害化处置。"

其中第十六条第二款规定:"传染病病人、病原携带者和疑似传染病病人,在治愈前或者在排除传染病嫌疑前,不得从事法律、行政法规和国务院卫生行政部门规定禁止从事的易使该传染病扩散的工作。"

　　其中第二十九条第一款和第二款规定："用于传染病防治的消毒产品、饮用水供水单位供应的饮用水和涉及饮用水卫生安全的产品,应当符合国家卫生标准和卫生规范。饮用水供水单位从事生产或者供应活动,应当依法取得卫生许可证。"

　　其中第五十三条规定："县级以上人民政府卫生行政部门对传染病防治工作履行下列监督检查职责",其中第四款规定："对用于传染病防治的消毒产品及其生产单位进行监督检查,并对饮用水供水单位从事生产或者供应活动以及涉及饮用水卫生安全的产品进行监督检查。"

　　其中第七十三条第一款和第二款规定："违反本法规定,有下列情形之一,导致或者可能导致传染病传播、流行的,由县级以上人民政府卫生行政部门责令限期改正,没收违法所得,可以并处五万元以下的罚款;已取得许可证的,原发证部门可以依法暂扣或者吊销许可证;构成犯罪的,依法追究刑事责任:(一)饮用水供水单位供应的饮用水不符合国家卫生标准和卫生规范的;(二)涉及饮用水卫生安全的产品不符合国家卫生标准和卫生规范的。"

　　因此,各级人民政府及其卫生行政部门、供水单位、涉水产品生产企业负有贯彻执行生活饮用水卫生标准的法定义务,否则应承担相应的法律责任。

　　(二)《国务院对确需保留的行政审批项目设定行政许可的决定》(国务院令第412号)

　　根据2004年6月28日国务院412号令《国务院对确需保留行政审批项目设定行政许可的决定》供水单位卫生许可和涉及饮用水卫生安全的产品卫生许可予以保留。

　　(三)《生活饮用水卫生监督管理办法》(建设部、卫生部令第53号)

　　《生活饮用水卫生监督管理办法》共五章31条。第一章为总则,共5条,对本《办法》的立法目的、依据、管辖和适用范围、行政执法主体等做了明确的规定。立法目的是为保证生活饮用水卫生安全,保障人体健康。立法依据是《中华人民共和国传染病防治法》及《城市供水条例》的有关规定。《生活饮用水卫生监督管理办法》适用于集中式供水、二次供水单位和涉及饮用水卫生安全的产品的卫生监督管理。

　　二、生活饮用水标准、规范简介

　　(一)《生活饮用水卫生标准》(GB5749－2006)

　　生活饮用水卫生标准是从保护人群身体健康出发,对水环境及接触的涉水产品中影响人群健康或感官的各种因素(物理、化学、生物),以法律形式做出的量值规定,以及为实现量值所作的法定行为规范,经国家有关主管部门批准,并以一定的法定形式发布的卫生标准。《生活饮用水卫生标准》(GB5749－2006)由卫生部与国家标准化管理委员会于 2006 年 12 月 29 日发布,2007 年 7 月 1 日起实施。水质指标由 GB 5749－85 的 35 项增加至 106 项,增加了 71 项;修订了 8 项。微生物指标由 2 项增至 6 项,常规指标增加了大肠埃希氏菌、耐热大肠菌群,非常规指标增加了贾第鞭毛虫和隐孢子虫等共 4 项;修订了总大肠菌群 1 项;饮用水消毒剂由 1 项增至 4 项,常规指标增加了一氯胺、臭氧、二氧化氯等 3 项。

(二)《生活饮用水卫生规范》(2001)

《生活饮用水卫生规范》(卫法监发〔2001〕161 号文)由卫生部 2001 年 6 月 7 日颁布,2001 年 9 月 1 日实施,内含 7 个附件:附件 1 生活饮用水水质卫生规范;附件 2 生活饮用水输配水设备及防护材料卫生安全评价规范;附件 3 生活饮用水化学处理剂卫生安全评价规范;附件 4 生活饮用水水质处理器卫生安全与功能评价规范;附件 5 生活饮用水集中式供水单位卫生规范;附件 6 涉及饮用水卫生安全产品生产企业卫生规范;附件 7 生活饮用水检验规范。目前附件 1 和附件 7 已废止,分别被《生活饮用水卫生标准》(GB5749－2006)和《生活饮用水标准检验方法》(GB5750－2006)所代替。

思考题

1. 请述饮用水卫生监督的范围。
2. 请述饮用水卫生监督机构的主要职责。
3. 请述集中式供水卫生监督检查要点。
4. 请述二次供水卫生监督检查要点。
5. 结合具体案例,谈谈饮用水污染事件的处理原则。

(申屠杭)

第四章 公共场所卫生监督

【学习目的】

1. 了解公共场所卫生监督相关法规和标准体系。

2. 熟悉公共场所监督基本概念、种类、卫生监督机构职责和经营单位卫生要求等基本知识。

3. 掌握公共场所卫生行政许可、监督检查、量化分级管理、危害健康事故应急处置等卫生监督技能。

第一节 基础知识

一、基本概念

(一)公共场所

公共场所是在自然或人工环境的基础上,根据公众生活和社会活动的需要,人工建成的具有多种服务功能和一定围护结构的公共设施,供公众进行学习、工作、娱乐、购物、美容等相关活动的临时性生活环境。公共场所在一定的空间、时间内接纳和聚集的人员数量较大,人群密集;人员构成较复杂,健康和非健康个体混杂;人员流动和交替较快,设备及物品供人群重复使用;因此,公共场所环境和物品极易受到物理、生物、化学等各种因素的影响,造成健康损害和传染病的传播。

(二)公共场所卫生监督

公共场所卫生监督是指依据《公共场所卫生管理条例》(下简称《条例》)、《公共场所卫生管理条例实施细则》(下简称《细则》)及相关卫生法规、规章、标准和规范的规定,为维护公共场所卫生秩序、预防传染病和保障公众健康,对从事公共场所经营活动的公民、法人及其他组织所采取的能直接产生法律效果的卫生行政执法行为。

(三)公共场所卫生监测

公共场所卫生监测是指依据《条例》、《细则》及相关卫生法规、规章、标准和规范的规定,对公共场所空气、微小气候、水质、采光和照明、噪声及顾客用具和卫生设施等项目,采用物理、化学和生物的方法,定量的测定某种污染物或指标的水平,并按相关国家卫生标准进行卫生评价。

(四)现场快速检测

现场快速检测是指在卫生监督工作现场,用现场快速检测仪器对某种污染物或指标进行检测,在较短时间内发现潜在公共卫生危害因素及其浓(强)度,以满足日常卫生监督执法、突发公共卫生事件现场处置和重大活动卫生保障等工作的需要。现场快速检测具有独特的优势:第一,现场。能够在卫生监督工作的现场发现问题;第二,快速。能够在几十分钟甚至几分钟内显示检测结果。第三,经济。相对于实验室检测,现场快速检测成本大大降低;第四,高效。监测与监督工作同步进行,提高了执法效率。

二、依法实施卫生监督的公共场所种类

根据国务院 1987 年 4 月 1 日实施的《条例》的规定,依法实施卫生监督的公共场所共有七大类 28 种:

(一)宾馆、饭馆、旅店、招待所、车马店、咖啡馆、酒吧、茶座;

(二)公共浴室、理发店、美容店;

(三)影剧院、录像厅(室)、游艺厅(室)、舞厅、音乐厅;

(四)体育场(馆)、游泳场(馆)、公园;

(五)展览馆、博物馆、美术馆、图书馆;

(六)商场(店)、书店;

(七)候诊室、候车(机、船)室、公共交通工具。

根据 2011 年 5 月 1 日实施的《细则》第二十二条第三款规定,公共场所卫生监督的具体范围由省、自治区、直辖市人民政府卫生行政部门公布。

三、卫生监督机构职责和经营单位卫生要求

(一)卫生监督机构职责

(1)对辖区内的公共场所进行卫生许可、监督监测和技术指导。

(2)对辖区内新建、改建、扩建公共场所进行预防性卫生监督。

(3)监督检查辖区内公共场所经营单位对从业人员进行定期健康检查情况,指导协助经营单位对从业人员进行卫生知识培训。

(4)对违反《条例》和《细则》等有关规定的单位和个人,提出处罚意见。

(5)对公共场所进行现场监督检查,索取有关资料,同时履行为其保密的责任。

(6)对公共场所危害健康事故进行处置。

（7）对公共场所实施卫生监督量化分级管理，并根据量化评价结果确定卫生信誉度等级和日常监督频次。

（8）对下级卫生监督机构的工作进行检查、监督和指导。

（9）执行卫生行政部门交付的其他任务。

（二）经营单位主要卫生要求

（1）依法取得卫生许可证后方可营业，卫生许可证每两年复核一次。

（2）选址、设计和装修应符合国家相关标准和规范的要求。新建、扩建、改建的公共场所，应按规定进行预防性卫生审查。

（3）应设立卫生管理部门或配备专（兼）职卫生管理人员，建立健全卫生管理制度和档案。

（4）应组织从业人员进行健康检查并学习相关卫生知识。从业人员取得有效健康合格证明、卫生知识考核合格后方可上岗。

（5）公共场所空气、微小气候、水质、采光、照明、噪声、顾客用品用具等卫生质量应符合国家卫生标准和要求。

（6）应根据经营规模、项目设置清洗、消毒、保洁、盥洗等设施设备和公共卫生间，应配备安全、有效的预防控制病媒生物的设施设备及废弃物存放专用设施设备，并确保其正常使用。

（7）采用集中空调通风系统的，应符合公共场所集中空调通风系统相关卫生规范和规定的要求。

（8）应设置醒目的禁止吸烟警语和标志，配备专（兼）职人员对吸烟者进行劝阻。室外公共场所设置的吸烟区不得位于行人必经的通道上。

（9）应制定公共场所危害健康事故应急预案或方案。发生危害健康事故的，应立即处置，并及时向县级人民政府卫生行政部门报告。

（10）应接受卫生监督机构定期和不定期的卫生监督和抽检，不得以任何借口和手段妨碍或拖延卫生监督机构和卫生监督执法人员履行职责。

第二节　监督技能

一、行政许可

公共场所卫生行政许可发放属于依法申请的卫生行政行为。《条例》第八条规定，公共场所经营单位应当取得卫生许可证后，方可向工商行政管理部门申请登记，办理营业执照。凡符合《条例》第二条规定的七大类 28 种公共场所均是卫生许可证的发放对象。公共场所卫生监督的具体范围由省、自治区、直辖市人民政府卫生行政部门公布。根据《行政许可法》规定，行政许可的程序包括：申请、受理、审查、决定四个阶段。

(一)申请

(1)公民、法人或其他组织从事公共场所经营活动，依法需要取得行政许可的，应向县级以上地方人民政府卫生行政部门提出行政许可申请。

(2)申请人可到县级以上地方人民政府卫生行政部门咨询、领取或从网上下载《卫生许可证申请书》和办理须知。

(3)申请人申请卫生许可证的，应当提交下列资料：

①卫生许可证申请表；

②法定代表人或者负责人身份证明；

③公共场所地址方位示意图、平面图和卫生设施平面布局图；

④公共场所卫生检测或者评价报告；

⑤公共场所卫生管理制度；

⑥使用集中空调通风系统的，应当提供集中空调通风系统卫生检测或评价报告；

⑦省、自治区、直辖市卫生行政部门要求提供的其他材料。

申请人应当如实提交有关材料，并对材料的真实性负责，否则将承担相应的法律后果。

(二)受理

县级以上地方人民政府卫生行政部门接到申请人的卫生行政许可申请后，受理人员需要对申请材料的完整性、合法性、规范性进行审核。

申请事项属于法定职权范围，申请材料齐全、符合法定形式，或者申请人按照要求提交全部补正申请材料的，应当受理行政许可申请。

(三)审查

县级以上地方人民政府卫生行政部门应按标准审核全部书面材料，并及时指派2名以上卫生监督执法人员按照国家卫生标准和规范要求，对申请人从事公共场所经营的能力、申请内容所涉及的环境、设备、布局等进行审查和监测。审查工作重点应把握以下几个方面：

(1)公共场所流程布局的设置情况；

(2)功能间(清洗消毒间、储藏室、布草间、更衣室、公共卫生间等)的设置情况；

(3)清洗、消毒、保洁、盥洗等卫生设施设备的配备情况；

(4)采光、照明、机械通风或者集中空调通风系统情况；

(5)生活饮用水、二次供水、给排水设施、防积水地面坡度情况；

（6）卫生管理情况：包括卫生管理组织和制度、从业人员健康检查和卫生知识培训情况、顾客用品用具的采购、验收及索证等情况；

（7）公共场所空气、微小气候、水质、采光、照明、噪声、顾客用品用具等符合国家卫生标准和要求情况。

另外，对不同的公共场所还有各自特定的审查要求，下面具体介绍几个重点行业审查要点：

（1）宾馆（饭店）。主楼的朝向和层高，主楼与辅楼的联系，辅助设施对主楼的影响，厨房、餐厅对客房的影响；集中空调通风系统新风机房，冷却塔，送风管道，新风量参数及实际数，新风量分配，回风量，空调系统与化粪池、排污渠、排污管道的防护距离，水泵房、新风机房的位置等；卫生间排风系统；公共用品用具清洗消毒间；清洗消毒设施；保洁设施；二次供水设施及高、低位储水位置，与化粪池、排污渠、排污管道的防护距离等。

（2）普通旅店。建筑物的位置、朝向；自然通风及采光条件；公共用品用具清洗消毒间；上下水设施；清洗消毒设施；保洁设施；客房净面积及客房净高；客房通风换气设备设施；公共盥洗室及卫生间等。

（3）理发店、美容店。营业面积；烫、染发间设置单独的排风设备；毛巾、工具、胡刷等工具的消毒设备设施；保洁设施；理发店洗头池数量与座位数量之比；皮肤病顾客专用工具单独存放并有明显标志；采光照明装置等。

（4）公共浴室。淋浴装置数量和间距；桑拿浴室浴池水消毒净化设备设施；饮具、拖鞋、公用棉织品清洗消毒间及各自专用清洗消毒设施，干净饮具、棉制品保洁柜；地面坡度；屋顶设计弧度；醒目位置设置禁浴标志；采光照明；机械通风换气装置，机械总通风量；更衣室设置情况；公共卫生间的设计及单独排风装置等。

（5）游泳场所（馆）。平面流程布局，包括游泳者进出通道，更衣室、公共卫生间、淋浴室、游泳池之间的先后次序和合理连接；强制性淋浴装置和强制通过式浸脚消毒池；池水循环过滤装置；池水净化消毒装置；游泳池四边防污水回流措施；机械通风装置；采光照明装置等。

（四）许可决定

经审查符合要求的，县级以上地方人民政府卫生行政部门应在许可申请之日起20日内作出准予公共场所卫生许可的决定；对不符合规定条件的，作出不予行政许可的决定并书面说明理由。

公共场所卫生许可证应当载明编号、单位名称、法定代表人或负责人、经营项目、经营场所地址、发证机关、发证时间、有效期限。卫生许可证有效期限为四年，每两年复核一次。逾期未复核的，原卫生许可证自行失效。

对经营多种公共场所的单位只发放一个卫生许可证,并注明其兼营项目。因违法而需注销其中某个经营项目时,在卫生许可证的相应处加盖注销章,被注销经营项目的单位经卫生监督检查和卫生监测后符合要求的,可申请恢复被注销的经营项目,并换发新证。

公共场所经营者变更单位名称、法定代表人或负责人的,应向原发证卫生行政部门办理变更手续;变更经营项目、经营场所地址的,应向县级以上地方卫生行政部门重新申请卫生许可证;需要延续卫生许可证的,应在卫生许可证有效期届满 30 日前,向原发证卫生行政部门提出申请;遗失卫生许可证的,应及时到原发证卫生行政部门报失补领;歇业单位应到原发证卫生行政部门注销卫生许可证。

二、监督检查

公共场所卫生监督检查是依据《条例》《细则》及相关卫生法规、规章、标准和规范的规定,对公共场所卫生状况进行定期或不定期的检查、指导、监督和监测。目的是及时发现问题,对不符合卫生要求的给予技术指导,提出改进意见,并督促及时整改。对拒不改正或有严重违法行为的单位和个人,依照《条例》《细则》等有关规定,给予行政处罚。

(一)监督检查程序

1. 表明身份

卫生监督执法人员进行监督检查时应两人以上,规范着装,出示证件,说明来意。根据监督检查的需要,可要求被检查单位或个人介绍情况和陪同检查。

2. 实施监督检查

监督检查可采取现场检查、询问调查、资料查阅和卫生监测等方法,按一定的顺序进行。监督检查过程中视情况需要,可按规定进行现场采样。必要时可依法采取行政控制措施。卫生监督执法人员监督检查时,应制作现场检查笔录及其他相关执法文书。

3. 告知监督检查的情况

在监督检查结束后,卫生监督执法人员应向被检查单位负责人告知监督检查情况,对符合国家公共场所卫生法规、规章、标准和规范的,给予肯定;不符合的,应提出有效的整改意见。

(二)监督检查基本方法

1. 现场检查

现场检查是公共场所卫生监督检查的主要方法。通过现场检查可了解公共场所经营单位的现场环境卫生状况;卫生设施设备配备及使用状况;卫生许可证和从业人员健康证明有效状况等。

2. 询问调查

询问调查是在现场检查的基础上,通过对经营者、从业人员及顾客的询问,对发现的卫生问题作进一步深入的了解和验证。如询问卫生管理制度执行状况;从业人员健康状况和相关卫生知识掌握状况;公共场所危害健康事故发生的过程;顾客对卫生状况的总体印象等。询问调查是卫生监督检查过程中不可缺少的手段。

3. 卫生监测

卫生监测是通过科学仪器和检测方法对公共场所卫生学指标进行定量测定。卫生监测应科学组织和准备,卫生检测的项目、地点、频次均应执行相关的卫生标准和检测技术规范,确保获得数据的准确性。

4. 现场记录

在现场对观察、询问和监测等检查过程中所发现的问题,应采用文字的形式准确记录。监督文书制作是卫生监督检查记录的最常用方法,应正确使用卫生部统一的现场检查笔录、采样记录及询问笔录等。

5. 监督指导

对不符合国家公共场所卫生法规、规章、标准和规范等有关规定的经营单位,应给予卫生技术指导,提出改进意见,并制作卫生监督意见书限期整改;对存在严重违法行为者,依法予以行政处罚。

(三)监督检查主要内容

公共场所卫生监督检查的内容和项目应依据有关卫生法规、规章、标准和规范的要求制定。通常卫生监督检查主要从卫生管理、功能间卫生要求、顾客用品用具卫生要求和其他设施设备等方面来开展。

1. 卫生管理

(1)卫生许可证。公共场所取得卫生许可证后方可经营。卫生许可证应真实有效,不得擅自伪造、涂改、倒卖或转让他人,逾期未复核的,原卫生许可证自行失效。

(2)卫生管理台账。主要包括:卫生管理部门、人员设置情况及卫生管理制度;空气、微小气候、水质、采光、照明、噪声的检测情况;顾客用品用具的清洗、消毒、更换及检测情况;卫生设施的使用、维护、检查情况;集中空调通风系统的清洗、消毒情况;安排从业人员健康检查情况和培训考核情况;公共卫生用品进货索证管理情况;公共场所危害健康事故应急预案等。公共场所卫生管理档案应当有专人管理,分类记录,至少保存两年。

(3)卫生管理组织。公共场所经营者应当设立卫生管理部门或配备专(兼)职卫生管理人员,具体负责本公共场所的卫生工作。卫生管理员应有从事公共场所卫生管理工作经验,经过公共卫生管理培训并考核合格后上岗。

(4)体检培训。公共场所经营者应当建立卫生培训制度,组织从业人员学习相关卫生法律知识和公共场所卫生知识,并进行考核。对考核不合格的,不得安排上岗。经营者还应组织从业人员每年进行健康检查,从业人员在取得有效健康合格证明后方可上岗。患有痢疾、伤寒、甲型病毒性肝炎、戊型病毒性肝炎等消化道传染病的人员,以及患有活动性肺结核、化脓性或者渗出性皮肤病等疾病的人员,治愈前不得从事直接为顾客服务的工作。

(5)个人卫生。公共场所从业人员应保持良好的个人卫生,进行卫生操作时应穿戴清洁的工作服,不得留长指甲、涂指甲油及佩戴饰物。

(6)卫生检测。公共场所经营者应当按照卫生标准、规范的要求对公共场所的空气、微小气候、水质、采光、照明、噪声、顾客用品用具等进行卫生检测,检测每年不得少于一次。检测结果不符合卫生标准、规范要求的应当及时整改。公共场所经营者不具备检测能力的,可以委托检测。公共场所经营者应当在醒目位置如实公示检测结果。

(7)健康相关产品索证。公共场所经营单位应建立公共卫生用品索证管理制度和采购使用登记制度。

(8)自查记录。公共场所经营者应当加强自身管理,制订卫生检查计划,规定检查时间、检查项目及考核标准。检查服务过程卫生状况并记录,对不符合卫生要求的行为及时制止并提出处理意见。

(9)禁烟管理。室内公共场所禁止吸烟。经营者应设置醒目的禁止吸烟警语和标志;室外公共场所设置的吸烟区不得位于行人必经的通道上;公共场所不得设置自动售烟机;经营者应当开展吸烟危害健康的宣传,并配备专(兼)职人员对吸烟者进行劝阻。

2. 功能间卫生要求

(1)各类公共场所布局合理。相应功能间(消毒间、布草间、储藏室、工作间、更衣室、公共卫生间、洗衣房等)设置规范,清洗、消毒、保洁设施齐全,正常使用。功能间内应保持环境整洁。

(2)消毒间。应做到专人、专室、专工具、专消毒、专储存,面积应同公共场所经营规模相适应。消毒间内各类物品摆放整齐,不得放置与消毒无关的杂物。

(3)清洗消毒设施。采用化学消毒应设置足够数目的清洗池和消毒水池(桶),并有明显标识。采用高温消毒应配备热力消毒柜和清洗池。自洗棉织品的,应配备清洗、消毒设施、设备,其清洗消毒能力与公共场所经营规模相适应。

(4)消毒药品。使用消毒药品的,应配备消毒药物配比容器,保证消毒液配比浓度的正确。

(5)保洁设施。顾客用品用具经清洗消毒后应及时放置在密闭保洁设施内,防止二次污染。保洁柜四周密闭并有标识,不得与外界相通,柜内不得存放其他无关物品。

(6)公共卫生间。应设有独立的机械排风设施,应每日清扫,保持环境清洁。

3. 顾客用品用具卫生要求

顾客用品用具数量配置应符合要求,和经营规模相适应。顾客用品用具清洗、消毒、保洁应到位,做到一客一换一消毒,禁止重复使用一次性用品用具。清洗消毒后的棉织品须平整无褶皱,无破损,无茶渍、血迹等污迹,无毛发。棉织品若为自洗,须记录清洗消毒的日期、时间、物品种类、件数、方法、消毒人员签名;若外送清洗消毒的,须索要清洗单位的相关资质证明,并记录送出及回收日期、时间、物品种类、件数等,并经双方确认签名。清洗消毒后的饮具应符合《旅店业卫生标准》规定。一次性卫生用品、消毒产品等物品均在有效期或保质期内,标识标签齐全,内容规范。

4. 其他设施设备

(1)使用机械通风装置的,应按照有关要求配备机械通风装置并能正常运转;使用分体式空调的应及时清理分体式空调过滤网或风口处,不得有严重积尘或污迹。

(2)使用集中空调通风系统的,应对开放式冷却塔、表冷器、加热(湿)器、冷凝水盘进行每年一次的全面检查、清洗,空气过滤网、过滤器和净化器等每六个月检查或更换一次。开放式冷却塔应远离公众通道,设置有效隔挡设施。新风取风口应远离开放式冷却塔、排风口等污染源。

(3)使用二次供水设施的,应定期进行清洗消毒,加锁加盖。

三、公共场所卫生监督量化分级管理工作

公共场所卫生监督量化分级管理是指对已获得卫生许可证公共场所的各类卫生项目进行量化评分,根据审查结果对其进行风险性分级和公共场所卫生信誉度分级,并确定其公共场所卫生监督频率的卫生监督管理方法。

(一)基本原则

1. 量化评价

根据卫生法规、规章、标准和规范的要求,对已获得卫生许可证公共场所评价项目进行量化,并应用风险性分析理论,按风险度高低分为关键项目和非关键项目。

2. 属地管理

公共场所的量化评分和卫生信誉度等级评定按照谁发证、谁评定的原则进行,具体由卫生行政证的发放和实施日常监督机构负责。

3. 动态监管

公共场所卫生信誉度等级应根据每次日常监督量化评价的结果确定。监督频次随量化评价结果做相应调整，以合理分配将监督资源。

4. 公开透明

公共场所卫生信誉度等级应向社会公示，并使用统一标识。增强消费者公共场所卫生意识，使消费者在知情的前提下做出消费选择，便于社会监督。

(二)工作程序和方法

1. 确定量化评价内容

在实施公共场所量化分级管理制度中，量化评价内容和项目是否科学合理直接决定量化评价效果。目前，卫生部制定了《住宿业卫生监督量化分级评分表》、《游泳场所卫生监督量化分级评分表》、《沐浴场所卫生监督量化分级评分表》和《美容美发场所卫生监督量化分级评分表》，对四类场所量化评价的主要内容、项目、分值、评价标准进行了具体规定。

2. 日常卫生监督量化评价

对获得卫生许可证的公共场所进行日常监督检查时，应使用卫生监督量化分级评分表对公共场所的卫生状况进行量化评价，并根据量化评价结论确定公共场所卫生信誉度等级和卫生监督频次。

卫生监督执法人员现场填写公共场所卫生监督量化分级评分表后，可不再另行制作现场检查笔录，但对于违法经营行为的查处仍应严格按照相关执法程序进行。

3. 卫生信誉度等级的确定

根据公共场所卫生监督量化分级评分表评价，按 100 分标化后，总得分在 90 分以上的，卫生状况为优秀，卫生信誉度为 A 级；总得分在 70～89 分的，卫生状况为良好，卫生信誉度为 B 级；总得分在 60～69 分的，卫生状况为一般，卫生信誉度为 C 级；总得分低于 60 的，责令限期整改，并依法处理。

公共场所内发生传染病疫情或因空气质量、水质不符合卫生标准、用品用具或设施受到污染导致的危害公众健康事故的，其卫生信誉度定最高为 C 级。

4. 卫生监督频次的确定

公共场所日常监督频次参照其卫生信誉度等级确定。等级越高，监督频次应越低。A 级单位监督频次不少于 1 次/两年，B 级单位监督频次不少于 1 次/年，C 级单位监督频次不少于 2 次/年。各地卫生监督部门应根据实际，合理调整监督频次。由于行政任务和处理投诉举报而需要进行监督时不受此频次限制。

四、公共场所危害健康事故处置

(一)公共场所危害健康事故分类

公共场所危害健康事故,指公共场所内发生的传染病疫情或者因空气质量、水质不符合卫生标准、用品用具或设施受到污染导致的危害公众健康事故。公共场所危害健康事故主要包括四大类:一是微小气候或空气质量不符合卫生标准所致的虚脱休克。此类事故在人群密集、通风不良的密闭公共场所如公共浴室、商场、展览馆、体育馆等较易发生。二是饮用水遭受污染和饮水污染所致的介水传染性疾病流行和中毒。此类事故主要为病原微生物或化学物质污染饮用水、二次供水造成。三是顾客用品用具、用水和卫生设施遭受污染所致的传染性疾病、皮肤病。此类事故通常是由于顾客用品用具、用水和卫生设施消毒工作未落实引起的,如游泳场所的红眼病等。四是意外事故所致的一氧化碳、氨气、氯气、消毒杀虫剂等中毒,如在通风不良的房间内使用燃气加热器,引起一氧化碳中毒等。

(二)公共场所危害健康事故报告

公共场所发生危害健康事故后,都必须按照国家《突发公共卫生事件应急条例》、《公共场所卫生管理条例》及《公共场所卫生管理条例实施细则》的规定实行报告制度。

公共场所危害健康事故的报告单位为事故的发生单位和可能的肇事单位、救治事故罹患人员的各级医疗卫生机构和卫生行政部门及其卫生监督、疾病预防控制机构。公共场所危害健康事故的报告人是:事故发生单位或肇事单位的当事人、医疗卫生机构的工作人员、与事故发生相关的单位人员。

报告单位和报告人发现公共场所危害健康事故,应当按有关报告规定及时向县级人民政府卫生行政部门和上级有关部门报告。对不能排除人为蓄意情况的,应立即通知公安部门。任何单位和个人不得干涉、隐瞒、缓报或者授意他人隐瞒、缓报、谎报公共场所危害健康事故。公共场所危害健康事故报告内容包括事故发生时间、地点、发病人数和范围、患者主要临床症状、发病原因的判定及采取的主要措施等。

(三)公共场所危害健康事故处置

公共场所危害健康事故发生后,公共场所经营者应当立即处置,防止危害扩大,并及时向县级人民政府卫生行政部门报告。接到报告的卫生行政部门应采取积极有效的措施,掌握公共场所危害健康事故对公众健康损害程度,查明原因,最大限度地保障人民群众的身体健康与生命安全。卫生监督机构应在卫生行政部门的领导下,协助有关部门开展调查,依法采取控制措施,并对违法行为进行调查处理。公共场所危害健康事故应急处置应包括以下内容:

1. 抢救受害者

应尽快使受害者脱离事故现场,防止其继续遭受有害因素危害。

2. 控制现场

在优先抢救病人的前提下,应采取有效措施,尽可能保护现场。

3. 调查取证

接到报告的卫生行政部门组织事故应急处理小组人员,对发生事故的场所进行现场卫生学调查,采集相关样品,制作执法文书。完整的事故证据,是依法处理责任者和制定预防措施的主要依据。

4. 消除有害因素

根据事故现场特征和受害人的临床表现,迅速作出事故原因的初步判断,可依法采取封闭场所、封存相关物品等临时控制措施,防止有害因素继续危害人群。经检验,属于被污染的场所、物品,应当进行消毒或者销毁;对未被污染的场所、物品或者经消毒后可以使用的物品,应当解除控制措施。

5. 处理

卫生行政部门要根据事故调查结果,对事故责任单位或个人依法进行处罚,同时根据查明的事故原因,针对公共场所经营单位存在的问题,从技术上指导事故单位制订事故预防措施,并监督落实,防止事故再次发生。

五、公共场所卫生监督档案管理

公共场所卫生监督档案管理是指在公共场所卫生监督工作中进行卫生行政许可、卫生监督管理、卫生监测、卫生行政处罚等活动中直接形成的,具有查考、利用保存价值的文字、图表、声像等各种载体、各种门类的历史记录。公共场所卫生监督档案管理是公共场所卫生监督工作的重要组成部分,是提高公共场所卫生监督工作质量和科学管理水平,加强规范化建设的必备条件。

(一)档案范围、形式和类别

凡是反映公共场所卫生行政许可、变更、延续、复核、日常监督管理、不良行为、注销等活动的文件材料均属归档范围。公共场所卫生监督档案实行一户一档、一证一档的动态管理。卫生行政处罚案件按一案一档的形式管理。具体类别可分为:

①行政许可档案;②变更登记档案;③延续档案;④复核档案;⑤日常卫生监督管理档案;⑥不良行为档案;⑦注销登记档案。

(二)档案内容具体要求

1. 行政许可档案

包括:卫生许可证申请书、申请材料接收凭证、申请材料受理凭证、预防性卫生审核(选址、设计、竣工)资料、建筑设计卫生审核材料、现场审查记录、申请人的资格证明文件材料、经营场所使用证明文件、经营场地平面图、通风图、从业人员的资格证明、检验报告、现场审核意见、整改通知书、审结报批表、批准通知书及文稿和其他有关材料。

2. 变更登记档案

包括:卫生许可证变更申请书、申请材料接收凭证、申请材料受理凭证、行政相对人名称核准通知书、现场审核记录、申请人资格证明文件材料、经营场所使用证明文件材料、经营场所平面图、生产工艺流程及卫生防护设施图、从业人员资格证明和其他有关材料。

3. 延续档案

包括:卫生许可证延续申请书、申请材料接收凭证、申请材料受理凭证、行政相对人原核准内容一致承诺书、现场审核记录、申请人资格证明文件材料、经营场所使用证明文件材料、经营场所平面图、生产工艺流程及卫生防护设施图、从业人员资格证明和其他有关材料。

4. 复核档案

包括:现场审核记录、采样记录、检验报告和其他有关材料。

5. 日常卫生监督管理档案

包括:公共场所基本情况:场所名称、类别、地址、法定代表人(负责人)、卫生管理负责人、联系电话、营业面积、职工及从业人员人数等;集中空调和饮用水;经营状况;卫生许可情况;量化分级评定情况等。日常监督检查情况:监督发现主要卫生问题、监督监测效果评价及各类卫生监督执法文书和其他有关材料。

6. 不良行为档案

不良行为在个户档案中以《公共场所卫生监督案件查处信息卡》进行记录。

7. 注销登记档案

包括:申请报告、法定代表人全权委托书、注销登记表、收回的卫生许可证、注销通知书、送达回执存根和其他有关材料。

第三节 案例分析

一、某美容美发场所安排未获得有效健康合格证明的从业人员从事直接为顾客服务工作案

(一)案情背景

2011年12月28日,卫生监督执法人员在对一家美容美发场所进行日常卫生监

督检查,检查时该经营单位正在营业,美容美发工作人员正在为顾客提供服务,经营项目与卫生许可证核定的项目相符。执法人员在查看从业人员健康合格证明时发现,店内 6 名从业人员的健康合格证明均为伪造。经调查取证,最终认定该场所安排未获得有效健康合格证明的从业人员从事直接为顾客服务工作的违法事实。最终当地卫生行政部门责令限期改正,给予警告,并处以人民币叁仟元罚款的行政处罚。

(二)调查取证

根据监督检查发现的情况,卫生监督执法人员对该场所进行了调查。调查发现该场所已取得《个体工商营业执照》和《公共场所卫生许可证》。《个体工商营业执照》载明"字号名称××美容美发中心,经营者姓名刘某,组成形式个体经营";《公共场所卫生许可证》上载明"单位名称××美容美发中心,经营者姓名刘某"。该店从业人员健康合格证明从颜色、质地、印刷、编号、公章均与正规的健康体检证明不符。执法人员对经营者刘某进行了询问,刘某承认店内 6 名从业人员的健康合格证明是向社会上做假证的人购买所得,每人花费 10 元,共 60 元。

调查获得的主要证据有:《个体工商营业执照》复印件 1 份;《公共场所卫生许可证》复印件 1 份;经营者刘某身份证复印件 1 份;现场检查笔录 1 份;询问笔录 2 份;现场检查照片 5 张;伪造的健康合格证明 6 本;场所租赁协议书复印件 1 份;从业人员清单 1 份。

(三)适用法律法规

(1)《条例》第七条:公共场所直接为顾客服务的人员,持有"健康合格证"方能从事本职工作。《细则》第十条:从业人员在取得有效健康合格证明后方可上岗。

(2)《条例》第十四条规定:卫生质量不符合国家卫生标准和要求,而继续营业的;未获得"健康合格证",而从事直接为顾客服务的;未取得"卫生许可证",擅自营业的,卫生部门可以根据情节轻重,给予警告、罚款、停业整顿、吊销"卫生许可证"的行政处罚。

(3)《细则》第三十八条:公共场所经营者安排未获得有效健康合格证明的从业人员从事直接为顾客服务工作的,由县级以上地方人民政府卫生行政部门责令限期改正,给予警告,并处以 500 元以上 5000 元以下罚款。

(四)处罚与诉讼

本案适用一般程序。卫生监督执法人员在监督检查中发现违法行为,经现场调查取证,违法事实清楚,证据确凿,经合议,做出警告,并处以人民币叁仟元罚款的行政处罚决定。该场所经营者刘某未提出陈述、申辩,也未在法定时间内提出行政复议或行政诉讼。

(五)分析和评议

本案是一起安排未获得有效健康合格证明的从业人员从事直接为顾客服务工作

案。办案的卫生监督执法人员在查处中做到了违法主体认定明确,违法事实清楚,证据确凿充分,处罚程序合法。

(1)违法主体认定。行政处罚案件中违法主体有三种,即公民、法人、其他组织。在实际工作中,执法部门应分清行政相对人经营性质,以确保行政主体认定准确无误。本案中的场所为工商个体户,以业主名"刘某"取得营业执照,因此此案的行政主体为"刘某"。

(2)伪造健康合格证明的主要原因有两个:一是投机省钱省时。正规办理健康合格证明大概需要 100 元左右,并需要体检、抽血、化验等多项程序;而办理假证仅需 10元,制作时间快。二是从业人员自知有从业禁忌证不能办出健康合格证,想通过办假证混淆过关,因此伪造健康合格证明,为各类传染性疾病的传播埋下隐患,危害更大。

(3)《条例》及《细则》未对伪造健康合格证明的违法行为作出明确的规定。在如何对使用伪造健康证明实施卫生行政处罚时,有两种不同的观点。一种观点认为,此类案件涉嫌触及《刑法》,构成伪造公章罪,应该移交公安部门,对制造假证的责任人进行处理;另外一种观点认为,在此案件中,因该美容美发场所负有对从业人员健康证明管理的责任,应对其进行处罚。最后,本案适用的是"公共场所经营者安排未获得有效健康合格证明的从业人员从事直接为顾客服务工作的"相应规定和罚则。

二、某游泳场所未依法取得公共场所卫生许可证擅自经营案

(一)案情背景

2011 年 8 月 6 日,某游泳场所游泳培训班学生家长向当地卫生监督部门投诉,称该游泳场所参加游泳培训的学生中出现多例发热、咽喉红肿等症状。经现场检查发现:该游泳场所未领取《公共场所卫生许可证》从事游泳培训服务、未安装强制性淋浴设施和浸脚消毒池、两名游泳教练员当场无法出示有效健康证明。经深入调查取证,最终认定该游泳场所经营者吴某未依法取得公共场所卫生许可证擅自营业、对发生的危害健康事故未立即采取处置措施导致危害扩大的违法事实。最终当地卫生行政部门给予责令停业停顿、罚款人民币 2 万元的行政处罚。

(二)调查取证

接到投诉后,当地卫生监督部门会同疾病预防控制中心赴现场开展事件调查处置工作。卫生监督部门通过现场检查、询问调查、监督抽检等方式进行了深入的调查取证。调查发现该场所未依法取得公共场所卫生许可证从事游泳培训服务、对发生的危害健康事故未立即采取处置措施导致呼吸道腺病毒感染的咽结膜热聚集性疫情,累计发病 72 人。

调查获得的主要证据有:现场检查笔录 2 份;询问笔录 7 份;当地疾病预防控制

中心疫情调查报告1份;当地疾病预防控制中心检验报告单1份;现场检查照片12张;游泳场所经营者吴某身份证复印件1份;场所租赁协议书复印件1份;游泳学习班报名表、学员统计表、学员名册复印件各1份。

(三)适用法律法规

(1)《条例》第八条:经营单位须取得"卫生许可证"后,方可向工商行政管理部门申请登记,办理营业执照。《细则》第二十二条:公共场所经营者应当按照规定向县级以上地方人民政府卫生行政部门申请卫生许可证。未取得卫生许可证的,不得营业。

(2)《条例》第九条:公共场所因不符合卫生标准和要求造成危害健康事故的,经营单位应妥善处理,并及时报告卫生防疫机构。《细则》第二十一条:公共场所发生危害健康事故的,经营者应当立即处置,防止危害扩大,并及时向县级人民政府卫生行政部门报告。

(3)《条例》第十四条规定:卫生质量不符合国家卫生标准和要求,而继续营业的;未获得"健康合格证",而从事直接为顾客服务的;未取得"卫生许可证",擅自营业的,卫生部门可以根据情节轻重,给予警告、罚款、停业整顿、吊销"卫生许可证"的行政处罚。

(4)《细则》第三十五条:对未依法取得公共场所卫生许可证擅自营业的,由县级以上地方人民政府卫生行政部门责令限期改正,给予警告,并处以500元以上5000元以下罚款。

(5)《细则》第三十九条:公共场所经营者对发生的危害健康事故未立即采取处置措施,导致危害扩大,或者隐瞒、缓报、谎报的,由县级以上地方人民政府卫生行政部门处以5000元以上3万元以下罚款。

(四)处罚与诉讼

根据上述相关条款规定,经合议,当地卫生行政部门给予游泳场所经营者吴某责令停业停顿、罚款人民币2万元的行政处罚。当事人吴某未提出陈述、申辩和听证,也未在法定时间内提出行政复议或行政诉讼。

(五)分析和评议

本案是一起未依法取得公共场所卫生许可证擅自经营案。办案的卫生监督执法人员在查处中做到了违法主体认定明确,违法事实清楚,证据确凿充分,法律适用正确,处罚程序合法,是查处未依法取得公共场所卫生许可证擅自经营案件中比较规范的案例。

(1)违法主体认定。本案中吴某在未取得卫生许可证、营业执照的情况下,自筹资金、自负盈亏、自聘人员独立经营游泳场所,在事实上形成了独立的经营主体,根据行为人原则,即谁设立实施无照经营的非法组织,谁就是违法当事人,故此案的违法主体为"吴某",并承担相应的法律责任。

（2）违法事实认定。本案中初看吴某有四个违反事实：一是未依法取得公共场所卫生许可证从事游泳培训服务；二是未安装强制性淋浴设施和浸脚消毒池；三是安排未获得有效健康合格证明的从业人员从事直接为顾客服务工作；四是对发生的危害健康事故未立即采取处置措施，导致危害扩大。但是安装强制性淋浴设施和浸脚消毒池、从事直接为顾客服务工作从业人员获得有效健康合格证明为公共场所卫生许可的前提条件，其任何一个条件的缺少无法导致许可行为的发生。故遵循行政处罚"一事不再罚"原则，本案中吴某违反事实为两项：一是未依法取得公共场所卫生许可证擅自营业；二是对发生的危害健康事故未立即采取处置措施，导致危害扩大。

（3）处罚程序合法。本案属于行政处罚的听证程序，执法人员严格按照法律程序办案，同时告知了当事人陈述和申辩、听证等相关权利，案件程序合法。同时，本案承办卫生监督执法人员书写的现场检查笔录等各类卫生执法文书，有条有理，文笔清晰。现场证据照片都注有说明，拍摄人签名，被检查人签名，符合证据照片要求。

第四节　相关法律法规要点

一、公共场所卫生相关法律法规和标准简介

（1）公共场所卫生法律、法规。目前，尚未出台专门的公共场所卫生法律。《传染病防治法》部分条款对公共场所传染病防控做了相应的规定。如第一条：为了预防控制和消除传染病的发生和流行，保障人民健康和公共卫生，制定本法；第五十三条：对公共场所和有关单位的卫生条件和传染病预防、控制措施进行监督检查。

1987年4月1日，国务院颁布实施《公共场所卫生管理条例》，它对公共场所适用范围、卫生许可、卫生监督职责、经营单位责任、违法行为及罚则作了明确规定。《条例》是公共场所卫生监督执法最重要和主要的法律依据，它的发布实施标志着我国公共场所卫生监管步入法制化管理轨道。

此外，《突发公共卫生事件应急条例》、《艾滋病防治条例》等法规也是公共场所卫生监督执法的重要依据。

（2）公共场所主要部门规章。1987年9月15日，根据《条例》，卫生部发布了《公共场所卫生管理条例实施细则》。随着我国经济社会的发展和人民生活水平的提高，不断地对公共场所卫生监管提出新的要求，因此，卫生部先后于1991年、2011年对《细则》进行了修订。现行的《细则》为2011年5月1日施行的版本。

此外，《生活饮用水卫生监督管理办法》等部门规章也是公共场所卫生监督执法的重要依据。

（3）公共场所主要卫生标准。1988 年,卫生部和国家技术监督局发布《旅店业卫生标准》等 11 项公共场所卫生标准。1996 年,卫生部和国家技术监督局对 1988 年的公共场所卫生标准(GB 9663－9673)进行了修订并重新发布。同时,增加了《饭馆(餐厅)卫生标准》(GB 16153－1996)。另外,卫生部还先后发布了《公共场所卫生监测技术规范》(GB/T 17220－1998)、《公共场所卫生标准检验方法》(GB/T 18204.1～30－2000)、《公共场所卫生综合评价方法》(WS/T 199－2001)、《室内空气质量标准》(GB/T 18883－2002)等。

此外,《二次供水设施卫生规范》(GB 17051－1997)、《生活饮用水卫生标准》(GB 5749－2006)等也是公共场所卫生监督执法重要的卫生标准。

（4）公共场所主要卫生规范。为做好集中空调系统的卫生监督管理,预防和控制公共场所疾病传播,2006 年 3 月 1 日,卫生部颁布实施了《公共场所集中空调通风系统卫生管理办法》及配套的规范,对加强集中空调系统的监管起到了重大的作用。

为进一步加强重点公共场所的卫生监督管理,根据《条例》及其《细则》,卫生部、国家体育总局制定了《游泳场所卫生规范》,于 2007 年 6 月 21 日发布并施行;卫生部、商务部制定了《住宿业卫生规范》、《美容美发场所卫生规范》、《沐浴场所卫生规范》,于 2007 年 6 月 25 日发布并施行。四个规范的发布施行为重点公共场所日常卫生监督执法提供了有力的依据。

二、公共场所相关卫生法律法规和标准、规范清单

（一）公共场所卫生相关法律、法规

1.《传染病防治法》

2.《公共场所卫生管理条例》

3.《突发公共卫生事件应急条例》

4.《艾滋病防治条例》

（二）公共场所卫生主要部门规章

1.《公共场所卫生管理条例实施细则》

2.《生活饮用水卫生监督管理办法》

（三）公共场所主要卫生标准

1.《旅店业卫生标准》GB 9663－1996

2.《文化娱乐场所卫生标准》GB 9664－1996

3.《公共浴室卫生标准》GB 9665－1996

4.《理发店、美容店卫生标准》GB 9666－1996

5.《游泳场所卫生标准》GB 9667－1996

6.《体育馆卫生标准》GB 9668—1996

7.《图书馆、博物馆、美术馆、展览馆卫生标准》GB 9669—1996

8.《商场、书店卫生标准》GB 9670—1996

9.《医院候诊室卫生标准》GB 9671—1996

10.《公共交通等候室卫生标准》GB 9672—1996

11.《公共交通工具卫生标准》GB 9673—1996

12.《饭馆(餐厅)卫生标准》GB 16153—1996

13.《公共场所卫生监测技术规范》GB/T 17220—1998

14.《公共场所卫生标准检验方法》GB/T18204.1～18204.30—2000

15.《室内空气质量标准》GB/T 18883—2002

16.《食(饮)具消毒卫生标准》GB 14934—1994

17.《生活饮用水卫生标准》GB 5749—2006

18.《二次供水设施卫生规范》GB 17051—1997

(四)公共场所主要卫生规范

1.《公共场所集中空调通风系统卫生管理办法》

2.《公共场所集中空调通风系统卫生规范》

3.《公共场所集中空调通风系统卫生学评价规范》

4.《公共场所集中空调通风系统清洗规范》

5.《游泳场所卫生规范》

6.《住宿业卫生规范》

7.《美容美发场所卫生规范》

8.《沐浴场所卫生规范》

思考题

1. 根据《公共场所卫生管理条例》规定,我国依法实施卫生监督管理的公共场所种类有哪些?

2. 申请公共场所卫生行政许可,应提交哪些申请资料?申请的基本程序是什么?

3. 游泳场所卫生行政许可的主要审查要点有哪几个方面?

4. 简述公共场所卫生信誉度等级的确定标准。

5. 简述公共场所卫生监督法律体系组成。

(沈菲菲)

第五章　学校卫生监督

【学习目的】

1. 了解学校卫生监督相关法规和标准体系。

2. 熟悉学校卫生监督工作职责范围、监督检查对象、内容、方法、程序及工作要求等基本知识。

3. 掌握学校卫生监督相关的卫生标准和卫生规范。重点掌握学校学习及生活环境卫生和传染病卫生监督的内容、方法、工作要求。

第一节　基础知识

一、概念

(一)学校卫生监督

是指卫生行政部门依法对辖区内各级各类学校(包括普通中小学、农业中学、职业中学、中等专业学校、技工学校、普通高等学校)的卫生工作进行检查指导,督促改进,并对违反相关法律法规的单位和个人追究法律责任的卫生行政执法活动。

(二)学校卫生监测

是指国家对学校贯彻执行国家的卫生法令、条例和标准的情况进行长时间的对同一事物进行实时监视而掌握它的变化,是学校卫生监督的技术保障手段之一。

(三)学校卫生室

是指取得《医疗机构执业许可证》的学校卫生机构,承担学校预防保健、健康教育、常见病和传染病预防与控制、学校卫生日常检查并为师生提供必要的医疗服务。(摘自《国家学校体育卫生条件试行基本标准》)

(四)学校保健室

是指未取得《医疗机构执业许可证》的学校卫生机构,在卫生专业人员指导下开展学校预防保健、健康教育、常见病和传染病预防与控制、学校卫生日常检查。(摘自《国家学校体育卫生条件试行基本标准》)

二、学校卫生工作的主要任务和有关部门职责

(一)学校卫生工作的主要任务

监测学生健康状况;对学生进行健康教育,培养学生良好的卫生习惯;改善学校卫生环境和教学卫生条件;加强对传染病、学生常见病的预防和治疗。

(二)有关部门职责

(1)教育行政部门负责学校卫生工作的行政管理。

(2)卫生行政部门负责对学校卫生工作的监督指导;会同教育行政部门制定学校卫生监督办法、学校卫生标准。

第二节　监督技能

一、行政许可

学校预防性卫生监督内容包括对新建、改建、扩建校舍的选址、设计审查和竣工验收。

(一)申请

学校建设单位(学校或教育行政部门)向当地卫生行政部门提出申请,填写《建设项目卫生审查申请书》,按要求提交下列材料:

(1)学校的选址:包括水文地质、周边环境、污染及灾害发生情况等。

(2)设计图纸:地形图、总平面图、立面图、透视图、风玫瑰图及说明等。

(3)卫生专篇:包括设计依据、卫生问题、卫生措施、设施及预期效果等。

(二)选址、设计审查

按学校卫生相关法律、法规、标准和规范要求,对新建、改建、扩建校舍的选址、设计进行审查。审查内容包括学校选址情况;学校建筑总体布局;学生教学环境(教室采光、照明、通风、采暖、黑板、课桌椅设置、噪声);学生生活环境(学生食堂、学校饮用水设施设备、校内游泳馆、校内公共浴室、学生宿舍、学生厕所、学校医疗机构或保健室)等是否符合要求。对不符合要求的出具《卫生监督意见书》;对符合要求的发放《建设项目设计审查认可书》。

(三)竣工验收

学校建设项目应按《建设项目设计审查认可书》要求施工,竣工后由卫生行政部门派员参加验收,符合要求的发放《建设项目竣工卫生验收认可书》,不符合要求的出具《卫生监督意见书》,提出整改意见。

二、现场检查

(一) 学校传染病防控卫生监督内容

(1) 学校是否成立以校长为第一责任人的学校传染病防控管理机构。普通高等学校是否设校医院或卫生科,校医院是否设保健科(室)。中小学校寄宿制学校必须设立卫生室,非寄宿制学校可视学校规模设立卫生室或保健室。

(2) 学校是否任命一名在编人员专门负责学校传染病疫情报告工作。中小学是否配备专职或兼职传染病防治管理人员,专门负责学生晨检、因病缺课等健康信息的收集、汇总与报告工作。

(3) 寄宿制学校或有600名以上学生的非寄宿制学校是否按600:1配备专职卫生专业技术人员,不足600人的非寄宿制学校是否配备专兼职保健老师。

(4) 传染病防控工作是否纳入年度工作计划。

(5) 健康教育是否纳入年度教学计划。

(6) 是否制定学校传染病突发事件应急预案。

(7) 是否建立学生健康管理制度,是否每年对学生进行体检,是否建立学生健康档案。

(8) 是否建立健全传染病疫情报告制度,报告的内容、方式、时限是否正确,是否有记录。

(9) 是否建立中小学校晨检制度和学生因病缺勤与病因追查登记制度,是否有记录。

(10) 是否对小学新生入学预防接种证进行查验,是否有查验登记,对无证或漏种学生是否有预防接种补证、补漏种记录。

(11) 是否建立学生传染病病愈返校复课医学证明查验制度,是否有记录。

(12) 是否建立学生健康管理制度,是否每年对学生进行体检,是否建立学生健康档案。

(13) 是否对发生传染病的班级、宿舍等相关环境及时消毒并作记录,消毒剂和消毒器械是否索取生产企业卫生许可证和产品卫生许可批件。

(14) 是否对学生进行健康知识和传染病预防知识的宣传。

(二) 学校饮用水卫生监督内容

(1) 一般监督内容:①应发证供水单位是否持有效的卫生许可证。②供、管水人员是否持有效"健康合格证明"和"卫生知识培训合格证"。③是否设专兼职卫生管理人员负责落实各项饮用水卫生管理制度。④涉水产品是否索取有效卫生许可批件。⑤学校饮用水是否符合《生活饮用水卫生标准》要求。⑥是否制订饮用水突发污染事故和水源性传染病应急处理预案。

(2)学校自建设施供水:①学校自建设施供水周边30米内是否有生活垃圾、建筑垃圾、旱厕、污水管线或污水沟等污染源。②泵房内外环境是否整洁,是否堆放杂物及有毒有害物质,地面是否采用防滑材料铺设,墙壁是否粉刷防水、防霉涂料,是否有机械排风设施,是否有防护门窗。③储水设备(清水池)观察孔孔盖是否加锁、透气管罩是否密闭完好,储水设施内壁是否有污垢,底部是否有异物,水中是否有肉眼可见物。④饮用水消毒处理装置(含净化、软化设备)是否正常运转。⑤是否符合《生活饮用水集中式供水单位卫生规范》的要求。

(3)二次供水:①二次供水水箱间(或设备间)内外环境是否整洁,地面是否采用防滑材料铺设,墙壁是否粉刷防水、防霉涂料,是否有机械排风设施,是否有防护门窗。②水箱内壁是否光滑、洁净、平整,水箱的出水处是否预留或安装饮用水消毒处理装置(如:紫外线、二氧化氯、臭氧等消毒设备)。③饮用水水箱是否单间设置,是否与非饮用水包括消防用水、暖气水、空调水等水箱共用设备间,是否与非生活饮用水管线直接连接。④采用无负压供水方式时,是否在与市政管网连接处统一安装闸阀、过滤阀、倒流防止器,在稳流罐后是否预留饮用水消毒设备接口。⑤饮用水消毒处理装置(含净化、软化设备)是否正常运转。⑥水箱盖是否加锁,水箱水中是否存在肉眼可见物,水箱内壁是否有污垢,底部是否有异物,溢水管、泄水管排出口是否加防护网。⑦贮水设备(水箱或蓄水池)是否定期清洗消毒,是否有记录。⑧是否符合《二次供水设施卫生规范》的要求。

(4)分散式供水(自备井、水窖等):①是否有卫生安全防护设施,是否对水质进行消毒。②周围30m内是否有生活垃圾、建筑垃圾、旱厕、污水管线或污水沟等污染源。

(5)开水:①提倡学校采用开水作为学生饮水。对供应开水的学校,现场检查盛装开水的器皿(如保温桶等)是否定期清洗消毒并加盖上锁。②检查开水供应量是否充足和方便学生饮用。

(6)分质供水:①分质供水制水间内外环境是否整洁,地面是否采用防滑材料铺设,墙壁是否粉刷防水、防霉涂料,是否有机械排风设施,是否有防护门窗。②分质供水的供水管线是否为自动环状循环设计且设置人工排水阀门,储水设备出水端是否安装自动消毒装置,净化后的净水储存时间是否超过24小时。③分质供水处理设备(含净化、软化设备、消毒)是否正常运转。

(7)桶装饮用水(含桶装饮用水饮水机供水等)、现制现售饮用水:①是否索取桶装饮用水生产许可证和每批次检验报告。②桶装水是否在保质期内,瓶口是否密封完好。③饮水机的放置位置是否远离阳光直射,周围是否有污染源。④是否定期对饮水机管道进行清洗消毒并有记录。⑤现制现售饮用水机是否按要求更换滤芯滤材并记录。

(三)教学环境卫生监督内容

(1)教室人均面积:教室人均面积是否符合国家标准要求(小学不少于 $1.15m^2$;中学不少于 $1.12m^2$)。

(2)采光:①单侧采光教室光线是否从学生座位的左侧射入;②教室采光指标是否达到国家标准要求(课桌面最小采光系数不低于 1.5%,玻地面积比不低于 $1:6$,后、侧墙反射系数不小于 70%)。

(3)照明:①学校建筑是否安装人工照明设施;②教室课桌面照度是否达到国家卫生标准要求(平均照度不低于 150Lx,照度均匀度不低于 0.7);③教室灯具排列是否符合国家标准要求(采用控照式灯具,灯管排列长轴垂直于黑板面,灯具距桌面的悬挂高度为 1.7—1.9 m);④是否安装黑板灯,黑板面照度是否符合国家标准(平均照度不低于 200Lx,照度均匀度不低于 0.7)。

(4)黑板:①黑板尺寸是否符合国家标准要求(中学不小于 $1m×4.0m$,小学不小于 $1m×3.6m$);②黑板卫生质量是否符合国家标准要求(黑板无破损,无眩光,反射系数不大于 20%)。③黑板下缘与讲台地面的垂直距离是否符合国家标准要求(小学为 0.8—0.9m,中学为 1.0—1.1m)。

(5)课桌椅:①课桌、课椅是否达到每人一席。②教室中课桌椅型号不少于两种。③课桌、课椅分配符合率是否分别达到 80% 以上。④教室第一排课桌前沿与黑板的水平距离不小于 2m;教室最后一排课桌后沿与黑板的水平距离:小学不宜大于 8m,中学不宜大于 8.5m。教室后部应设置不小于 0.6m 的横向走道。⑤前排边座的学生与黑板远端形成的水平视角不应小于 30°。

(6)室内空气质量:①教室通风换气是否符合国家标准要求;②教室空气中二氧化碳浓度是否 $≤0.15\%$;③采暖季节教室空气中一氧化碳浓度是否 $≤10mg/m^3$。④新装修完单色教室是否进行室内空气检测,符合《室内空气质量标准》后投入使用。⑤教室微小气候冬季采暖期室温是否在 $16～18℃$ 之间(适用于采暖地区)。

(7)环境噪声:①外环境对普通教室所产生的噪声是否 ≤50 分贝;②教室布局是否符合国家标准要求(两排教室长边间距大于 25 米;普通教室不受音乐教室、运动场地干扰)。

(四)学校医疗机构、保健室卫生监督内容

(1)校医务室、卫生所(室):①执业许可证是否具有有效的《医疗机构执业许可证》。②人员要求医生是否持有《医师执业证书》,护士是否持有《护士执业证书》。③房屋要求:建筑面积是否大于 $40m^2$,是否设有诊室、处置室、治疗室。④设备要求:是否配备与开展诊疗科目相应的设备,基本设备包括诊察床、诊察桌、诊察凳、听诊器、血压计、出诊箱、体温计、污物桶、压舌板、处置台、注射器、敷料缸、方盘、镊子、紫外线灯、高压灭菌设备、止血带、药品柜、视力表灯箱、杠杆式体重秤、身高坐高计、课桌椅测量尺、急救箱等。⑤执业行为：见第十章。

（2）保健室：①人员要求：不足600名学生的非寄宿制学校是否设立保健室，保健教师是否由具有教师资格的教师担任；保健教师是否接受学校卫生专业知识和急救知识培训。②房屋要求：建筑面积是否大于15m²。③设备要求：保健室设备是否配备视力表灯箱、杠杆式体重秤、身高坐高计、课桌椅测量尺、血压计、听诊器、体温计、急救箱、压舌头板、观察床、诊察桌、诊察凳、止血带、污物桶等。

（五）学校其他方面卫生监督内容

1. 公共浴室

①公共浴室是否持有有效卫生许可证。②从业人员是否持有效"健康合格证"及"卫生知识培训合格证"上岗。③是否设更衣室、浴室、厕所和消毒等房间，是否保持良好通风。④浴池是否每天清洗消毒、公共用品用具是否一客一洗一消毒。⑤浴室环境卫生是否整洁，淋浴喷头间距是否大于0.9m。⑥是否在明显位置悬挂有严禁性病和各种传染性皮肤病（疥疮、化脓性皮肤病、广泛性皮肤霉菌病等）患者就浴的标志。⑦是否建立传染病和健康危害事故应急预案、事故报告制度。

2. 游泳场所

①游泳场所是否持有有效卫生许可证。②从业人员是否持有效"健康合格证"及"卫生知识培训合格证"上岗。③是否有强制通过式的浸脚消毒池和淋浴设施。④池水循环净化、消毒设施是否符合卫生要求。⑤是否公示池水余氯、pH值、温度等指标。⑥是否在入口处悬挂有"严禁肝炎、重症沙眼、急性出血性结膜炎、中耳炎、肠道传染病、精神病、性病等患者和酗酒者进入"的标志。⑦是否禁止出租游泳衣裤。⑧泳池水质检测是否合格。⑨是否建立传染病和健康危害事故应急预案、事故报告制度。

3. 学生宿舍

①学生宿舍是否与教学用房合建。男、女生宿舍是否分区或分单元布置。一层出入口及门窗是否设置安全防护设施。②学生宿舍的居室人均使用面积是否大于3.0m²。③学生是否一人一床，上铺防护栏是否符合安全要求。④宿舍是否通风良好，寒冷地区宿舍是否设有换气窗。⑤冬季采暖季节采用烧煤炭取暖的宿舍，空气中一氧化碳浓度是否≤10mg/m³。⑥学生宿舍是否设有厕所、盥洗设施。

4. 学生厕所

①独立设置的厕所与生活饮用水水源和食堂相距30m以上。②新建教学楼是否每层设厕所。宿舍设室外厕所的，厕所距离宿舍不超过30m，并应设有路灯。③女

生是否按每 15 人设一个蹲位;男生是否按每 30 人设一个蹲位,每 40 人设 1m 长的小便槽。④厕所内是否设置单排蹲位,蹲位不得建于蓄粪池之上,并与之有隔断;蓄粪池是否加盖。小学厕所蹲位宽度(两脚踏位之间距离)不超过 18cm。⑤厕所是否有顶、墙、门、窗和人工照明。

三、事件处理

学校发生突发公共卫生事件时,卫生监督机构在卫生行政部门的领导下,协助有关部门开展调查,依法采取控制措施,并对违法行为进行立案查处。

(一)学校传染病疫情暴发的应对

(1)在接到卫生行政部门有关学校传染病暴发的疫情处理任务后,卫生监督机构应派员依法对学校进行监督检查和调查取证。

(2)根据监督检查的情况,制作现场监督笔录,结合疫情防控的需要依法出具卫生监督意见书或控制决定,对涉嫌违反《中华人民共和国传染病防治法》、《生活饮用水卫生监督管理办法》等法律、法规的行为依法立案调查。

(二)学校饮用水污染事件的应对

(1)在接到卫生行政部门有关学校饮用水污染事件处理任务后,卫生监督机构应派员对学校进行监督检查和调查取证,依法对学校的饮用水卫生管理情况及供水设施、水源的卫生安全防护、水质净化消毒设施及运行情况、饮用水化学处理剂(含消毒剂)和使用情况等影响水质卫生的因素进行现场监督检查,制作现场检查笔录。

(2)学校饮用水水源被污染、水质异常,卫生监督机构应依法责令学校停止使用;对因饮用水净化消毒或者卫生管理不规范导致水质不合格的,下达整改意见,水质检测合格后,方可恢复供水。

(3)对涉嫌违反《中华人民共和国传染病防治法》、《生活饮用水卫生监督管理办法》的行为依法立案调查。

(4)属于工业污染造成饮用水污染事故的,应及时报告卫生行政部门,移交环境保护行政主管部门。对涉嫌人为投毒的,应及时报告卫生行政部门,移交公安司法机关。

(三)预防接种或预防性服药异常反应的应对

在接到卫生行政部门有关学校预防接种或预防性服药的异常反应处理任务后,配合疾病预防控制机构和相关单位对预防接种的组织实施单位、个人资质、接种疫苗的品名、批号、生产厂家、学生的异常反应症状及程度进行调查了解,制作现场监督笔录并采取应急控制措施。对于预防性服药异常反应,由卫生行政部门协调药品监督管理行政部门组织有关专家进行调查处理。

四、档案管理

学校卫生监督档案工作是卫生监督工作的重要组成部分,是提高学校卫生监督工作质量和科学管理水平、加强规范化建设的必备条件。

(一)档案管理范围与形式

(1)基层单位的学校卫生监督档案按监督对象实行分户档案和综合性业务档案管理。

(2)学校卫生分户档案包括学校基本情况、预防性卫生监督、经常性卫生监督等相关资料。分户档案是以一个学校为单位进行归档,实行一校一档动态管理。

(3)综合性业务档案包括年度工作计划、总结、专项工作资料、卫生行政处罚、各类学校卫生报表、学校突发公共卫生事件和卫生行政稽查等相关资料。综合性业务档案按一案一档的形式进行归档,其中卫生行政处罚案件、学校突发公共卫生事件的档案应在分户档案中做简明扼要的记载,以便于工作查阅。

(二)档案管理的具体内容

1. 分户档案管理的具体内容

(1)学校基本情况。

①学校名称、地址、法定代表人、联系人、联系电话等;

②学校类型与办学性质;

③学校用地情况:总面积、建筑用地面积、运动场地面积、绿化用地面积等;

④教职员工及学生人数,学生宿舍、教室数;

⑤校内辅助设施数,包含食堂、小餐饮、超市及各类公共场所等;

⑥校医院、医务室、保健室等设置情况;

⑦学校饮用水供应情况;

⑧学生体检及健康档案情况等。

(2)预防性卫生监督资料。新、改、扩建校舍的选址、设计审查和竣工验收等相关资料。

(3)经常性卫生监督资料。

①卫生许可:卫生行政许可、变更、延续、复核、注销等相关材料。

②日常卫生监督:学校传染病防控、饮用水卫生、学生学习生活环境卫生、学校医疗机构(保健室)卫生等监督过程中形成的监督执法文书、相关检查记录和其他相关文件材料。材料分专业按形成时间依次排列归档。

(4)不良行为在分户档案中以《行政处罚登记表》进行记录。

2. 学校卫生行政处罚档案的具体内容

卫生行政处罚决定、依据、立案、证据、案件裁量、听证、执行、结案、行政复议及行政诉讼等材料。按卫生行政处罚案卷档案有关要求进行归档。

3. 学校突发公共卫生事件处理档案内容

包括事件责任单位、事件类别、发生时间、发生地、暴露人数、发病人数、死亡人数、病情、事件原因、结论及事件调查、处理情况。

4. 学校卫生报表档案

(1)学校卫生被监督单位信息卡(卫统 14 表)

(2)学校卫生监督案件查处信息卡(卫统 15 表)

(3)学校卫生被监督单位信息汇总表

(4)学校卫生监督案件查处信息汇总表

(三)归档要求及保管期限

见第一章第九节

第三节　案例分析

【案情背景】

10 月 14 日 8∶30,某市疾控中心接到乡卫生院报告:"某乡中心小学多名学生出现发热、腹泻、呕吐等症状。"

(一)基本情况

某乡位于某市东北面,距城区约 10 公里。面积 44 平方公里,下辖 37 个行政村,人口 2.62 万,以常住人口为主,外来流动人口较少,生产以农业为主,养猪业发达,是商品猪的重要生产基地。当地属于亚热带季风气候区,据气象资料,10 月 1 日—9 日当地天气晴好,从 10 月 10 日开始降雨,一直持续到 14 日,其中 10 月 10 日晚降水量达到 31mm,10 月 12 日晚又降水 14.4 mm。

该小学是一所全日制完小,学校有行政办公楼、食堂、学生公寓各 1 幢;教学楼 2 幢,分别为小学教学楼和幼儿园教学楼。一至六年级共有 22 个班级,1046 名学生,其中男生 554 名,女生 492 名;其中通校生 994 名,住校生 52 名;教职工 65 名(含幼儿园老师)。校园内有幼儿园一所,为一幢独立的教学楼,共有 5 个班级,178 名儿童,其中男童 91 名,女童 87 名。

学校向幼儿园、小学住校生及教职员工提供开水,不向小学通校生提供开水,其饮用水自带。

疾病监测信息报告管理系统数据显示,该地有感染性腹泻散在病例发生,查阅学校晨检记录,10 月 8 日该校有 2 名学生有腹泻症状。

(二)病例定义

(1)监测病例:2010年10月8日以来,某乡中心小学(含幼儿园)学生、教职员工中,有发热、腹痛、腹泻、呕吐等主诉症状之一者。

(2)疑似病例:2010年10月8日以来,某乡中心小学(含幼儿园)学生、教职员工中,腹泻(<3次/天)或发热伴呕吐、腹痛者。

(3)临床诊断病例:2010年10月8日以来,某乡中心小学(含幼儿园)学生、教职员工中,腹泻(3次/天及以上),或发热39℃及以上伴呕吐、腹痛、腹泻(<3次/天)者。

(4)实验室确诊病例:2010年10月8日以来,某乡中心小学(含幼儿园)学生、教职员工中,临床诊断病例中大便菌痢培养阳性者。

(三)发病情况

截至2010年10月18日,累计搜索到病例178例,罹患率为13.8%,其中符合细菌性痢疾诊断标准的临床诊断病例158例,无危重病例和死亡病例。

(四)流行病学特征

1. 临床表现

178例病例中,以发热为主,有170例,占95.5%;其次为腹泻(>3次/天)112例,占62.9%;另有19.7%患者有里急后重感;有6.8%患者排黏液血便。详见表5-1。

表5-1　某乡中心小学178例病例临床表现

临床表现	发热	体温>39℃	腹泻	黏液血便	里急后重	呕吐	恶心
病例数	170	77	112	12	35	67	60
率(%)	95.5	43.3	62.9	6.8	19.7	37.6	33.7

2. 流行病学分布

(1)时间分布。10月13日出现病例,14日病例迅速增多,15日到达发病高峰,16日以后学生发病逐日减少。流行曲线虽呈单峰型,但高峰段有平台期,提示有危险因素持续暴露。根据菌痢平均潜伏期2天进行计算,推断首次暴露时间在10月13日,见图5-1。

(2)人群分布

①性别分布:178例病例中,年龄最小4岁,最大23岁。男性罹患率14.0%,女性罹患率15.2%,两者无统计学差异($X^2=0.38,P=0.54$),见表5-2。

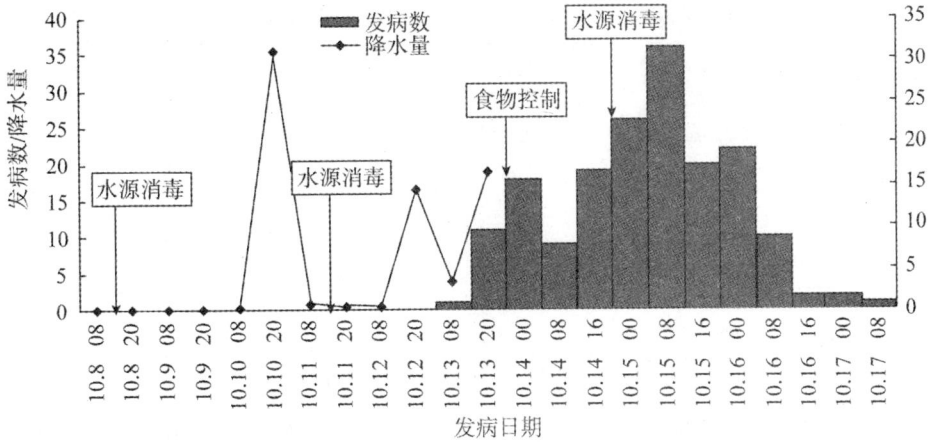

图 5-1　某小学菌痢病例发病时间分布及与降水量间的关系

表 5-2　某乡中心小学菌痢疫情不同性别发病情况比较

性别	总数	发病数	罹患率（%）	RR	95%CI	X^2	P
男	645	90	13.95				
女	579	88	15.20	0.90	0.65－1.26	0.38	0.54
合计	1224	178	14.54				

②通、住校分布：178 例病例中，住校生 10 例，罹患率 19.23%；通校生 168 例（含教职员工 1 人），罹患率 13.58%，两者之间无统计学差异（$X^2=1.34, P=0.25$）。见表 5-3。

表 5-3　某乡中心小学通、住校发病情况比较

住、通校	人数	发病数	罹患率（%）	RR	95%CI	X^2	P
住校	52	10	19.23				
通校	1237	168	13.58	1.42	0.80－2.52	1.34	0.25
合计	1289	178	13.81				

③职业分布：178 例病例中，小学生发病 175 例，罹患率 16.73%；幼儿发病 2 例，罹患率 1.12%；教职工发病 1 例，罹患率 1.54%，三者之间发病有统计学差异（$X^2=39.79, P<0.001$）。见表 5-4。

3. 班级分布

178 例病例分布范围广，在小学的所有 22 个班级、幼儿园的 2 个班级及教职工中均有发病。

表 5-4　某乡中心小学学生、幼儿、教职工发病情况比较

机构	人数	发病数	罹患率(%)	X^2	P
幼儿园	178	2	1.12		
小　学	1046	175	16.73	39.79	<0.001
教职工	65	1	1.54		
合计	1289	178	13.81		

(五)实验室检测

从 58 份肛拭标本中培养出 37 份宋内氏痢疾杆菌阳性标本,阳性率 63.8%。

105 名患者血常规检测,有 81.9% 的病例白细胞总数升高(>10×10^9/L),其中 86.7% 病例中性粒细胞升高,大便镜检显示 65.2% 病例白细胞 1+以上。

10 月 14 日采集留样食物(13 日的豆芽、鸭头、紫菜汤、豆腐干)4 份,3 例病例呕吐物 3 份,食堂从业人员肛拭 5 份,学校食堂末梢水样 1 份。结果 1 份食品(紫菜汤)阳性。2 名食堂从业人员宋内氏痢疾杆菌阳性,食堂管网末梢水菌落总数和大肠菌群符合标准。

10 月 15 日又采集学校管网水 8 份,检测合格,15 日采集学校围墙外厕所标本(邻近学校井 16 米左右)5 份,检测痢疾杆菌均阴性。

10 月 11 日学校送检 1 份食堂末梢水检测,18 日报告结果显示细菌总数、大肠菌群、耐热大肠杆菌均超标。

10 月 16 日,医院先后对 10 株菌株进行药敏试验,结果显示氨苄西林、复方新洛明、四环素基本耐药,对庆大霉素、头孢西林、氨苄西林显示不宜用,对头孢哌酮/舒巴坦、头孢噻肟、头孢曲松、哌拉西林等基本敏感。

10 月 17 日傍晚采集 27 名教师肛拭子标本培养结果全部阴性。

10 月 18 日下午 3 点半,采集某卤味店从业人员肛拭 2 份,经检测痢疾杆菌阴性。

(六)结论

判定本起疫情是一起学校水源污染引起的宋内氏志贺菌菌痢暴发疫情。

【调查取证】

某乡中心小学位某乡某村,学校与居民区有接壤,北临某街,与衢江区粮站相接,西边与某卫生院一墙之隔,南边和东边为茶园。校园地势北高南低。

(一)学校饮用水取证情况

该小学无市政自来水供应,生活及饮用水主要由 2 口自备水井供给,其中一口井位于学校办公楼南侧,深 60m,井旁有樟树一棵,距井约 7m,树高约五层楼,胸径约 80cm。离水井北侧约 35m 处为幼儿园三格式化粪池,东北侧约 16m 处有粮站厕所一

个,为水冲式厕所,无三格式化粪池及排污口。水井东北侧约 4m 处有幼儿园厕所排污管窨井口。该井水主要供学校学生食堂、学生寝室、幼儿园使用。另一口水井位于学校操场正南侧墙边,深 94m,作为生活用水主要供应学校教学楼。

学校向幼儿园、小学住校生及学校教职员工提供开水,通校生自带饮用水。

经调查,学校在幼儿园楼顶有水箱一只,容积约 12m³,学生宿舍楼楼顶有水箱一只,容积约 30m³,幼儿园和学生宿舍楼使用同一水源;教学楼楼顶有水箱一只,容积约 12m³。

学校使用漂白粉对饮用水进行消毒处理,据专门负责饮用水消毒的舒某笔录:对饮用水源进行漂白粉挂排式消毒(500 克/袋,每 7 天换一次)。本学期开学初因疾控中心采样检测不合格,对幼儿园、学生宿舍楼 2 个水塔在挂排式消毒的基础上,增加使用漂白粉澄清液消毒(每工作日下午 1 时投放,总用漂白粉量约 150 克)。

据总务科长李某笔录:学校每日抽水 2 次,分别为上午 6—9 时,下午 12∶30—15 时,在这期间,所抽上的井水直供教学楼一楼。最近一次购买漂白粉时间为 2010 年 5 月(无法提供发票),共 25 kg,截至 19 日尚剩余 14kg。有饮用水消毒记录,每星期记录一次。

(二)学校食堂取证情况

食堂环境卫生较差,食堂分菜间无纱窗、纱门,每个视野可见苍蝇 3—5 只。食堂食品储藏室食品未离地离墙 10cm,摆放杂乱。

学校食堂现有从业人员 5 名(1 名厨师、1 名分菜工、2 名洗切菜工、1 名蒸饭工),均持有有效健康证明,均穿戴工作衣帽上岗。

学校学生、老师、从业人员均自带餐具,幼儿园学生餐具由幼儿园提供。食堂使用不锈钢桶盛菜,用后统一经自来水清洗和开水烫泡,使用前再烫泡(据食堂从业人员笔录提供)。

食堂面点间冰箱一只,留样菜肴存放在冷藏室,留样盒上有标识。2 只冷柜无生熟食品混放现象。

查学校食堂食品原料采购台账登记,13 日采购鸡大腿、卤鸭头、八爪鱼、豆芽、南瓜饼;14 日采购猪肉、小公鸡、黄豆干、卤鸭头(一粒志商标)。

13 日早餐供应学生粽子、稀饭,粽子为 12 日下午加工,13 日早上加热处理后供应;13 日中餐鸭头统一由某蔬菜配送有限公司早上 6 时 20 分送到学校,摆放在分菜间台面上,食用前未经重新加热,上午 8 时在餐厅里摆好不锈钢桶,由低年级到高年级,分好后加盖摆放在餐厅(每袋 40 只,每班拆一袋,超过 40 个学生的班级,另从拆袋中补齐)。豆芽经清洗后加工,于上午 9 时开始烹饪,学校于中午 11 时 30 分开始供餐。13 日晚餐炒洋葱、豆腐干和紫菜汤供应住校生与值班老师食用。

（三）卤味店取证情况

2010年10月13日由蔬菜配送有限公司配送某乡中心小学的1200只卤鸭头购自某卤味店。该店位于某南大门左侧，具有有效《食品卫生许可证》及《个体工商户营业执照》。店内有从业人员3名，其中姜某、余某2名从业人员的健康证明已失效（有效期至2009年10月7日），另1名从业人员未见有效健康证明。

该店主于2010年10月12日上午从某农贸城某店铺购进冷冻鸭头10箱（1560只），每箱中均含有产品检验合格证，并索取了《检疫证》及《动物产品运载工具消毒证明》，12日下午经解冻、清洗、卤制，于13日凌晨3时开始包装，5时将1200只鸭头送至蔬菜配送有限公司。

【分析评议】

据现有资料，请分析讨论：

1. 排除食物中毒的理由。
2. 有哪些证据支持学校饮用水源存在污染的判断？
3. 学校在饮用水管理上有何责任？

第四节　相关法规要点

一、学校卫生相关法规简介

（1）《传染病防治法》：要求各级各类学校开展学生进行健康知识和传染病预防知识教育，并对传染病学生、学生病原携带者和疑似传染病学生，在治愈前或者在排除传染病嫌疑前，做好预防管理工作。

（2）《公共场所卫生管理条例》：规范学校内的游泳池所、洗浴场所、图书馆、体育馆等公共场所的卫生管理。

（3）《学校卫生工作条例》：是学校卫生工作的主要依据，它明确了各部门职责、学校卫生工作要求、学校卫生工作管理、学校卫生监督、奖励与处罚等内容。

二、学校卫生监督相关部门规章和规范性文件简介

（1）《国家学校体育卫生条件试行基本标准》（教育部 卫生部 财政部 教体艺〔2008〕5号）：规定了学校教学、生活环境的具体工作要求。

（2）《中小学幼儿园安全管理办法》（中华人民共和国教育部令第23号）：要求卫生部门定期向学校通报疾病防治等情况，提出具体预防要求；要求学校建立安全工作档案。

（3）《农村寄宿制学校生活卫生设施建设与管理规范》（教体艺〔2011〕5 号）：重点对饮用水设施、宿舍、食堂、浴室、厕所、垃圾和污水设施等学校生活卫生设施的建设与管理提出要求。

（4）《中小学生健康体检管理办法》（卫医发〔2008〕37 号）：对健康体检基本要求、健康体检项目、健康检查结果反馈与档案管理、健康体检机构资质、健康体检经费及管理、健康体检培训与考核等提出卫生管理要求。

（5）《学校和托幼机构传染病疫情报告工作规范（试行）》（卫办疾控发〔2006〕65 号）：明确了相关部门职责、学校和托幼机构传染病疫情等突发公共卫生事件报告人、学校和托幼机构传染病疫情监测与报告等工作规范。

三、学校卫生监督有关卫生标准清单

（1）《中小学校设计规范》（GB 50099－2011）
（2）《学校卫生监督综合评价》（GB/T18205－2000）
（3）《生活饮用水卫生标准》（GB5749－2006）
（4）《二次供水设施卫生规范》（GB17051－1997）
（5）小学生一日学习时间卫生标准（GB/T17223－1998）
（6）中学生一日学习时间卫生标准（GB/T 17224－1998）
（7）中小学生体育运动负荷卫生标准（WS/T101－1998）

思考题

1. 学校专职卫生专业技术人员或专兼职保健老师是如何配备的？
2. 学校生活饮用水卫生监督的一般监督内容是什么？
3. 学校卫生所和保健室的卫生监督要点分别是什么？
4. 参考上述案例，你依据什么做出何种行政处罚建议？
5. 参考上述案例，你认为卫生监督机构在指导学校饮用水卫生工作中应抓住哪些关键环节？

（倪 胜）

第六章　化妆品卫生监督

【学习目的】

1. 了解化妆品监督管理相关法规和标准体系。

2. 熟悉化妆品监督基本知识。

3. 掌握化妆品卫生行政许可、监督检查等卫生监督技能。

第一节　基础知识

一、化妆品的定义

关于化妆品的定义,我国有关法规、标准给出了相应的定义。

(1)《化妆品卫生监督条例》对化妆品的定义:是指"以涂擦、喷洒或者其他类似的方法,散布人体表面任何部位(皮肤、毛发、指甲、口唇等),以达到清洁、消除不良气味、护肤、美容和修饰目的的日用化学工业产品"。

(2)GB5296.3－2008《消费品使用说明 化妆品通用标签》对化妆品的定义:"以涂抹、洒、喷或其他类似方式,施于人体表面任何部位(皮肤、毛发、指甲、口唇等),以达到清洁、芳香、改变外观、修正人体气味、保养、保持良好状态目的的产品。"

此定义在《化妆品卫生监督条例》的基础上,增加了"保持良好状态目的"的部分,也就规定了化妆品的功能,不仅限于"清洁"、"消除不良气味"、"护肤"、"美容"和"修饰",而且强调对使用者或使用部位有保持良好状态作用,这是限于普通化妆品给出的定义。而"祛斑"、"脱毛"、"美乳"等介于药品和化妆品之间,具有一定功效的产品,在《化妆品卫生监督条例》中,将其定义为"特殊用途的化妆品"。

(3)《化妆品卫生规范》(2002年版)对化妆品的定义:以涂抹、喷洒、或其他类似的方法,施于人体表面任何部位(皮肤、指甲、口唇、口腔黏膜等),以达到清洁、消除不良气味、护肤、美容和修饰目的的产品。

该定义与《化妆品卫生监督条例》对化妆品定义的区别在于增加了对人体表面使用部位的描述——"口腔黏膜",表明了卫生部门专家对涉及"口腔黏膜"产品安全性的关注。

二、化妆品的分类

(一)按用途,可分为特殊用途化妆品和非特殊用途化妆品

(1)特殊用途化妆品是指用于育发、染发、烫发、脱毛、美乳、健美、除臭、祛斑、防晒的化妆品。不同于一般化妆品,特殊用途化妆品具有一定的效果和功能,有些含有一些特殊成分,如不严格审查和经过安全性实验,就可能对消费者造成一定的危害。因此,《化妆品卫生监督条例》第十条规定,生产此类化妆品,必须经国务院卫生行政部门(国家食品药品监督管理局)批准,取得批准文号后方可生产。

(2)相对于特殊用途化妆品的其他功用的化妆品均属于非特殊用途化妆品(普通化妆品),国产非特殊用途化妆品仅需生产企业取得《卫生许可证》后即可生产经营。企业生产非特殊用途化妆品应根据要求于产品投放市场后 2 个月以内报省、自治区、直辖市化妆品卫生监管部门备案。

(二)按产地,可分为国产化妆品和进口化妆品

依据《化妆品卫生监督条例》和《化妆品卫生监督条例实施细则》规定,进口化妆品应当向国家食品药品监督管理局申请办理卫生许可批件(备案证书)。我国首次进口的化妆品,国外厂商或其代理商必须根据《化妆品行政许可申报受理规定》和《化妆品行政许可申报资料要求》向国家食品药品监督管理局提出申请,获得批准后方可在我国境内销售。国产化妆品按前款区分管理。

三、化妆品的作用

化妆品的主要作用可概括为:

(1)清洁作用:去除面部、体表、毛发的污垢。这类化妆品如清洁霜(蜜、水、面膜)、磨面膏、香波、护发素、洗面奶等。

(2)保养作用:保养面部、体表,保持皮肤角质层的含水量,使皮肤柔润光滑,延缓皮肤衰老。这类化妆品如各种润肤膏、霜、蜜、香脂以及添加氨基酸、维生素、微量元素、生物活性体等各种添加剂与化妆品的各种营养霜。

(3)美化作用:美化面部、体表及毛发,或散发香气。这类化妆品如香粉、粉饼、胭脂、眉笔、唇膏、眼线笔、眼影粉饼、睫毛膏、指甲油、香水、古龙水、焗油、摩丝、喷雾发胶等。

(4)特殊作用:具有特殊功效,如改变外观、修正人体气味等功效,介于药品和普通化妆品之间的产品,如祛斑霜、除臭剂、脱毛膏、健美苗条霜等。

四、化妆品监管职能

《化妆品卫生监督条例》明确规定国家实行化妆品卫生监督制度,卫生行政机关是行政执法的主体。国务院卫生行政部门(即卫生部)主管全国化妆品的卫生监督工作;县级以上地方各级人民政府的卫生行政部门主管本辖区化妆品的卫生监督工作。同时《条例》第五条规定:凡从事化妆品(除牙膏、香皂外)生产的企业,必须取得省、自治区、直辖市卫生厅(局)批准核发的《化妆品生产企业卫生许可证》方可生产。《条例》第十条规定,生产特殊用途化妆品,必须经国务院卫生行政部门批准,取得批准文号后方可生产。《条例》第十五条、第十六条规定,首次进口的化妆品须经国务院卫生行政部门许可(备案)后方可销售。

根据中共中央《关于深化行政管理体制改革的意见》,2008年3月第十一届全国人民代表大会第一次会议审议并通过《国务院机构改革方案》,该方案明确了将所有化妆品卫生许可、监管的职能全部由卫生部划归国家食品药品监督管理局,而国家食品药品监督管理局由原部级局改为副部级局,归卫生部管理。各省根据《国务院机构改革方案》精神通过出台各级层面的"三定方案",陆续对省级及省级以下化妆品卫生许可、监管职能做出了相应调整。

国家食品药品监督管理局及地方各级食品药品监督管理部门自2008年起陆续接替各级卫生行政部门,开始履行化妆品卫生许可监管职能。而现行的《化妆品卫生监督条例》和《化妆品卫生监督条例实施细则》尚未修订,各级化妆品卫生监管的执法主体也未完全统一,故在以后的章节一律以食品药品监督管理部门或化妆品卫生监管部门替代法规中的化妆品卫生行政执法主体——卫生行政部门。

第二节　监督技能

一、行政许可

(一)化妆品产品许可

2009年12月25日国家食品药品监督管理局发布了《化妆品行政许可申报受理规定》(国食药监许〔2009〕856号),对化妆品新原料使用、国产特殊用途化妆品生产和化妆品首次进口的申报受理明确了相应要求,同时附发了《化妆品行政许可申报资料要求》及相应的表格。

(二)化妆品生产企业许可

《化妆品卫生监督条例》第五条规定:对化妆品生产企业的卫生监督实行卫生许

可证制度。规定凡从事化妆品(除牙膏、香皂外)生产的企业,必须取得《化妆品生产企业卫生许可证》方可生产。卫生许可证由省级人民政府化妆品卫生监管部门批准并颁发,卫生许可证有效期四年,每两年复核一次。未取得卫生许可证的单位不得从事化妆品生产活动。

应当指出,核发卫生许可证时,只包括对生产条件的卫生监督审查,不包括产品质量的检查。《条例》第六条明确化妆品生产企业必须具备的卫生要求。为进一步加强和规范化妆品生产企业的卫生管理,根据该条的规定,卫生部于1996年1月发布了《化妆品生产企业卫生规范》,并先后于2000年和2007年对该《规范》进行了修订。

此外,卫生部于1996年9月9日发布的"关于1996年全国化妆品抽检情况的通报"中指出:"对美容院、理发店自行配制的化妆品和外购给顾客使用的化妆品,分别按化妆品生产和销售行为进行卫生监督管理。"此项规定表明,如果理发美容单位要自行配制化妆品,其生产条件必须符合《规范》要求,必须取得生产企业卫生许可证后方可生产。此项规定的实际意义是,为保障消费者的健康安全,不允许理发美容店自行配制化妆品。

(三)化妆品生产企业卫生许可审核

《化妆品生产企业卫生规范》对化妆品的生产条件有严格的规定,为了避免生产企业盲目选址、建造厂房造成浪费,化妆品生产企业在新建、扩建、改造厂房时,应主动向当地化妆品卫生监管机构申请预防性卫生监督。化妆品生产企业预防性卫生监督是指对化妆品生产企业(包括新、改、扩建)厂址选择、审查、发放化妆品生产企业卫生许可证的监督检查。

1. 厂址选择

应建在清洁区内,生产车间周围30m范围内无有毒有害污染源;应与居民区有适当的卫生防护距离或防护措施,不能影响周围居民的生活和安全。

2. 厂区规划

生产区和非生产区的设置应无交叉污染;生产车间应当位于当地主导上风向侧。

3. 车间布局

应符合生产工艺要求,设有原料间,制作间,半成品存放间,灌装间,包装间,容器清洁、消毒、干燥、存放间,仓库,检验室,更衣室,缓冲区,办公室等功能分区,与申报的生产车间布局图核对一致;应能做到人流、物流分开;如生产过程中有粉尘产生或使用有害、易燃、易爆原料的,应有单独的生产车间和专用生产设备,并具备相应的防护和卫生安全措施。

4. 生产卫生

应有健全的卫生管理制度和专(兼)职卫生管理人员;生产车间地面应当平整,使用耐磨、防滑、无毒、不渗水、便于清洗消毒的材质;车间通道设计应保证卫生安全,车间不存放与生产无关的物品;生产车间设更衣室,更衣室应有更衣设施和流动水洗手设施,灌装间须设置二次更衣室;半成品贮存间、灌装间、清洁容器储存间、更衣室及缓冲区应有空气净化或消毒设施;生产车间的紫外线消毒灯强度和生产车间、检验场所的采光照明应符合要求;生产设备、工具和容器应使用无毒、无害、抗腐蚀的材料制作,与企业提交的生产设备清单核对;生产用水应当满足生产工艺要求,至少达到生活饮用水卫生标准。

5. 卫生质量检验

应有适应生产规模的检验室(包括理化检验室和微生物检验室);配备有相应的检测设备和仪器,与企业提交的检验设备清单核对;应有检验记录制度;检验人员应通过专业培训,并考核合格,检查检验人员的上岗合格证。

6. 原材料和成品储存卫生

应有与生产规模相适应的原材料和成品贮存室;原料和成品应分类贮存并有明确标识;存放做到隔墙离地;贮存室应有通风、防潮、防尘、防虫鼠等设施。

7. 个人卫生和健康

直接从事化妆品生产的从业人员应经过预防性健康检查和相关卫生知识培训,检查健康体检和培训合格证明;生产人员进入生产车间应着整洁的工作服,并经洗手消毒。

8. 卫生许可办理

化妆品的卫生许可办理程序简述为:申请、受理、审核、发证。具体办理各省依据《行政许可法》,结合各地情况自行制定相关程序。

二、现场检查

目前我国对化妆品实施卫生监督的法律依据是《化妆品卫生监督条例》和《化妆品卫生监督条例实施细则》;技术依据是《化妆品卫生规范》、《化妆品生产企业卫生规范》和《消费品使用说明 化妆品通用标签》等;监督的对象为化妆品生产企业、化妆品经营单位和化妆品使用单位。现场检查与行政处罚依据上述条例和规范进行。

(一)生产企业现场检查

现场检查可为化妆品的生产监管提供依据。现场检查程序包括:

1. 现场检查准备

实施现场检查前,应当制订检查方案,检查方案包括检查目的、检查范围、检查方式(如事先通知或事先不通知)、检查重点、检查时间、检查分工、检查进度等。检查重点可以是许可情况、原料控制、生产过程、出厂检验控制等项目。准备《现场检查笔录》、《现场监督检查意见书》等相关检查文书以及必要的现场记录设备。根据既往检查情况和企业报送资料情况，了解企业近期生产状况。

2. 现场检查职权

听取被检查人根据监督检查内容所作的介绍；查阅被检查人的有关制度、检验记录、技术资料、产品配方和必需的财务账目及其他书面文件；卫生专业技术手段进行实地检查、勘验、采样和检测；根据需要向有关人员了解情况。

3. 现场检查内容

检查管理文件和各项生产记录，检查质量管理体系中的各项制度是否切实可行以及执行情况。检查文件规定的内容，是否与现场观察的实际情况相一致。检查各项记录间的可追溯性，能否根据各项记录的相互关系完成产品生产过程的可追溯。

查看是否擅自更改已许可的生产场地、功能布局及设施；生产车间是否按已许可的设计功能使用。查看生产车间是否整洁，设备、场地实际状况与记录或文件是否一致。观察生产人员、检验人员操作是否熟练，生产能力与实际生产、销售情况是否匹配。查看原料仓库、原料贮存间是否存放有化妆品禁用物质。

4. 现场检查要求

检查人员在进行现场监督检查时应不少于2人，进行检查前应出示行政执法证，并说明检查来意及依据，告知被检查人所享有的权利和义务。现场检查须进入洁净区域时，应穿戴洁净衣帽、口罩及一次性手套，并遵守被检查人的卫生、安全规定。现场检查应当场制作《现场检查笔录》，由被检查人核对无误后，双方应当在笔录上签名。检查人员进行现场采样或检测的，应当制作采样记录和检测记录或在现场笔录上记录检测结果，并由当事人书面确认。现场检查所取证物尽可能是原件、原物，调查取证原件、原物确有困难的，可由提交证据的单位或个人在复制品、照片等物件上签章，并注明"与原件(物)相同"字样或文字说明。监督检查中，对需改进的问题，视其情节(或可能产生的后果)，按有关法律法规及时处置；如发生重大问题，应及时上报领导，并迅速采取控制措施(如封存等)。需要给予行政处罚的行为，必须按《行政处罚法》的相关程序执行。

(二)生产企业违法行为的行政处罚

依据《化妆品卫生监督条例》、《化妆品卫生监督条例实施细则》和《化妆品卫生规范》等法规、标准，监管部门对辖区内化妆品生产企业违法行为的行政处罚，包括以下几类：

1. 未取得《化妆品生产企业卫生许可证》擅自生产化妆品

责令该企业停产；没收产品及违法所得；处以违法所得3～5倍的罚款。

2. 生产未取得批准文号的特殊用途化妆品

没收产品及违法所得；处以违法所得3～5倍的罚款；责令该企业停产或者吊销

《化妆品生产企业卫生许可证》。

3. 不符合化妆品生产企业卫生要求

警告;责令限期改进;责令该企业停产、吊销《化妆品生产企业卫生许可证》。

4. 生产不符合国家《化妆品卫生标准》(或《化妆品卫生规范》及相关产品卫生标准要求)的化妆品

没收产品及违法所得;处以违法所得 3～5 倍的罚款。

5. 使用化妆品禁用原料(未经批准的新原料)生产化妆品

没收产品及违法所得;处以违法所得 3～5 倍的罚款;责令该企业停产;吊销《化妆品生产企业卫生许可证》;情节严重的,撤销特殊用途化妆品批准文号。

6. 原料(辅料、直接接触化妆品的容器或包装材料)不符合国家卫生标准

警告;责令限期改进;情节严重的,责令该企业停产或者吊销《化妆品生产企业卫生许可证》。

7. 违反健康管理

警告;责令限期改进;情节严重的,责令该企业停产或者吊销《化妆品生产企业卫生许可证》。

8. 违反化妆品检验合格出厂规定

警告;责令限期改进;情节严重的,责令该企业停产或者吊销《化妆品生产企业卫生许可证》。

9. 违反化妆品标签规定

警告;责令限期改进;情节严重的,责令该企业停产或者吊销《化妆品生产企业卫生许可证》。

10. 涂改《化妆品生产企业卫生许可证》(《特殊用途化妆品批准文号》、《进口化妆品卫生许可批件》等)

警告;停产或停止经营化妆品 30 天;对经营单位并可以处没收违法所得及违法所得 2～3 倍的罚款;吊销生产企业的《化妆品生产企业卫生许可证》。

11. 转让、伪造、盗卖《化妆品生产企业卫生许可证》(《特殊用途化妆品批准文号》、《进口化妆品卫生备案文号》、《进口特殊化妆品卫生批准文号》)

停止经营化妆品 30 天;处没收违法所得及违法所得 2～3 倍的罚款;吊销《化妆品生产企业卫生许可证》(撤销特殊用途化妆品批准文号或进口化妆品批准文号)。

12. 拒绝卫生监督检查

停产或停止经营化妆品 30 天;对经营单位处没收违法所得及违法所得 2～3 倍的罚款;吊销《化妆品生产企业卫生许可证》。

(三)化妆品经营(使用)的卫生监管

化妆品从生产领域进入流通领域成为商品后的卫生监督,属于化妆品经营的卫

生监督,其主要任务是对化妆品经营者及其销售(使用)的化妆品实施经常性卫生监督,各级化妆品卫生监管部门重点检查辖区流通领域中化妆品是否具有有效的卫生许可证件、产品标签、说明书和宣传内容是否符合有关法律法规规定,产品的卫生质量是否符合卫生要求,通过卫生监督执法杜绝不合格产品上市、查处虚假违规宣传行为、查处卫生质量不合格的化妆品,确保消费者的使用安全。

在监督检查中对发现化妆品经营(使用)单位有违反《化妆品卫生监督条例》和《化妆品卫生监督条例实施细则》的违法行为,要立案调查,依据相关规定,做出相应的行政处罚。违法所得调查应通过核查化妆品的进货量、销售量、库存量、销售单价来计算,以上数据可通过经营单位的进货记录、库存记录、销售记录,如每日销售台账、发票、送货单等票据获得。

1. 经营单位的卫生监督

(1)国产化妆品的生产企业卫生许可证持证情况。经营单位应出示盖有生产企业公章的《化妆品生产企业卫生许可证》复印件;经销的国产化妆品生产日期应在卫生许可证有效期内;产品应在卫生许可证标注的产品种类范围内。

(2)特殊用途化妆品卫生许可批件和进口非特殊用途化妆品的批件或备案凭证持有情况。经销的特殊用途化妆品应有卫生许可批件,进口非特殊用途化妆品应有卫生许可批件或备案凭证,经营单位应出示盖有生产企业或中国总代理商公章的特殊用途化妆品卫生许可批件或进口非特殊用途化妆品备案凭证复印件;经销的国产特殊用途化妆品生产日期和进口化妆品的进口日期应该在卫生许可批件或备案凭证有效期内;核对产品与卫生许可批件或备案凭证上注明的产品名称(进口产品包括中文名称和英文名称)、产品类别、生产企业、地址、批准文号或备案文号应一致。

(3)化妆品标识标签、说明书情况。标签标识检查应按照《化妆品卫生监督条例》及其实施细则相应条款以及《消费者使用说明 化妆品通用标签》的有关规定进行,重点检查以下内容:产品标签上应注明产品名称、实际生产企业的厂名和生产企业卫生许可证编号;进口化妆品应标明原产国名、地区名(指台湾、香港、澳门)、制造者名称、地址或经销商、进口商、在华代理商在国内依法登记注册的名称和地址的中文标识;小包装或者说明书上应注明生产日期和有效使用期限(或生产批号和限制使用日期),产品应在有效使用期限内或限期使用日期内;特殊用途化妆品应注明批准文号;进口化妆品应使用规范的汉字标注各项内容并注明批准文号或备案文号;可能引起不良反应的化妆品的说明书上应注明使用方法、注意事项;产品标签、小包装或者说明书上不得注有适应证、宣传疗效、使用医疗术语;不得出现虚假夸大宣传;使用原料应根据《化妆品卫生规范》标注相应的警示语;产品上应有质量合格标记;非特殊用途化妆品不得宣传特殊功效。2010 年 8 月 17 日以后生产的化妆品在销售包装的可视面上应真实地标注化妆品全部成分的名称。

（4）经营单位的化妆品抽检。检验项目和采样数量按照现行《化妆品卫生规范》和《化妆品检验规定》进行。如检验结果不符合《化妆品卫生规范》的，调查经营单位销售不合格批号化妆品的违法所得。

对化妆品批发部门及零售者的日常监督一般不采样检测。当经营者销售的化妆品引起人体不良反应或其他特殊原因，县级以上化妆品卫生监管部门可以组织对经营者销售的化妆品的卫生质量进行采样检测。县级、地市级化妆品卫生监管部门组织采样检测的，应将计划报上一级化妆品卫生监管部门批准后执行。

2. 使用单位的卫生监督

（1）化妆品的持证情况。国产化妆品应出示盖有生产企业公章的《化妆品生产企业卫生许可证》复印件；特殊用途化妆品或进口化妆品应出示盖有生产企业或中国总代理商公章的特殊用途化妆品卫生许可批件或进口非特殊用途化妆品卫生许可批件或备案凭证复印件；化妆品生产日期应在卫生许可证有效期内；国产特殊用途化妆品生产日期和进口化妆品进口日期应在卫生许可批件或备案凭证有效期内。

（2）化妆品标识标签、说明书情况。同化妆品经营单位的检查内容和要求。

（3）使用化妆品的情况。使用的化妆品不得超过使用期限；唇膏、眉笔等化妆品应一次性使用；不得自行配制化妆品。

3. 经营违法行为的卫生行政处罚

依据法规、标准和规范，监管部门对辖区内化妆品经营（使用）单位违法行为的卫生行政处罚，包括以下几类：

（1）进口（销售）未经批准（检验）的进口化妆品。

没收产品及违法所得；处以违法所得3～5倍的罚款。

（2）销售不符合国家《化妆品卫生标准》（或《化妆品卫生规范》及相关产品卫生标准要求）的化妆品。

没收产品及违法所得；处以违法所得3～5倍的罚款。

（3）销售未取得《化妆品生产企业卫生许可证》的企业所生产的化妆品。

警告；责令限期改进；没收违法所得，并且可以处违法所得2～3倍的罚款；情节严重的，责令其停止经营。

（4）销售标签不符合规定的化妆品。

警告；责令限期改进；没收违法所得，并且可以处违法所得2～3倍的罚款；情节严重的，责令其停止经营。

（5）销售未取得批准文号的特殊用途化妆品。

警告；责令限期改进；没收违法所得，并且可以处违法所得2～3倍的罚款；情节严重的,责令其停止经营。

(6)销售超过使用期限的化妆品。

警告;责令限期改进;没收违法所得,并且可以处违法所得 2～3 倍的罚款;情节严重的,责令其停止经营。

(7)销售无质量合格标记的化妆品。

警告;责令限期改进;没收违法所得,并且可以处违法所得 2～3 倍的罚款;情节严重的,责令其停止经营。

(8)涂改《化妆品生产企业卫生许可证》(《特殊用途化妆品批准文号》、《进口化妆品卫生备案文号》)。

警告;停产或停止经营化妆品 30 天;对经营单位并可以处没收违法所得及违法所得 2～3 倍的罚款;吊销生产企业的《化妆品生产企业卫生许可证》。

(9)转让、伪造、盗卖《化妆品生产企业卫生许可证》(《特殊用途化妆品批准文号》、《进口化妆品卫生审查批件》、《进口化妆品卫生批准文号》)。

停止经营化妆品 30 天;处没收违法所得及违法所得 2～3 倍的罚款;吊销《化妆品生产企业卫生许可证》(撤销特殊用途化妆品批准文号或进口化妆品批准文号)。

(10)拒绝卫生监督。

停产或停止经营化妆品 30 天;对经营单位处没收违法所得及违法所得 2～3 倍的罚款。

三、事件处理

化妆品安全事件是指在化妆品生产、经营、销售、使用等活动中发生的造成人体损伤、死亡或者对健康构成潜在危险的情况。

(一)事件处理原则

(1)统一领导,分工负责。各级食品药品监督管理局在同级人民政府和上级业务部门的领导下负责本地区化妆品突发性安全事件应急处置的领导和指导工作。相关部门按规定的各自职责范围内做好应急处置的有关工作。

(2)预防为主,完善体系。把预防作为应对化妆品质量安全事件的重点工作,完善工作机制,对可能引发化妆品突发性安全事件的各种因素进行系统风险分析和评估,做到早发现、早报告、早处置,提高应对化妆品突发性安全事件的组织指挥能力和紧急处置水平。

(3)以人为本,降低危害。把保障人民群众的生命安全和身体健康作为化妆品质量安全应急处置工作的首要任务,最大限度地减少化妆品突发性安全事件造成的危害。

（4）信息通畅，反应及时。建立快速准确的化妆品安全信息报告、发布制度，确保信息准确、通畅。

（5）科学决策，处置有力。根据化妆品突发性安全事件的性质和危害程度，准确做出科学判断，启动应急机制。相关责任部门要根据应急预案，对化妆品突发性安全事件迅速反应，采取果断措施，及时控制事态发展，有效应对化妆品突发性安全事件。

（6）属地负责，分级管理。化妆品突发性安全事件的预防、监测和控制工作实行属地化管理。根据化妆品突发性安全事件的不同情况，将其分为三个级别，并实施分级响应。发生不同级别化妆品突发性安全事件时，启动相应级别的指挥体系和响应程序。

市级食品药品监督管理局负责处理较大化妆品突发性安全事件，协助省级食品药品监督管理局处理重大化妆品突发性安全事件，指导和协调各（县、市、区）食品药品监督管理局（下称"县（市）局"）处理一般化妆品突发性安全事件。各县（市）局负责处理一般化妆品突发性安全事件，协助市局处理较大化妆品突发性安全事件。

（二）应急响应分级

依据化妆品安全事件的不同情况和严重程度，将其划分为三级别：重大事件、较大事件、一般事件。

（1）重大事件：出现化妆品群体不良反应人数超过 50 人（含）的；发生 10 人（含）以上化妆品严重不良反应；出现死亡病例的。

（2）较大事件：出现化妆品群体不良反应的人数超过 10 人（含）的；发生 9 人（含）以下化妆品严重不良反应的。

（3）一般事件：出现化妆品群体不良反应的人数 9 人（含）以下的。

（三）应急响应及处置

根据事件的级别和事态发展，分别实施以下应急响应和处置工作。

1. 一级响应

由省局认定后宣布启动一级响应急预案。

（1）发生重大化妆品突发性安全事件，事发地设区市局应在 8 小时内向省局报告事件的基本情况，并组织先期应急处置工作。省局应立即向省政府、国家局和有关部门报告或通报事件的基本情况，并立即启动一级响应应急预案。

（2）相关办事机构应立即启动应急处置程序，并向有关部门通报事件情况。

（3）省局应在 24 小时内组织相关人员赶赴事件现场，掌握第一手资料，核实事件情况，包括事件发生时间、地点、发生不良反应人数、性质、救治情况，化妆品的名称、批号等。

（4）省药品检验所、省药品不良反应监测中心应根据各类因素可能发生的危险性和严重性,对可能发生的危害性疾病和潜在健康影响做出分析,综合评价监测数据,从技术方面分析事件原因,预测事故后果,为制定现场处置方案提供参考。

(5)召开专家分析评估会。评估事件造成的危害,分析事件原因,为事件处置提供技术和法律帮助。

(6)事件调查处理。调查处理机构负责调查事件发生原因,追踪源头,做出调查结论。对于可疑化妆品及其相关产品,由稽查部门负责抽样,并采取查封、扣押、暂停销售、责令召回等临时控制措施。对责任单位或责任人提出处理意见。并责成有关部门进行处理。涉嫌犯罪的,移交司法机关处理。要求发生事件的化妆品生产经营企业立即通知对所有市场上销售的该批次产品暂停销售,并于 24 小时内将该产品在全国的生产和销售情况汇总上报省局。

(7)信息报送。省局随时掌握事件动态,跟踪事态发展,及时向省政府和国家局报告,并及时将省政府和国家局的指示传达给有关部门。事发地设区市局应随时向省局应急办公室(节假日向省局值班室报送,下同)报送重大事件信息。

2. 二级响应

由设区市局启动二级响应应急预案。

(1)发生较大化妆品突发性安全事件后,设区市局应在 8 小时内向省局报告事件基本情况、事态发展,并启动二级响应应急预案,组织处置工作。

(2)相关办事机构应立即启动应急处置程序,并向有关部门通报事件情况。

(3)设区市局应立即组织相关人员赶赴事件现场,掌握第一手资料,核实事件情况,包括事件发生时间、地点,发生不良事件人数、性质、救治情况,化妆品的名称、批号等。

(4)设区市药品检验所、药品不良反应监测办应根据各自职责实施从技术方面分析事件原因,预测事故后果,为制定现场处置方案提供参考。

(5)召开专家分析评估会。评估事件造成的危害,分析事件原因,为事件处置提供技术和法律帮助。

(6)事件调查处理。稽查部门应对可疑化妆品及其相关产品,采取抽样、查封、扣押、暂停销售、视情责令召回等临时控制措施。对责任单位或责任人提出处理意见,并责成有关部门进行处理。

(7)信息报送。事发地设区市局应在事发后 48 小时内向省局应急办公室报送事件处置信息。如果尚未完全掌握有关情况,先口头或书面报告初步处置情况,随后跟踪报送事态发展、应急处置、社会舆情和原因分析等详细情况。

3. 三级响应

由县(市)局启动三级响应应急预案。

(1)发生一般化妆品突发性安全事件后,事发地县(市)局应在8小时内向市局报告事件基本情况、事态发展,并启动三级响应应急预案,组织处置工作。

(2)市局视情况组织相关人员到事件现场,核实事件相关情况,指导发生地对事件的处置工作。特别要给予技术评价方面的支持。

(3)信息报送。事发地县(市)局应按相关规定及时、准确报送事件处置的相关信息。

(四)应急保障

1. 通信值守

启动应急机制后,相关机构应设立24小时值守,做好各项记录,相关人员应保持通信联络畅通。

2. 教育宣传

(1)依据相关法律、法规,加大宣传力度,引导公众正确认识和对待化妆品不良反应事件,消除不良情绪和影响。

(2)引导媒体正确宣传化妆品不良反应事件,避免引起社会恐慌。

(3)新闻发布。对需要发布的群体性化妆品不良反应事件,重大事件由省局审定并负责;较大事件经省局批准后由市局负责;一般事件经市局批准后由县(市)局负责。

3. 督导检查

上级食品药品监督管理局不定期派出督查组,对发生化妆品安全事件的地区和化妆品生产经营企业和使用单位进行督导、检查。

(五)总结评估

对每一起化妆品突发性安全事件,按不同的事件级别由主管机构(部门)组织撰写调查报告,进行总结评估,并提出改进建议。

(六)报送资料要求

发生安全事件的化妆品生产经营企业和使用单位应提供以下系列资料:

①事件发生、发展、处理等情况;

②原料或产品索证索票资料;

③化妆品说明书或标签样稿(进口化妆品需提供国外说明书);

④产品质量检验报告原件(有资质检验机构出具);

⑤产品备案凭证或批件复印件(原件备查);

⑥产品执行标准;

⑦国内外相关化妆品安全性研究情况、不良反应发生情况,包括文献报道;

⑧各监管部门要求提供的其他资料。

(七)、化妆品不良反应分级

(1)化妆品群体不良反应:指在同一地区,同一时间段内,使用同一种或同一批号化妆品的健康人群出现的多人不良反应。

(2)化妆品严重不良反应:是指因使用化妆品引起以下损害情形之一的反应:

①导致死亡;

②危及生命;

③致癌;

④导致显著的或者永久的人体器官变形、损伤、伤残;

⑤导致住院或者住院时间延长;

⑥导致其他重要医学事件,如不进行治疗可能出现上述所列情形的。

(3)化妆品不良反应:指合格化妆品在正常用法用量下出现的与用化妆品目的无关的或意外的有害反应。

四、档案管理

卫生行政许可档案是卫生行政许可审批工作过程中直接形成的原始记录资料,必须确保其完整、规范、系统和安全。国家食品药品监督管理局作为特殊用途化妆品和进口化妆品行政许可档案管理责任人、各省级化妆品卫生监管部门作为化妆品生产企业卫生许可档案管理责任人,分别负责归档立卷考评及档案系统管理。

(一)为保证卫生行政许可文书的规范,应当使用国家统一制定的卫生行政许可文书

卫生行政许可文书档案管理实行统一管理,分类归档,专人管理、负责的原则,应指定专、兼职人员,因工作发生变动时,应在5个工作日内输移交手续,不得擅自带走和销毁文书,不得积压有关许可档案文件,并对档案中涉及被许可人的技术资料负有保密的义务。

(二)档案归档要求

(1)卫生行政许可案卷按一户一档形式进行装订(涉及国家秘密、商业秘密、个人隐私的事项,可以一案两卷);

(2)使用统一规范的卷宗封面,一卷一号;

(3)卷内文字应当使用钢笔、签字笔或毛笔书写;

(4)卷内目录和备考表填写规范;

(5)卷内材料排列有序(应按时间顺序排列;或者准予行政许可{不予行政许可}决定书,其余文书按时间顺序排列;或者准予行政许可{不予行政许可}决定书,其余按申请表中排列顺序),装订整齐;

（6）为便于档案的查阅利用，装订采用左侧装订，装订时将所有资料靠左、下方对齐；

（7）卷内文书采用阿拉伯数字逐页编写页码，在有文字的每页材料正面右上角（背面左上角）打印页码；

（8）不能随文书装订立卷的证据，应放入证据袋中，随卷归档。证据袋上应注明证据的名称、数量等内容；

（9）卷内无金属物；

（10）卫生行政许可档案应齐全、完整，已破损的申报资料应予修复，字迹模糊或易退色的文件应予复制，所使用的书面材料、纸张等应符合档案保存要求，文书过小的应衬纸粘贴，文书过大的应折叠整齐。

（三）归档内容

（1）按许可规定程序，在对卫生行政许可事项进行审批工作过程中直接形成的书面文字、图表、照片和声像等资料。如卫生许可证正本存根、申请表、审批单、受理通知书、告知书、监督笔录、监督意见书、监督监测检查情况及处理结果、听证材料、延期办理事项的本级及上级负责人的批件、向申请人送达行政许可的书面材料、不予受理行政许可决定的文书等。

（2）根据有关法律、法规和规章的要求，申请人应提交的所有文字、图表和照片等资料。如工商营业执照复印件、房屋所有权证明材料、负责人身份证明材料、卫生管理制度、消防安全证明及平面布局图等。

（3）化妆品卫生监管部门对相对人进行日常性监督时的监督笔录、监督意见书，监督检测结果记录等，涉及投诉的，投诉记录、核查情况、处理意见等，涉及行政处罚的，从监督检查、立案调查、合议处罚、行政复议、处罚决定等全过程行政执法文书。

（4）其他应归档的文件材料。

（四）卫生行政许可档案编号可采用档案流水编号或者卫生许可证号等方便管理、查找的原则编定。档案编号在全宗档案中是特有的、也是排他的

（五）卫生行政许可档案涉及申请人提供的产品配方、生产工艺等技术资料，属商业秘密，档案管理人员应严格遵守保密制度，不得以任何方式向他人泄密

调阅档案只限室内查阅，不得带出档案室，阅前登记，阅后及时归还。档案管理人员应对归还档案进行核查。阅档人员需要摘抄、复印档案，需经主要领导同意后方可进行。档案管理人员要认真做好档案调阅、利用的登记工作，及时掌握利用的结果和效果。外单位人员因公需查阅卫生行政许可档案时，应持单位有效证明文件，经审核，主管领导批准后，方可办理查阅手续，但不得将档案带离档案室。

（六）卫生行政许可档案保存，并保持适当的温度、湿度，要有防盗、防火、防鼠、防蛀等安全措施

（七）卫生行政许可档案保存期按《档案法》及有关规定执行，对失效许可档案，应办理规定的销毁手续

第三节　案例分析

案例：某企业生产不符合卫生要求的化妆品案

【案情背景】

检查采样：2005年5月11日，根据卫生部国家卫生监督抽检任务的要求某省卫生厅在浙江××大药房有限公司××分店采取杭州××生物科技有限公司生产的"小青清纯植物养护洁面乳［深层净斑雪肤］"（规格：120 g/支，生产批号：SH740001Z；限期使用日期：20080405）、"小青蛇胆蛇毒酶洁面乳［清毒焕颜雪肤］"（规格：60 g/支，生产批号：SH702027Z；限期使用日期：20071025）。

省卫生厅在5月23日发出"产品样品确认通知书"，5月27日杭州××生物科技有限公司确认上述产品为该公司生产，并填写了"产品样品确认书"。

产品检测：5月17日，省卫生厅将上述产品送省疾病预防控制中心进行检测，按卫生部《化妆品卫生规范》（2002年版）要求，检测项目为菌落总数、霉菌和酵母菌总数、粪大肠菌群、绿脓杆菌、金黄色葡萄球菌、铅、汞、砷、氢醌和苯酚。

6月29日省疾病预防控制中心出具的检验报告显示："小青清纯植物养护洁面乳［深层净斑雪肤］"的菌落总数为17000CFU/g、霉菌和酵母菌为82000 CFU/g，不符合《化妆品卫生规范》（2002年版）要求。

依据《健康相关产品国家卫生监督抽检规定》的规定，省卫生厅于2005年7月18日以"检验结果告知书"的形式将检验结果告知浙江××大药房有限公司××分店和杭州××生物科技有限公司。

标识标签检查：省卫生厅按《化妆品卫生监督条例》及其《实施细则》、《消费品使用说明 化妆品通用标签》对两个产品进行标签标识和说明书的检查。

"小青清纯植物养护洁面乳［深层净斑雪肤］"在产品包装上标注"淡化、消融肌肤色素，抑制黑色素沉积和再生"，"小青蛇胆蛇毒酶洁面乳［清毒焕颜雪肤］"在产品包装上标注"阻止色素沉积"，以上标注内容说明这2只产品具有祛斑功效，属于祛斑类特殊用途化妆品，但未取得卫生部特殊用途化妆品卫生许可批件。

【立案调查】

省卫生厅进行立案调查，经立案调查查明：杭州××生物科技有限公司在"小青

蛇胆蛇毒酶洁面乳[清毒焕颜雪肤]"和"小青清纯植物养护洁面乳[深层净斑雪肤]"两产品的标签上暗示具有祛斑功能,但都未取得卫生部特殊用途化妆品卫生许可批件,属无证生产。经查该企业自 2004 年 1 月至 8 月生产"小青蛇胆蛇毒酶洁面乳[清毒焕颜雪肤]"总计 8176 支,2004 年 4 月起生产"小青清纯植物养护洁面乳[深层净斑雪肤]"4583 支(其中批号为 SH740001Z 的 3800 支),已全部销往市场,有生产记录、销货清单为证。

卫生监督员当即制作了"询问笔录"、"现场检查笔录",出具"卫生监督意见书",要求企业停止销售上述产品并召回已销售产品。

至 8 月 30 日,产品销售情况如下:"小青蛇胆蛇毒酶洁面乳[清毒焕颜雪肤]"总计 8176 支,单价 1.98 元/支,案发后从市场召回 645 支,实际销售金额 14893.56 元;"小青清纯植物养护洁面乳[深层净斑雪肤]"4583 支,单价 1.89 元/支,案发后从市场召回 430 支,实际销售金额 7849.17 元(其中生产批号为 SH740001Z 的 3800 支已全部售出)。

【行政处罚】

9 月 25 日终结调查,经合议后认定,杭州××生物科技有限公司生产的"小青蛇胆蛇毒酶洁面乳[清毒焕颜雪肤]"和"小青清纯植物养护洁面乳[深层净斑雪肤]"两产品的标签上暗示具有祛斑功能,但都未取得卫生部特殊用途化妆品卫生许可批件,"小青清纯植物养护洁面乳[深层净斑雪肤]"的菌落总数为 17000CFU/ g、霉菌和酵母菌为 82000 CFU/ g,不符合《化妆品卫生规范》(2002 年版)要求,上述行为违反了《化妆品卫生监督条例》第十条、第二十七条的规定,应予以行政处罚。

10 月 8 日,省卫生厅依据《化妆品卫生监督条例》第二十五条、第二十七条的规定拟对杭州××生物科技有限公司作出没收小青清纯植物养护洁面乳[深层净斑雪肤]430 支,小青蛇胆蛇毒酶洁面乳[清毒焕颜雪肤]645 支;没收违法所得人民币 22742.73 元;罚款人民币 68228.19 元的行政处罚。因本案罚款数额较大,根据《中华人民共和国行政处罚法》第四十二条第一款规定,省卫生厅下达了"行政处罚听证告知书",依法告知了相对人要求听证的权利,杭州××生物科技有限公司放弃听证。省卫生厅于 10 月 21 日下达"处罚决定书",杭州××生物科技有限公司自觉履行结案。

【分析评议】

1. 违法事实的认定

(1)杭州××生物科技有限公司生产的"小青蛇胆蛇毒酶洁面乳[清毒焕颜雪肤]"和"小青清纯植物养护洁面乳[深层净斑雪肤]"两产品的标签上暗示具有祛斑功能,但都未取得卫生部特殊用途化妆品卫生许可批件;

（2）"小青清纯植物养护洁面乳［深层净斑雪肤］"的菌落总数为17000CFU/g、霉菌和酵母菌为82000 CFU/g，不符合《化妆品卫生规范》（2002年版）要求。

2. 违法所得的认定

（1）"小青蛇胆蛇毒酶洁面乳［清毒焕颜雪肤］"总计出库8176支，单价1.98元/支，案发后从市场召回645支，实际销售7531支，实际销售金额14893.56元；

（2）"小青清纯植物养护洁面乳［深层净斑雪肤］"总计出库4583支，单价1.89元/支，案发后从市场召回430支，实际销售4153支，实际销售金额7849.17元（其中生产批号为SH740001Z的3800支已全部售出）；

（3）两个产品实际销售金额共计22742.73元，此金额即为违法所得金额。

3. 处罚主体的认定

本案是由对浙江××大药房有限公司××分店的日常性监督检查而引发的，进而追查到本案违法产品的生产单位杭州××生物科技有限公司。执法部门如果仅对浙江××大药房有限公司××分店查实的违法事实进行查处也是可以的，但本着追本溯源的执法理念，进而对违法产品的生产单位杭州××生物科技有限公司进行了全面的检查，并最终认定了其违法事实从而确定杭州××生物科技有限公司为处罚主体。

4. 处罚依据的确定

（1）《化妆品卫生监督条例》第二十五条 生产未取得批准文号的特殊用途的化妆品，或者使用化妆品禁用原料和未经批准的化妆品新原料的，没收产品及违法所得，处违法所得3～5倍的罚款，并且可以责令该企业停产或者吊销《化妆品生产企业卫生许可证》。

（2）《化妆品卫生监督条例》第二十七条 生产或者销售不符合国家《化妆品卫生标准》的化妆品的，没收产品及违法所得，并且可以处违法所得3～5倍的罚款。

5. 处罚决定的确定

本案在终结调查后，经合议认定，杭州××生物科技有限公司违法事实确定，证据确凿，处罚依据充分，应予以行政处罚。

因本案罚款数额较大，根据《中华人民共和国行政处罚法》第四十二条第一款规定，省卫生厅下达了"行政处罚听证告知书"，依法告知了相对人要求听证的权利，杭州××生物科技有限公司放弃听证。省卫生厅于依照程序下达"处罚决定书"，杭州××生物科技有限公司自觉履行结案。

第四节　相关法规要点

一、化妆品卫生监督相关法规简介

《化妆品卫生监督条例》主要内容包括：制定条例目的、化妆品概念、化妆品卫生监督性质、化妆品生产的卫生监督、化妆品经营的卫生监督、化妆品卫生监督机构与职责及对违反条例的行为处罚规定。条例制定的三个目的：一是，加强化妆品的卫生监督；二是，保证化妆品的卫生质量和使用安全；三是，保障消费者健康。前两个是条例的直接目的，后者是条例要通过直接目的而实现的根本目的与长远目的。《化妆品卫生监督条例》对化妆品生产的卫生监督进行了规定，分别为化妆品生产企业的卫生许可证；化妆品生产企业的卫生要求；化妆品生产的人员要求；生产化妆品所需的原料、辅料以及直接接触化妆品的容器和包装材料；化妆品新原料；生产特殊用途的化妆品；化妆品卫生质量检验；化妆品标签标识。

二、化妆品卫生监督相关标准与规范简介

（1）化妆品卫生标准：作为强制性国家标准于 1987 年 5 月由国家技术监督局和卫生部联合发布，包括化妆品卫生标准（GB 1796－1987）、化妆品卫生化学标准检验方法（GB 7917.1—7917.4－1987）、化妆品微生物学标准检验方法（GB 7918.1—7918.5－1987）、化妆品安全性评价程序和方法（GB 7919－1987）等 4 部分 18 项。

（2）化妆品通用标签标准：《消费品使用说明　化妆品通用标签》（GB 5296.3）1987 年首次发布，1995 年进行了第一次修订。2008 年进行了第二次修订。修订后的现行标准，包括范围、规范性引用文件、术语和定义、标签的形式、基本原则、必须标注的内容、宜标注的内容、其他、基本要求 9 章。

（3）化妆品皮肤病诊断标准：化妆品皮肤病是指由于使用化妆品引起的皮肤、黏膜以及附属器的不良反应。在大规模临床调查以及全国范围的义诊活动的基础上，相关标准编制人员首次提出了化妆品皮肤病的概念，归纳了六种主要病变类型，确立了七项化妆品皮肤病诊断标准，七项化妆品皮肤病诊断标准已经实施了多年，其中部分内容已经不符合化妆品行业现状和皮肤病专业的发展潮流，标准的修订问题已经列入化妆品标准委员会卫生标准项目指定计划之中。

（4）《化妆品卫生规范》：化妆品行业发展飞速，化妆品的种类、剂型、性能指标、化妆品新原料以及化妆品的功效评价等方面变化很快，原来的化妆品卫生标准已经远远跟不上化妆品卫生监督和管理工作的需要。因此，卫生部根据实际工作要求，在化

妆品卫生标准的基础上,制定了《化妆品卫生规范》,并于 1999 年 11 月 25 日首次发布,2002、2007 年卫生部先后进行了修订。目前执行的规范分总则、毒理学试验方法、卫生化学检验方法、微生物检验方法、人体安全性和功效评价检验方法五部分。

(5)《化妆品生产企业卫生规范》是颁发《化妆品生产企业卫生许可证》的重要依据。对达不到《化妆品生产企业卫生规范》要求的新建企业,不予颁发卫生许可证;对已领取卫生许可证的企业,暂时达不到要求但有改造能力的,可限期整改,但所定期限不应跨越卫生许可证的复核、换证年限。2000 年、2007 年卫生部先后对《化妆品生产企业卫生规范》进行了修订。现行《化妆品生产企业卫生规范》分为总则;选址、设备和设施的卫生要求;原料和包装材料的卫生要求;生产过程的卫生要求;成品储存和出入库卫生要求;卫生管理;人员资质要求;个人卫生和附则共九章。

三、化妆品卫生监督有关文件简介

(1)卫生部 1992 年 7 月 6 日发布《关于审批特殊用途化妆品的有关规定的通知》(卫监法〔1992〕第 35 号),该文规定同一产品不得同时申请或具有药品及特殊用途化妆品批准文号。

(2)卫生部 1998 年 1 月 23 日印发《关于委托加工化妆品包装标识标注规定的通知》(卫监发〔1998〕第 4 号),通知要求受委托加工化妆品的生产企业,且不负责对外销售的,在该产品上应标注委托者的名称、地址和卫生许可证编号,以及国家《化妆品通用标签》标准规定的内容。受委托加工化妆品的生产企业需取得"卫生许可证"后方可从事生产活动。

(3)卫生部 2003 年 4 月 27 日发布《中国已使用化妆品成分名单(2003 年版)》(卫法监发〔2003〕104 号),包含了一般化妆品原料 2156 种,特殊化妆品原料 546 种,天然化妆品原料(含中药)563 种。

(4)国家食品药品监督管理局 2009 年 12 月 25 日发布了《化妆品行政许可申报受理规定》(国食药监许〔2009〕856 号),对化妆品新原料使用、国产特殊用途化妆品生产和化妆品首次进口的申报受理明确了相应要求,同时附发了《化妆品行政许可申报资料要求》及相应的表格。

(5)国家食品药品监督管理局 2010 年 2 月 5 日制定下发了《化妆品命名规定》及《化妆品命名指南》。

(6)国家食品药品监督管理局 2010 年 8 月 10 日印发《化妆品生产企业日常监督现场检查工作指南》和《化妆品经营企业日常监督现场检查工作指南》(食药监办许〔2010〕89 号),此两指南规定了监管部门对化妆品生产经营企业日常监督现场检查的依据、程序以及主要内容。

（7）国家食品药品监督管理局 2010 年 2 月 11 日发布了《化妆品行政许可检验管理办法》和《化妆品行政许可检验规范》（国食药监许〔2010〕82 号），分别就化妆品卫生许可检验的申请与受理、检验与报告、质量管理、样品与档案管理、保密与信息化管理以及样品检验、检验项目、检验报告编制等方面做了详尽规定。

（8）国家食品药品监督管理局 2010 年 2 月 11 日颁布了《化妆品行政许可检验机构资格认定管理办法》（国食药监许〔2010〕83 号），该办法适用于化妆品行政许可检验机构的资格认定工作，并规范了化妆品行政许可检验机构的推荐、审查与认定、监督检查等。

（9）国家食品药品监督管理局 2011 年 12 月 15 日制定下发了《化妆品生产企业原料供应商审核指南》，用于指导国内化妆品生产企业对原料供应商的审核，对化妆品原料供应商实施审核准入。

思考题

1. 简述健康相关产品卫生监督抽检样品采集程序。

2. 简述健康相关产品的确认程序。

3. 简述化妆品经营单位卫生监督检查的内容。

4.《化妆品卫生规范》对化妆品的禁、限用物质作出何规定？祛斑类化妆品要求检测的有毒有害物质有哪些，有何具体规定？

5. 简述健康相关产品抽检工作中，检验结果的告知和复检程序。

6. 何谓特殊用途化妆品？特殊用途化妆品存在哪些安全隐患，有何具体的管理要求？

7. 试述特殊用途化妆品分的分类和定义。

8. 简述化妆品标签管理要求。

9. 针对特殊用途化妆品，应重点开展哪些监督检查的内容？

（郑智军　朱　红）

第七章　职业卫生监督

【学习目的】

1. 了解职业卫生监督相关法规和标准体系。

2. 熟悉职业卫生监督基础知识。

3. 掌握职业卫生行政许可、监督检查、事件处置等卫生监督技能。

第一节　基础知识

1950 年,国际劳工组织(ILO)和世界卫生组织(WHO)职业卫生联席协调委员会对"职业卫生"首次作出了明确定义:"促进和保持每个工人最高水平的身体、心理和社会完美状态;预防工人因工作所致的健康问题;保护工人就业期间免受职业有害因素所致风险;安排并保持工人在适应其生理和心理能力的职业环境中工作;简言之,使工作适应工人,每个工人适应其工作。"

1995 年 4 月,在国际劳工组织(ILO)和世界卫生组织(WHO)职业卫生联席协调委员会第 12 次会议上,修订了"职业卫生"的定义,进一步明确了职业卫生所关注的 3 个主要目标:维持和促进工人健康和工作能力;改善工作环境和工作条件,以利于安全和健康;创建有利于保障健康和安全的劳动组织和企业文化,通过促进良好的社会氛围和企业的顺利运行,提高企业的劳动生产率。

我国法律规定国家实行职业卫生监督制度。职业卫生监督是指国家行政机关和法律、法规授权组织、受委托组织,依据职业卫生法律、法规、规章、标准和规范性文件的规定,对职业卫生管理相对人实施监督,掌握和督促其履行法定义务,并对违法行为依法处理的具体行政行为。目的是通过职业卫生监督工作,预防、控制和消除职业病危害,防治职业病,保护劳动者健康及其相关权益,促进经济发展。

人们日常生活中所经常谈论到的职业病往往泛指所有跟工作有关的疾病,但在立法层面上,对职业病有更为明确的定义和范围,即法定职业病。我国于 2001 年 10 月 27 日公布了《中华人民共和国职业病防治法》,并自 2002 年 5 月 1 日起施行。2011 年全国人民代表大会常务委员会对《中华人民共和国职业病防治法》进行了修改,并由2011年12月31日第十一届全国人民代表大会常务委员会第二十四次会议通过。何谓法定职业病?《中华人民共和国职业病防治法》做了明确定义,即是指企业、事业单位和个体经济组织等用人单位的劳动者在职业活动中,因接触粉尘、放射性物质和其他有毒、有害因素而引起的疾病。职业病的分类和目录由国务院卫生行政部门会同国务院安全生产监督管理部门、劳动保障行政部门制定、调整并公布。目前我国的法定职业病共有10大类115种。职业病防治工作坚持预防为主、防治结合的方针,建立用人单位负责、行政机关监管、行业自律、职工参与和社会监督的机制,实行分类管理、综合治理。

目前,我国的职业卫生监督工作中已经形成了以《中华人民共和国职业病防治法》为核心,辅以相关的法规、规章和一系列职业卫生标准以及规范性文件所组成的较为系统和完备的法律体系。

第二节　监督技能

一、行政许可、备案

(一)职业病危害申报

国家建立职业病危害项目申报制度。用人单位的工作场所存在职业病危害因素时,应当向所在地安全生产监督管理部门申报危害项目,并接受监督。

(二)建设项目(包括新建、扩建、改建建设项目和技术改造、技术引进项目)的职业卫生监督管理

(1)建设项目可能产生职业病危害的,建设单位在可行性论证阶段应当向安全生产监督管理部门提交职业病危害预评价报告。未提交预评价报告或者预评价报告未经安全生产监督管理部门审核同意的,有关部门不得批准该建设项目。

(2)职业病危害严重的建设项目的防护设施设计,应当经安全生产监督管理部门审查,符合国家职业卫生标准和卫生要求的,方可施工。

(3)建设项目在竣工验收前,建设单位应当进行职业病危害控制效果评价。建设项目竣工验收时,其职业病防护设施经安全生产监督管理部门验收合格后,方可投入正式生产和使用。

(三)职业病诊断医师

从事职业病诊断的医师应当取得省级卫生行政部门颁发的资格证书。

(四)职业健康检查机构

职业健康检查应当由省级以上人民政府卫生行政部门批准的医疗卫生机构

承担。

（五）职业病诊断机构

医疗卫生机构承担职业病诊断，应当经省、自治区、直辖市人民政府卫生行政部门批准。

（六）职业卫生技术服务机构

职业病危害预评价、职业病危害控制效果评价由依法设立的取得国务院安全生产监督管理部门或者设区的市级以上地方人民政府安全生产监督管理部门按照职责分工给予资质认可的职业卫生技术服务机构进行。

放射卫生技术服务机构由卫生部或省级卫生行政部门按照职责分工给予资质认可。化学品毒性鉴定机构由卫生部给予资质认可。

二、现场检查

（一）职业卫生监督检查基本方法：根据不同的监督检查目的，可采取日常监督检查、专项监督检查和突击监督检查等方法。

1. 日常监督检查

日常监督检查是指监管部门根据当地实际情况，有计划地、主动地对管理相对人执行职业卫生法规、标准情况进行的监督检查，是经常性职业卫生监督的主要工作方式，是发现问题和解决问题的重要途径。日常监督检查一般以区域为范围，对所有的监督对象实施检查，检查内容主要针对法律对管理相对人的基本要求。日常监督检查的特点是全面性、常规性，可以预先布置，要求有覆盖面。

2. 专项监督检查

专项监督检查是指以规范某一行业或某一职业病危害因素的职业病防治行为，或规范某一项具体法定义务为目的的监督检查，如制鞋行业职业卫生专项检查、粉尘危害企业专项治理、职业病危害警示标识专项整治等。它的特点是针对性强，一般具有明确的目的或指向，专项监督检查往往具有一定的深度，因此，预先应对专项监督检查的对象存在的主要职业卫生问题有较全面的了解，而且要有具体的实施方案，需要认真计划、精心组织，集中在一定的时期内进行。一般每年可以针对本地区某种职业病危害严重、职业病高发、职业卫生问题较突出的行业或企业，集中监督力量开展1－2项职业卫生专项监督检查。

3. 突击监督检查

突击监督检查是指监管部门根据有关线索或案件，在较短时间内，针对某一特定企业或某一特定行业的职业卫生问题进行的监督检查，如对群众投诉举报及媒体反映的事件进行的查处。

(二)职业卫生监督员的权利

现场检查是监督机关或监督人员了解用人单位执行《职业病防治法》等职业卫生法律、法规、规章和国家职业卫生标准等情况,并对违反职业卫生法律、法规的行为依法进行处理所必需,也是最常用的一种监督手段。职业卫生监督人员在进行职业卫生监督时享有下列权利:①进入被检查单位和职业病危害现场,了解情况,调查取证;②查阅或者复制职业病防治工作有关的资料和采集样品;③责令违反职业病防治法律、法规的单位和个人停止违法行为。•

(三)现场监督检查的注意事项

现场监督检查除必须在法定权限内,依照法定程序进行,证据确凿、有效外,还应注意以下几个事项:

1. 准备工作要充分

掌握现场检查的有关内容,通过查阅申报资料等熟悉被检查人的有关情况;准备必要的现场检查法律文书及快速检测、取证工具和采样工具。

2. 态度要从容

对用人单位进行监督检查是法律赋予的权利,在我国领域内的用人单位不管性质如何,规模多大,效益多好,都必须遵守我国的法律法规,因而,监督人员要克服胆怯或盛气凌人,从容面对行政管理相对人,做到不卑不亢,注意文明用语和说话方式,避免与行政管理相对人发生言语上的冲突,特别是在初次接触过程中,要耐心说明来意,在交流中应有虚心学习的态度,以尽快全面的了解用人单位的基本情况。在工作中坚持监督与业务技术指导服务相结合,争取用人单位的信任,消除抵触情绪。

3. 调查方法要灵活多样

根据现场情况可采取:一是听,认真听取用人单位负责人、管理人员有关用人单位基本情况和职业卫生管理措施的介绍。二是问,向管理人员、技术人员有针对性地了解有关生产工艺、原辅料、产品、副产品和中间产物等情况;向劳动者了解职业病危害告知、培训、健康监护、卫生管理制度要求等,核实用人单位的介绍,并了解劳动者的具体劳动过程、卫生防护措施以及健康状况等。三是查,查阅用人单位职业卫生管理制度及其实施情况、职业病危害因素检测评价资料、劳动者职业卫生培训与健康检查记录、职业病防护设施维护检修记录与个人防护用品发放记录等。四是看,重点察看车间布局,生产工艺过程,卫生防护设施安装及使用,应急用品设施配备,卫生辅助设施,职业病危害公告栏、警示标识设置,劳动者劳动过程、作业方式及个人防护情况,必要时对工作场所的职业病危害因素进行采样。

4. 检查要抓住重点,有针对性

一是对经过前期预防相关程序的新建项目,应重点检查职业卫生管理措施的落实情况，而对职业病危害严重的老企业，应以工作场所劳动条件和采取的卫生防护设施等硬件为重点；二是对可能发生急性职业病危害的用人单位，要重点检查卫生安全操作规程、管理制度、个人防护、应急救援预案等的制定和实施情况；三是对接触粉尘等危害，易导致慢性职业病危害的，应重点督促改善作业场所职业卫生条件、加强个人防护和加强职业健康监护。还应根据不同企业类型突出监督重点，如对职业病防治组织健全的大中型企业应着重管理水平的提高和硬件设施的改善，而针对小型企业和个体工商户重点是督促树立职业卫生防护意识和建立基本卫生防护设施。

5. 做好自身防范

在监督管理对象中，用人单位或多或少存在职业病危害因素，还存在许多潜在的不安全因素（如：电、热、高处坠落物等），特别是进行中毒事故调查时，作业现场的危险性更大。因而，在进入作业场所进行监督检查过程中，监督人员要注意做好自身防范：一是要佩戴相应的个人防护用品，如呼吸、皮肤、眼、耳、头部等防护用品；二是要遵守用人单位内部的安全卫生规章制度；三是在进入存在化学品等危险场所时，要有用人单位相关人员陪同，并时刻留意警示标识；四是要注意个人卫生，及时清洗暴露的皮肤，换洗污染的衣服。避免在存在职业病危害的场所进食、饮水，在任何作业场所禁止吸烟。

6. 提高综合业务能力

在现场检查过程中，监督人员要对用人单位存在职业病危害的作业场所进行检查，需要掌握和了解用人单位在作业场所是否采取职业病危害因素控制措施或采取的措施是否有效，并对用人单位进行业务技术指导，帮助用人单位发现问题和解决问题。这就要求监督人员不仅要掌握法律、法规以及职业病学知识，职业卫生标准（GBZ1－2010《工业企业设计卫生规范标准》）、技术规范，也要熟悉各类工业企业的生产工艺和作业特点。特别是要学习和掌握工业通风排毒技术知识和规范标准、个人防护用品的选择、使用和维护等要求。而且要具有一定的物理、化学、工程学、管理学等知识，这就需要监督人员在实际工作中不断地学习、总结，拓宽知识面，掌握各项技能，提高综合业务能力。

(四)职业卫生监督检查主要内容

根据法律的规定，职业卫生管理相对人主要有以下4种：①可能产生职业病危害的用人单位；②职业卫生技术服务机构；③医疗卫生机构（职业健康检查机构、职业病诊断机构、一般的医疗卫生机构）；④职业病诊断鉴定委员会有关人员。

而针对不同的管理相对人有不同的监督内容：

1. 用人单位的监督内容

(1)建设项目前期预防。可能产生职业病危害的新建、扩建、改建建设项目和技术改造、技术引进项目的建设单位,在可行性论证阶段、设计阶段和竣工时是否通过安全生产监督管理部门的审核、审查和验收。

建设项目的职业病防护设施与主体工程同时设计,同时施工,同时投入生产和使用的情况。

(2)职业病危害项目申报。作业场所存在或产生《职业病危害因素分类目录》所列的职业病危害因素的用人单位,是否及时、如实向所在地安全生产监督管理部门申报。

(3)劳动过程中的防护与管理。用人单位对以下职业病防治管理措施的实施情况:①设置或指定职业卫生管理机构或组织,配备专职或兼职的职业卫生专业人员;②制定职业病防治计划和实施方案;③建立、健全职业卫生管理制度和操作规程;④建立、健全职业卫生档案和劳动者健康监护档案;⑤建立、健全工作场所职业病危害因素监测及评价制度;⑥建立、健全职业病危害事故应急救援。

职业病危害的告知:①订立或者变更劳动合同时,有无告知劳动者职业病危害真实情况;②是否按照规定公布有关职业病防治的规章制度、操作规程,制订和落实职业病危害事故应急救援措施;③对产生严重职业病危害的作业岗位,有无在其醒目位置设置警示标识或者中文警示说明;④向用人单位提供可能产生职业病危害的设备、材料,是否按照规定提供中文说明书或者设置警示标识和中文警示说明书;⑤有无隐瞒技术、工艺、材料所产生的职业病危害;有无隐瞒本单位职业卫生真实情况;⑥有无使用国家明令禁止使用的可能产生职业病危害的设备或者材料;⑦有无将产生职业病危害的作业转移给没有职业病防护条件的单位或者个人;没有职业病防护条件的单位或者个人有无接受产生职业病危害的作业。

工作场所的卫生状况:①工作场所职业病危害因素浓度或强度是否符合国家卫生标准;②有害作业与无害作业是否分开;高毒物品作业场所与其他作业场所是否有效隔离;③使用有毒物品作业场所是否与生活场所分开或者在作业场所住人;④对可能发生急性职业损伤的有毒、有害工作场所,是否按照规定设置报警装置,配置现场急救用品、冲洗设备、应急撤离通道和必要的泄险区;⑤使用高毒物品作业场所是否按照规定设置警示线;⑥是否为从事使用高毒物品作业的劳动者设置淋浴间、更衣室,是否设置清洗、存放和处理工作服、工作鞋帽等物品的专用间,能否正常使用。

职业病防护设施、用品的提供和使用情况:①是否提供职业病防护设施或者个人使用的职业病防护用品;提供的职业病防护设施或者个人使用的职业病防护用品是否符合国家卫生标准和卫生要求;②对职业病防护设备、应急救援设施和个人使用的职业病防护用品是否按规定进行维护,是否进行检修,是否进行检测,或者能否保持正常运行和使用状态;③是否存在擅自拆除、停止使用职业病防护设备或者应急救援设施;④安排劳动者进入存在高毒物品的设备、容器或者狭窄封闭场所作业的,是否按照规定采取措施;⑤是否按照规定维护、检修存在高毒物品的生产装置;⑥有无违章指挥和强令劳动者进行没有职业病防护措施的作业。

劳动者职业健康监护管理:①是否按照规定组织劳动者进行上岗前、在岗期间和离岗时以及应急的职业健康检查;②是否建立劳动者职业健康监护档案;所建立的职业健康监护档案是否符合要求;③有无将职业健康检查结果书面如实告知劳动者;④有无安排未经职业健康检查的劳动者、未成年工或者孕期、哺乳期女职工从事接触职业病危害的作业;⑤有无安排有职业禁忌的劳动者从事所禁忌的作业;⑥是否按照规定安排从事使用高毒物品作业的劳动者进行岗位轮换;⑦是否按规定安排职业病人或者疑似职业病人进行诊治的;⑧发现职业病病人、疑似职业病病人时,是否按规定向当地安全生产监督管理部门和卫生行政部门报告;⑨劳动者离开用人单位时,索取本人职业健康监护档案时,用人单位是否如实、无偿提供。

劳动者职业卫生培训:①是否按规定组织劳动者进行职业卫生培训;②是否对劳动者个人防护采取指导、督促等管理措施。

职业病危害因素监测:①是否按规定实施由专人负责的职业病危害因素日常监测、监测系统能否正常运行;②是否按规定定期委托有资质的职业卫生技术服务机构对工作场所职业病危害因素进行检测、评价;③工作场所职业病危害因素检测、评价结果是否存入职业卫生档案,是否按规定定期向所在地卫生行政部门报告,是否向劳动者公布。

化学材料备案、使用情况:①国内首次使用或者首次进口与职业病危害有关的化学材料,是否按规定报送毒性鉴定资料以及有关部门登记注册或者批准进口的文件;②从事使用有毒物品作业的,在转产、停产、停业或者解散、破产时是否按照规定采取有效措施,妥善处理留存或者残留高毒物品的设备、包装物和容器。

(4)职业病的诊治。是否按规定及时安排疑似职业病人和职业病人的诊断、治疗与康复。

2. 职业卫生技术服务机构的监督内容

(1)职业卫生技术服务资质。是否未取得职业卫生技术服务资质擅自从事职业卫生技术服务;所从事的建设项目职业病危害评价、职业病危害因素检测与评价等工作,与取得的职业卫生技术服务资质是否相一致;从事职业卫生技术服务工作的人员是否有相应的资质。

(2)职业卫生技术服务工作的质量。是否履行法定职责;所出具的建设项目职业病危害评价、职业病危因素检测与评价报告是否符合标准、规范要求;是否有出具虚假证明文件等。

3. 医疗卫生机构的监督内容

(1)职业健康检查、职业病诊断资质。是否未取得资质擅自从事职业健康检查、职业病诊断；所从事的职业健康检查、职业病诊断工作，与取得的资质是否相一致；从事职业健康检查、职业病诊断工作的人员是否有相应的资质。

(2)职业健康检查、职业病诊断工作的质量。是否履行法定职责（疑似职业病告知、职业病报告等）；所出具的职业健康检查、职业病诊断报告是否符合标准、规范要求；是否有出具虚假证明文件；急性职业病危害的首诊医疗机构、发现职业病病人或疑似职业病病人的医疗卫生机构，是否及时报告等。

4. 职业病诊断鉴定人员的监督内容

职业病诊断鉴定委员会组成人员是否存在违反规定收受职业病诊断争议当事人的财物或者其他好处的行为。

(五)监督检查工作程序（以可能产生职业病危害的用人单位为例）

(1)监督人员到达现场应出示证件，说明来意。

(2)主办监督员在生产场所检查时，确定可能存在职业病危害的岗位及人员（根据实际情况可针对性选择）；了解该岗位已有的防护设施，查对劳动者健康监护情况。

(3)协办监督人员按确定的岗位，核实在岗劳动者的姓名（注：应明确什么车间、什么岗位，从事什么作业的劳动者），填写"作业现场在岗劳动者名单"；并选择 2 名未体检的劳动者制作询问笔录。

(4)对可能存在职业病危害因素的岗位（注：存在未体检劳动者所在的作业岗位）进行采样检测。

(5)主办监督员汇总后，负责制作现场检查笔录［签名人最好是企业负责人（依企业营业执照为准）；如为其他陪同人员，最好加盖企业公章（注：陪同检查人员的身份，也可通过劳动者询问笔录、企业人员照片等印证）］、监督意见书、非产品样品采样记录。

(6)协办监督员根据现场检查笔录和劳动者名单对企业负责人或管理人员、陪同人员制作询问笔录（注意：①各份询问笔录时间及现场检查时间不能相同。②检查笔录的内容必须是可视的，而询问笔录则是为进一步佐证有关事实依据的，不能颠倒或重复）。

(7)索取企业营业执照、所有被询问人员身份证明（身份证或工作证）的复印件。

(六)证据收集

(1)现场检查笔录（1式1份）；

(2)询问笔录（1式1份）：①未体检的劳动者；②车间主任或管理人员；③负责人或法定代表人；

（3）作业现场在岗劳动者名单、企业提供的工资清单、劳动者名册或劳动合同等；

（4）使用原料、辅料等化学物品的相关材料（如：化学安全技术说明书，进货单等）；

（5）营业执照复印件、身份证明复印件（所有被询问人员）、照片；

（6）非产品样品采样记录（1式2份）；技术鉴定委托书；

（7）检验报告书；

（8）其他证据资料。

三、事件处理

（一）报告及救治

发生或者可能发生急性职业病危害事故时，用人单位应当及时报告所在地安全生产监督管理部门和有关部门。安全生产监督管理部门接到报告后，应当及时会同有关部门组织调查处理；必要时，可以采取临时控制措施。卫生行政部门应当组织做好医疗救治工作。各部门接报后应按照有关要求及时上报。

对遭受或者可能遭受急性职业病危害的劳动者，用人单位应当及时组织救治、进行健康检查和医学观察，所需费用由用人单位承担。

（二）现场调查处理

（1）现场协助医务人员抢救中毒人员。

（2）控制现场，防止事故扩大。必要时，采取临时控制措施。

（3）事故原因调查取证：听取当事人的陈述和证人证言了解工艺流程、原料、产品、产量、事发经过、中毒人员症状和救治过程、有无违章行为、与以往操作的不同点（询问中毒工人、同事、企业主或负责人、现场见证人，并制作询问笔录），现场调查生产车间概况、有无操作规程、警示标识、防护设施、个人防护用品、应急救援设施等（现场监督检查笔录、拍照），收集现场物证（采集现场使用的原料等有关物品进行实验分析、现场模拟测试）、调取或复印相关书证（劳动合同、工资单、病历资料、历年监测报告、生产工艺流程、原料、中间体、产品等技术资料）、鉴定结论（职业病诊断证明书）等。

（4）事故责任调查取证：重点调查企业负责人和直接主管人员的职业卫生管理责任制落实情况，听取当事人的陈述和证人证言（询问企业主或负责人、中毒工人、同事）、企业职业卫生管理制度、防护措施、劳动者健康权益维护等落实情况，制作询问笔录），现场调查（现场检查卫生防护措施的落实情况，制作检查笔录、拍照），调取或复印相关书证（职业卫生防护经费的支出、监测、体检、培训工作执行情况）等。

（5）行政处罚：根据调查情况，按照《职业病防治法》规定进行处罚。

（三）调查报告内容

（1）事由。

（2）事发企业基本情况（企业性质、法人代表、生产工艺流程图、原料、中间体、产品、产量）。

（3）事发经过（详细过程，特别是是否有违章行为）。

（4）现场劳动卫生学调查（现场基本概况、面积、高度、生产车间有无安全操作规程和安全警示标识；有无必要的卫生防护设施、有无应急救援设施）。了解历年监测结果，事故现场监测。

（5）调查企业有无造成事故的违法行为存在。该企业是否进行职业病危害项目申报，有无职业病防治管理组织，是否制定相应的安全操作规程和规章制度，是否对工人进行职业安全卫生知识培训和教育，是否提供必要的职业安全卫生防护设施、个人防护用品，是否组织过对工人的职业健康体检。

（6）中毒病人与救治、诊断情况。

（7）事故性质认定。

（8）事故发生原因分析。

（9）事故责任分析。

（10）处理意见和建议。

四、档案管理

职业卫生监督管理过程中，要注意收集保存过程性资料，工作完成后，按照档案管理的有关规定进行整理归档。行政相对人档案包括行政许可（申报）、变更、延续、复核、日常监督管理、不良行为、注销七类卷。归档文件必须是原件（外来复印件除外），做到完整、齐全、系统、准确，底稿与印件一并归档。行政处罚案卷应及时归档，并按规定准确划分保管期限。

第三节　案例分析

案例一：用人单位未按规定组织劳动者职业健康检查案

【案情简介】

某县监管部门于 2002 年 7 月对某制鞋企业负责人进行职业病防治培训，2003 年 8 月对该用人单位进行监督检查时发现，该单位未按规定组织劳动者进行职业健康检查，当即制作了现场检查笔录和监督意见书，责令于 9 月底前改正。

2003 年 12 月 2 日，市、县监管部门对该当事人进行联合监督检查时发现，该单位仍未组织从事下帮车间复底、抓帮、刷胶作业的黄某等 19 名劳动者进行职业健康检查。当场制作了现场检查笔录、劳动者现场检查名单、非样品采样记录,均由法定代表人阅后签名确认;对法定代表人及黄某等两名劳动者制作了询问笔录核实情况;采集的空气样品送取得职业卫生技术服务资质的市疾病预防控制中心进行检测,检测结果表明下帮车间的复底、抓帮、刷胶作业场所存在正己烷和甲苯职业病危害因素。

【处罚与诉讼】

该用人单位的行为违反了《中华人民共和国职业病防治法》第三十二条第一款,卫生行政部门依据《中华人民共和国职业病防治法》第六十四条第(四)项,做出了行政处罚决定:(1)警告,责令限期改进;(2)罚款 26000 元整。

该当事人以 2003 年 12 月 2 日这一日期非法律规定的最后期限,原告在任何时候都可以对劳动者进行职业健康检查;19 名劳动者中有 4 名劳动者已于 2003 年 4 月份进公司前自行到当地医院进行了血常规检查,2003 年 12 月 30 日已组织全部劳动者进行职业健康检查为由,先后提起行政复议和行政诉讼,但结果均维持监管部门已做出的处罚决定,最后由监管部门申请法院强制执行而结案。

【分析评议】

(1)本案是一起典型的违反职业健康监护管理案,《中华人民共和国职业病防治法》规定,只有对从事接触职业病危害的作业的劳动者,用人单位才要对其实行相应的职业健康监护管理,因而,首先得确认 19 名劳动者所从事的作业存在职业病危害因素,而由具有资质的职业卫生技术服务机构出具的监督检测报告是作业现场存在职业病危害因素的最直接的客观依据,采样时应紧扣劳动者作业岗位进行布点检测;用人单位的自测或委托检测报告,以及职业病危害项目申报资料,可起参考作用,但最好在法定代表人(负责人)及生产技术负责人的询问笔录中确认检查当日与委托检测或申报时的所用技术、材料、工艺等相同。

(2)取证过程中应注意,可现场调查正从事接触职业病危害作业的劳动者,在现场笔录中记录未进行职业健康检查的劳动者的姓名、从事的岗位、时间等要素;也可要求用人单位提供从事职业病危害作业岗位的劳动者名单和相应的职业健康监护档案,对未能出示职业健康监护档案的劳动者在检查笔录中注明,或要求用人单位提供未体检人员名单,注明未组织职业健康检查字样,并由单位签章。两种方法取得相关证据,都要通过制作用人单位负责人、劳动者讯问笔录来核实佐证。

(3)《职业健康监护管理办法》明确规定了体检的项目和周期,其中的 4 名劳动者仅仅检查了血常规,显然体检是不符合规定的,达不到职业健康监护的目的,因而,可以认定其体检无效;至于当事人提出的 12 月 30 日已组织体检,其发生在检查之后,是一种整改行为,不影响对检查时违法事实的认定,不能成为不予处罚的理由;职业健康检查包括上岗前、在岗期间和离岗时,很明显用人单位未组织劳动者进行上岗前的职业健康检查。

(4)本案中采用律师公证加邮件特快专递形式送达行政处罚事先告知书,提高了行政处罚的效率,但在操作过程中,应在特快专递详情单内件品名栏中详细注明是行政处罚事先告知书及编号。若特快专递当事人拒收,则必须采用其他送达方式,行政处罚决定书则应以当场留置送达为主,确有困难时,可采用现场司法公证或公告等送达方式。

案例二:用人单位违反规定造成劳动者生命健康严重损害案

【案情简介】

2003 年 12 月 19 日上午,某市卫生局接某医院报告,该院收治了 1 名某合成革厂的病人,该患者病情严重,医院怀疑为中毒性肝病。接报后,市卫生局立即组织人员会同有关部门对事件进行了调查处理。

经查患者叶某,男,18 岁(1985 年 10 月出生),安徽人,于 2003 年 7 月 2 日进入该企业,当时经招工体检,未发现异常,发病时为合成革厂干法车间涂头工。12 月 11 日发病,12 月 17 日入医院,入院时患者已处于昏迷状况,临床检查排除了病毒性肝炎等其他肝病,临床诊断为重度中毒性肝病。12 月 24 日夜,患者经抢救无效死亡。

2003 年 12 月 19 日下午,调查人员对该合成革厂工作场所空气中的 DMF 浓度进行了采样检测,结果 11 份样品的浓度范围为 17.70～200.79 mg/m³,其中 7 份样品不符合国家卫生标准("工作场所有害因素职业接触限值(GBZ2－2002)"短时间接触容许浓度,DMF 为 40 mg/m³。),叶某所在的岗位 DMF 浓度为 102.52 mg/m³。卫生行政部门在责令立即停产整治的同时,要求该企业组织接触 DMF 的工人进行应急体检,结果 293 名接受体检的工人中,有 51 人肝功能显著异常,需作进一步检查、治疗。

2004 年 1 月 7 日,当地职业病诊断机构根据临床检查资料及现场劳动卫生学调查资料,做出了叶某为职业性重度二甲基甲酰胺中毒性肝病致死亡的诊断结论。

【处罚与诉讼】

根据职业病诊断机构的诊断结论,以及工作场作空气 DMF 浓度检测结果,认定该企业违法了《职业病防治法》第十三条第(一、二)项的规定,依据《中华人民共和国职业病防治法》第七十条,做出责令停止产生职业病危害的作业,并处罚款 15 万元的行政处罚决定。该企业放弃了听证,在法律规定的期限内,未提起行政复议和行政诉讼,自动履行了处罚决定。

【分析评议】

(1)死者入厂前经招工体检,未发现异常,进厂后在 DMF 严重超标的涂头岗位工作,并且个人防护用品未能坚持佩戴,临床表现和实验室检查结果显示肝功能受损严重,其他接触人员也存在肝功能受损情况,临床症状、流行病学调查排除病毒性、药物性和酒精等肝炎,诊断为职业性 DMF 中毒依据是充分的。

(2)该企业为新建企业,有较完善的职业卫生管理措施,部分生产线采取了密闭通风设施,并配有 DMF 回收装置,车间内布满通风排毒管道,但经检测部分工作岗位 DMF 超标严重,因而,可认定其防护设施与职业病危害产生量不相适应,使车间工作场所职业病危害因素超标,最终导致劳动者中毒乃至死亡的严重危害事件发生。卫生行政部门对该事件的调查处理及时,采取的措施正确果断,有效地控制了事态的发展;对该事件的行政处罚事实清楚,证据充分,处罚裁量适当;用人单位完成整改后,及时解除了行政控制措施,事件处理的整个过程和采取的措施合法、合理。

(3)患者个体敏感性较高,未能及时得到有效的医治,是患者死亡的主要原因。因此,卫生行政部门在加强监管,确保作业场所职业病危害浓度或强度符合国家卫生标准的同时,有必要督促和指导用人单位开展劳动者的宣传教育,提高自我防护意识,并定点医疗机构,建立由劳动者、管理者、企业医务室、医疗机构等组成的医疗监护网络,使健康受损人员能及时、有效地得到医学监护。

案例三:用人单位工作场所职业病危害因素浓度超标案

【案情简介】

2004 年 3 月 16 日,某市职业卫生监督人员对某木制工艺礼品制造企业进行职业卫生监督检查时发现,油漆工人正在进行刷漆作业,但油漆车间安装在窗户中间的 6 台排风量为 95m³/min·台的排风扇均未开启,刷漆作业工人也未佩戴任何个人防护用品,并且部分刷漆工人未进行职业健康检查。监督人员现场采集了 4 份油漆车间空气样品,测定"三苯"浓度,疾病预防控制中心出具的检验报告显示,4 份空气样品中苯浓度在 13.76—50.38 mg/m³ 之间,其中 2 份样品甲苯浓度高于 100mg/m³,超过了 GBZ2－2002《工作场所有害因素职业接触限值》中苯和甲苯相应的短时间接触容许浓度限值(苯 10mg/m³,甲苯 100mg/m³)。该企业的行为违法了《中华人民共和国职业病防治法》第二十三条第三款、第十三条第(一)项、第三十二条第一款的规定。

案发后,该企业进行了积极整改,完善了管理制度,增设和改进了卫生防护设施,组织刷漆工人进行了职业健康检查,未发现与职业危害相关的健康损害。

【处罚与诉讼】

卫生行政部门依据《中华人民共和国职业病防治法》第六十八条第(六)项、第六十五条第(一)、第六十四条第(四)项,同时依据《中华人民共和国行政处罚法》第二十七条第一款第(一)项的规定,做出了责令限期改进,并处罚款 3 万元的行政处罚决定,在法定期限内该企业未提起行政复议和行政诉讼,自动履行了处罚决定。

【案例分析】

(1)在中小企业中,擅自停用职业病防护设施的情况时有发生,但却难以直接以此为由对其施以行政处罚,因为《中华人民共和国职业病防治法》强调的是与职业病危害相适应的防护设施,而评价是否相适应的最客观依据应当是工作场所的职业病危害的浓度或强度是否符合国家卫生标准,即只要能确保职业病危害符合国家卫生标准,根据实际生产情况,即使停用职业病防护设施也是可以的。

(2)全面通风是降低工作场所职业病危害浓度的有效措施,因而,用于全面机械通风的排风扇应当认定为职业病防护设施。本案中,由于用人单位停用排风扇,导致了工作场作职业病危害的浓度超出了国家卫生标准(根据 GBZ2－2002《工作场所有害因素职业接触限值》只要短时间接触容许浓度或时间加权平均浓度中任一超标,即可判断工作场作该职业病危害浓度或强度不符合国家卫生标准),构成了擅自停用职业病防护设施的违法行为,应当予以处罚。

(3)用人单位提出了因为油漆工艺的需要才停用了通风排毒设施,但用人单位没有要求作业人员佩戴有效的个人防护用品,并且进一步的调查显示,其他类似企业通过合理组织气流的方向,可以有效解决油漆工艺问题,因而,该用人单位停用防护设施的理由不能成为不予处罚的依据。

(4)考虑到案发后该企业积极配合调查,及时改正了违法行为,并且经体检证实尚未给劳动者造成职业健康损害,依照《行政处罚法》的有关规定,给予了减轻处罚。《中华人民共和国职业病防治法》的处罚额度相对较大,特别是对中小企业而言,易造成执行难。因而,对违法情节较轻、尚未造成不良后果、积极配合调查和整改的用人单位,依照《行政处罚法》的有关规定,严格把关,给予超出处罚下限的处罚,有利《中华人民共和国职业病防治法》的贯彻实施。

备注:因上述案例均发生于《中华人民共和国职业病防治法》修改以前,所以案例中所提及的违法条款、处罚依据等均为修改以前的《中华人民共和国职业病防治法》条文。

第四节　相关法规要点

一、职业卫生相关法律法规和标准简介

(一)《中华人民共和国职业病防治法》

由中华人民共和国第九届全国人民代表大会常务委员会第二十四次会议于 2001 年 10 月 27 日通过,自 2002 年 5 月 1 日起施行;根据 2011 年 12 月 31 日十一届全国

人大常委会第 24 次会议《关于修改〈中华人民共和国职业病防治法〉的决定》修正。分总则、前期预防、劳动过程中的防护与管理、职业病诊断与职业病病人保障、监督检查、法律责任、附则七章九十条,自 2011 年 12 月 31 日起施行。目的是为了预防、控制和消除职业病危害,防治职业病,保护劳动者健康及其相关权益,促进经济社会发展。

(二)《使用有毒物品作业场所劳动保护条例》

2002 年 4 月 30 日由国务院第 57 次常务会议通过,2002 年 5 月 12 日公布,自公布之日起施行。由总则、作业场所的预防措施、劳动过程的防护、职业健康监护、劳动者的权利与义务、监督管理、罚则、附则共八章七十一条所组成。目的是为了保证作业场所安全使用有毒物品,预防、控制和消除职业中毒危害,保护劳动者的生命安全、身体健康及其相关权益。

(三)《职业病诊断与鉴定管理办法》

自 2002 年 5 月 1 日起施行。由总则、诊断机构、诊断、鉴定、监督管理、罚则、附则共七章四十一条所组成。目的是为了规范职业病诊断鉴定工作,加强职业病诊断、鉴定管理。

(四)《作业场所职业健康监督管理暂行规定》

自 2009 年 9 月 1 日起施行。由总则、生产经营单位的职责、监督管理、罚则、附则共五章五十六条所组成。目的是为了加强工矿商贸生产经营单位作业场所职业健康的监督管理,强化生产经营单位职业危害防治的主体责任,预防、控制和消除职业危害,保障从业人员生命安全和健康。

(五)《职业病目录》

卫生部、劳动保障部于 2002 年 4 月 18 日公布。共分为尘肺、职业性放射性疾病、职业中毒、物理因素所致职业病、生物因素所致职业病、职业性皮肤病、职业性眼病、职业性耳鼻喉口腔疾病、职业性肿瘤、其他职业病十大类 115 种法定职业病。

(六)《职业病危害因素分类目录》

卫生部于 2002 年 3 月 11 日颁布实施。

(七)《工业企业设计卫生标准》(GBZ 1－2010)

卫生部于 2010 年 1 月 22 日发布,2010 年 8 月 1 日实施。是在 GBZ 1－2002《工业企业设计卫生标准》基础上修订而来。

(八)《工作场所有害因素职业接触限值》(GBZ 2－2007)

卫生部于 2007 年 4 月 12 日发布,2007 年 11 月 1 日实施。是在 GBZ 2－2002《工作场所有害因素职业接触限值》基础上修订而来。

(九)《职业病诊断标准》

二、职业病目录和诊断标准清单

卫生部根据《职业病目录》中所列职业病,分别制定相应的职业病诊断标准。职业病目录和标准号如下:

1. 尘肺

(1)矽肺 GBZ70

(2)煤工尘肺 GBZ70

(3)石墨尘肺 GBZ70

(4)炭黑尘肺 GBZ70

(5)石棉肺 GBZ70

(6)滑石尘肺 GBZ70

(7)水泥尘肺 GBZ70

(8)云母尘肺 GBZ7

(9)陶工尘肺 GBZ70

(10)铝尘肺 GBZ70

(11)电焊工尘肺 GBZ70

(12)铸工尘肺 GBZ70

(13)根据《尘肺病诊断标准》和《尘肺病理诊断标准》可以诊断的其他尘肺 GBZ25 GBZ70

2. 职业性放射性疾病

(1)外照射急性放射病 GBZ104

(2)外照射亚急性放射病 GBZ99

(3)外照射慢性放射病 GBZ105 GBZ109 GBZ110 GBZ111

(4)内照射放射病 GBZ96

(5)放射性皮肤疾病 GBZ106

(6)放射性肿瘤 GBZ97

(7)放射性骨损伤 GBZ100

(8)放射性甲状腺疾病 GBZ101

(9)放射性性腺疾病 GBZ107

(10)放射复合伤 GBZ102 GBZ103

(11)根据《职业性放射性疾病诊断标准(总则)》可以诊断的其他放射性损伤 GBZ112

3. 职业中毒

(1)铅及其化合物中毒(不包括四乙基铅)GBZ37

(2)汞及其化合物中毒 GBZ89

(3)锰及其化合物中毒 GBZ3

(4)镉及其化合物中毒 GBZ17

(5)铍病 GBZ67

(6)铊及其化合物中毒 GBZ64 GBZ87 GBZ226

(7)钡及其化合物中毒 GBZ63

(8)钒及其化合物中毒 GBZ47

(9)磷及其化合物中毒 GBZ81

(10)砷及其化合物中毒 GBZ83

(11)铀中毒 GBZ108

(12)砷化氢中毒 GBZ44

(13)氯气中毒 GBZ65

(14)二氧化硫中毒 GBZ58

(15)光气中毒 GBZ29

(16)氨中毒 GBZ14

(17)偏二甲基肼中毒 GBZ86

(18)氮氧化合物中毒 GBZ15

(19)一氧化碳中毒 GBZ23

(20)二硫化碳中毒 GBZ4

(21)硫化氢中毒 GBZ31

(22)磷化氢、磷化锌、磷化铝中毒 GBZ11

(23)工业性氟病 GBZ5

(24)氰及腈类化合物中毒 GBZ209 GBZ13

(25)四乙基铅中毒 GBZ36

(26)有机锡中毒 GBZ26

(27)羰基镍中毒 GBZ28

(28)苯中毒 GBZ68

(29)甲苯中毒 GBZ16

(30)二甲苯中毒 GBZ16

(31)正己烷中毒 GBZ84

(32)汽油中毒 GBZ27

(33)一甲胺中毒 GBZ80

(34)有机氟聚合物单体及其热裂解物中毒 GBZ66

(35)二氯乙烷中毒 GBZ39

(36)四氯化碳中毒 GBZ42

(37)氯乙烯中毒 GBZ90

(38)三氯乙烯中毒 GBZ38 GBZ185

(39)氯丙烯中毒 GBZ6

(40)氯丁二烯中毒 GBZ32

(41)苯的氨基及硝基化合物(不包括三硝基甲苯)中毒 GBZ30

(42)三硝基甲苯中毒 GBZ69

(43)甲醇中毒 GBZ53

(44)酚中毒 GBZ91

(45)五氯酚(钠)中毒 GBZ34

(46)甲醛中毒 GBZ33

(47)硫酸二甲酯中毒 GBZ40

(48)丙烯酰胺中毒 GBZ50

(49)二甲基甲酰胺中毒 GBZ85

(50)有机磷农药中毒 GBZ8

(51)氨基甲酸酯类农药中毒 GBZ52

(52)杀虫脒中毒 GBZ46

(53)溴甲烷中毒 GBZ10

(54)拟除虫菊酯类农药中毒 GBZ43

(55)根据《职业性中毒性肝病诊断标准》可以诊断的职业性中毒性肝病 GBZ59

(56)根据《职业性急性化学物中毒诊断标准(总则)》可以诊断的其他职业性急性中毒 GBZ71 GBZ72－79

4.物理因素所致职业病

(1)中暑 GBZ41

(2)减压病 GBZ24

(3)高原病 GBZ92

(4)航空病 GBZ93

(5)手臂振动病 GBZ7

5.生物因素所致职业病

(1)炭疽 GBZ227GB17015

(2)森林脑炎 GBZ88

(3)布氏杆菌病 GBZ227WS269－2007

6.职业性皮肤病

(1)接触性皮炎 GBZ20

(2)光敏性皮炎 GBZ21

(3)电光性皮炎 GBZ19

(4)黑变病 GBZ22

(5)痤疮 GBZ55　　　　　　　　　　(6)溃疡 GBZ62

(7)化学性皮肤灼伤 GBZ51

(8)根据《职业性皮肤病诊断标准（总则）》可以诊断的其他职业性皮肤病 GBZ18 GBZ185

7. 职业性眼病

(1)化学性眼部灼伤 GBZ54　　　　　(2)电光性眼炎 GBZ9

(3)职业性白内障(含放射性白内障、三硝基甲苯白内障)GBZ35 GBZ45 GBZ95

8. 职业性耳鼻喉口腔疾病

(1)噪声聋 GBZ49　　　　　　　　　(2)铬鼻病 GBZ12

(3)牙酸蚀病 GBZ61

9. 职业性肿瘤

(1)石棉所致肺癌、间皮瘤 GBZ94　　(2)联苯胺所致膀胱癌 GBZ94

(3)苯所致白血病 GBZ94GBZ68　　　(4)氯甲醚所致肺癌 GBZ94

(5)砷所致肺癌、皮肤癌 GBZ94　　　(6)氯乙烯所致肝血管肉瘤 GBZ94

(7)焦炉工人肺癌 GBZ94　　　　　　(8)铬酸盐制造业工人肺癌 GBZ94

10. 其他职业病

(1)金属烟热 GBZ48　　　　　　　　(2)职业性哮喘 GBZ57

(3)职业性变态反应性肺泡炎 GBZ60　(4)棉尘病 GBZ56

(5)煤矿井下工人滑囊炎 GBZ82

思考题

1. 叙述法定职业病的定义。

2. 职业卫生监督的对象有哪些?

3. 叙述监督检查的工作程序。

4. 事故处理调查报告包括哪些内容?

5. 卫生监督机构接到某职业健康检查机构的体检报告书,发现疑似职业病及职业禁忌,应如何处理?

6. 卫生监督机构接到劳动者投诉举报,反映在某厂工作,工作中可能接触某些有毒有害物质,近日突觉身体不适。应如何处理?

（林 松　汪严华）

第八章　放射卫生监督

【学习目的】

1. 了解放射卫生监督相关法规和标准体系。

2. 熟悉放射卫生监督基础知识。

3. 掌握放射卫生行政许可、监督检查、事件处置等卫生监督技能。

第一节　基础知识

1895 年伦琴发现了 X 射线,这种射线不仅具有穿透一些不透光的物质的能力,而且还具有使物质电离的能力。1896 年贝可勒尔发现了重元素物质铀具有放射性,此后,人们又发现钍、钋、镭等重元素物质都能发出射线,物质放射性的发现使人们对世界的认识进入了一个崭新的时代。随着科学技术的进步,核与辐射技术已广泛地应用于工农业生产、军事和医学事业等各行各业中,极大地促进了社会进步与经济发展。目前在医学上利用 X 射线、放射性同位素进行医学诊断和治疗均归功于射线的发现。

现在人们已经认识到,射线时刻存在于我们身边,它和我们的生活息息相关,如太阳光、紫外线、热、声、电磁波等。但在人们谈论射线的时候,许多人感到恐惧,主要是放射线也是一把双刃剑,如果正确利用会给我们社会带来巨大的利益并不断推动社会的进步,但因管理不善,利用不当,忽视放射性的使用安全和防护,就会产生影响人体健康甚至造成人员伤亡的后果。前苏联切尔诺贝利核电站事故给人类带来了巨大的灾难,2011 年 3 月日本福岛核电站事故再次敲响了核电安全的重要性。鉴于放射性事故的特殊危害及其产生的社会影响,放射防护与安全越来越受到人们的高度重视,我国颁布的《中华人民共和国职业病防治法》、《中华人民共和国放射性污染防治法》等均对射线装置和放射性物质的利用作了明确规定,国际放射防护委员会(IRCP)、国际原子能机构(IAEA)、联合国原子辐射科学委员会(UNSCEAR)等相关国际组织结合世界各国应用核技术的情况,不断出版大量出版物,用以指导各国做好放射线利用的安全与防护工作。

一、电离辐射的概念

在现今的放射防护领域,电离辐射是指能在生物物质中产生离子对的辐射,通常所称的放射、射线、辐射等术语,一般均指电离辐射。

放射性是指某些核素自发地放出粒子或 γ 射线,或发生轨道电子俘获之后放出 X 射线,或发生自发核裂变的性质。

自然界中天然存在的放射性核素有几十种。如与我们密切相关的铀、镭、钍及其衰变产物等。还有通过核反应产生的人工放射性核素,约 2000 多种,以及利用射线装置产生的辐射。如各种加速器、X 射线机和中子发生器等,可以产生不同能量的电子束、X 射线和中子辐射等。

如今被广泛应用于医学、工业、农业、环保、教育和科学研究等领域的各类产生 α、β、γ 辐射和 X 射线、中子的射线装置或放射性物质,是人们放射防护关注的重点。各类射线具有如下性质:

(1)α 射线(或称 α 粒子),是带正电的高能粒子(He 原子核),电离能力强、射程短、穿透力弱,能被一张薄纸阻挡,在人体外部不构成危险,然而一旦进入人体,将是十分危险。

(2)β 射线(或称 β 粒子),为高速电子束,穿透力比 α 射线强,一张几毫米厚的铝箔可完全阻挡。防护时需注意韧致辐射。

(3)γ 射线、X 射线,是电磁辐射(广义),间接电离,穿透力很强,较难防护,需采用铅、较厚的混凝土等材料来防护。

(4)中子射线,为不带电的中子束,穿透力极强,很难防护,可采用含氢原子很多的材料,如水、石蜡等。

二、电离辐射对人体健康的影响

核与辐射技术在造福于人类的同时,核与辐射事故时有发生,伤害和威胁着人民的生命健康和安全。如果没有科学有效的监测与防护,从个体来说,核辐射可能引起人体发生确定性效应(造血系统、免疫系统、消化系统和各种组织器官的损伤)和随机性效应(白血病、癌症和遗传疾病),从整体来说,可能影响全民健康素质的提高,甚至可能影响社会稳定和国家安全。

由于人体受到电离辐射照射后,可产生各种有害健康的效应,而射线对人体的作用又是一个极其复杂的过程。国际放射防护委员会(IRCP)第 60 号出版物,对辐射的生物效应列举了确定性效应、随机性效应、胚胎和胎儿效应和皮肤效应等四种有害效应。

上述所说的确定性效应也即有害的组织反应,是指机体受到电离辐射照射剂量达到一定的水平,组织中相当数量的细胞被灭活,从而出现临床上可查出该组织或器官有严重损伤与功能障碍。该效应的特点是其损伤的严重程度与剂量有关,有一个剂量阈值,当高于阈剂量时,剂量越大损伤越严重。效应举例:如皮肤放射损伤、放射性白内障、造血功能低下等。

随机效应是指发生概率与剂量大小有关,而严重程度与剂量无关的效应,这种效应不存在剂量阈值,即任何小的电离辐射均可能产生这种效应,不过发生概率可能要低。效应举例:如辐射诱发癌症、辐射引起的遗传效应等。

电离辐射对人体的作用主要有两种方式,一是外照射,即来自体外辐射源对人体的照射,主要有 γ 射线、X 射线、中子等;二是内照射,即通过吸入、食入、皮肤黏膜或伤口进入体内的放射性核素作为辐射源对人体的照射,主要有 α 射线、β 射线等。

辐射对人体健康引起的生物效应受许多因素的影响,如辐射种类、射线能量、照射剂量、照射时间、照射部位、照射方式、剂量率以及生物种类、个体差异、辐射敏感性等。

三、放射防护原则和基本方法

(一)放射防护原则

为了达到放射防护的目的,我国采用国际放射防护委员会(ICRP)出版物提出的正当性原则、防护最优化原则和剂量限制。

在我国"电离辐射防护与辐射源安全基本标准"(GB18871−2002)中对正当性原则的表述是:"对于一项实践,只有在考虑了社会、经济和其他有关因素之后,其对受照个人和社会所带来的利益足以弥补其可能引起的辐射危害时,该实践才是正当的。"对防护最优化的表述是:"对于来自一项实践中的任一特定源的照射,应使防护与安全最优化,使得在考虑了经济和社会因素之后,个人受照剂量的大小、受照射的人数以及受照射的可能性均保持在可合理达到的尽量低的水平,这种最优化应以该源所致个人剂量和潜在照射危险分别低于剂量约束和潜在照射危险约束为前提条件(治疗性医疗照射除外)。"剂量限值等同采用国际放射防护委员会(ICRP)第 60 号出版物建议的剂量限值,此剂量限值适用于计划照射情况的工作人员及公众成员。

如:放射学或核医学诊断检查的正当性判断主要在于:① 掌握好适应证,正确合理使用诊断性医疗照射;② 注意避免不必要的重复检查;③ 慎重进行妇女与儿童施行放射诊断检查的正当性判断。

为避免不必要的照射,执业医师必须摒弃盲目以各种放射诊断检查为常规手段的不良倾向,首先依据患者的病史、临床查体和一般化验等进行正确的临床判断。不论传统的 X 射线诊断,还是数字化的 X 射线检查,以及各种核医学显像检查,均各有长处与短处,务必掌握好适应证与禁忌证。

核医学最优化的主要措施在于:① 使患者所受到的照射,应是达到预期诊断目的所需要的最低照射量,避免不必要的重复检查,并重视医疗照射的有关指导水平的警示性意义;②尽可能避免使用长半衰期的放射性核素,根据患者的特点选用适当的放射性药物及其用量,对非检查器官使用阻断放射性药物吸收,注意采用适当的图像获取和处理技术;③ 控制对儿童、哺乳和怀孕妇女的核医学诊断或检查,根据患儿的体重、身体表面积或其他适用的准则减少放射性药物服用量;④治疗性程序中应计算并记录每一次的治疗性剂量。

在日常的监督管理中,主要监管从事放射工作的单位是否按照国家法规和标准的要求,严格遵守放射实践的正当化、防护最优化和剂量限制的原则。

(二)放射防护的基本方法

1. 外照射防护

外照射是指体外放射源对人体的照射,主要由 X、γ 射线、中子束、β 射线所引起。在日常工作中,对外照射的防护主要采取时间防护、距离防护和屏蔽防护。

①要缩短受照时间:人体受照剂量的大小与受照时间成正比,受照时间越长,其所受剂量越大,产生的危害也就愈严重。

②要延长与辐射源的距离:人体受照剂量的大小与距离辐射源的距离成反比,距离越远,其所受剂量越小。

③要采取屏蔽防护措施:在人体与辐射源之间设置一定的屏蔽物,可以使人体受照的剂量合理降至尽可能低的水平。

在放射防护工作中,为了减少工作人员受到不必要的照射,上述几种防护措施通常可以互相配合使用,以达到最佳效果。

2. 内照射防护

内照射是指进入体外放射性核素作为放射源对人体的照射,主要由开放性辐射源所引起。在日常工作中,对内照射的防护主要采取:

①防止吸入放射性气体、放射性气溶胶、含放射性核素的微尘以及易升华或挥发的放射性核素。

②防止食入放射性核素污染了的水源或食品。

③防止通过皮肤黏膜或伤口使放射性核素进入体内。

第二节　监督技能

放射卫生监督的目的是预防、控制和消除放射性危害,尽可能降低或避免职业人员和公众的受照剂量,防止或减少放射损伤现象的发生,保障放射从业人员与公众的身体健康与生命安全,促进核技术的应用及可持续发展。掌握放射防护监督技能,就能更好地指导各放射工作单位科学、合理、规范地使用射线装置和放射性同位素。

一、行政许可

放射卫生监督的内容随着放射卫生法律、法规的完善和职能的调整也不断发生变化。在中央编办发〔2003〕17 号《关于放射源安全监管部门职责分工的通知》中,明确卫生行政部门的主要监管职责为:负责放射源的职业病危害评价管理工作;负责放射源诊疗技术和医用辐射机构的准入管理;参与放射源的放射性污染事故应急工作;负责放射源的放射性污染事故的医疗应急。而在中央编办《关于职业卫生监管部门职责分工的通知》(中央编办发〔2010〕104 号)中对于放射卫生监督的职责又进行了调整。卫生行政部门职责是:个人剂量监测、放射防护器材和含放射性产品检测等技术服务机构的资质认定和监督管理;审批承担职业健康检查、职业病诊断的医疗卫生机构并进行监督管理,规范职业病的检查和救治;会同相关部门加强职业病防治机构建设,负责医疗机构放射性危害控制的监督管理。2011 年底颁布的新修改的《职业病防治法》明确规定,对医疗机构放射性职业病危害控制的监督管理,由卫生行政部门依照本法的规定实施。

(一)放射诊疗建设项目卫生审查

国家对可能产生职业病危害的建设项目进行卫生审查,包括建设项目的备案、审核、审查和竣工验收,并实行分级、分类管理。卫生行政部门对建设项目进行卫生审查,目的是从源头预防、控制和消除建设项目可能产生的职业病危害,保护放射工作人员及公众的生命健康,是贯彻落实国家"预防为主、防治结合"的职业病防治工作方针的体现。

1. 建设项目分类管理

依据《建设项目职业病危害放射防护评价报告编制规范》(GBZ/T 181－2006),将职业病危害评价的建设项目分 A、B、C 三类,A 类的建设项目有日等效最大操作量大于 4×10^9 Bq 的核医学诊疗场所,使用 γ 刀、钴-60 治疗机、后装治疗机、医用加速器的设施、使用医用直线加速器、回旋加速器的设施等;B 类的建设项目有乙级非密封源工作场所的日等效最大操作量为 $2 \times 10^7 - 4 \times 10^9$ Bq 的核医学诊疗场所、深部 X 射线治疗机的设施、医用 X 射线 CT 机、使用普通 X 射线机、DSA、CR、DR、牙科 X 射线机、乳腺 X 射线机的设施;C 类的建设项目有日等效最大操作量不大于 2×10^7 Bq 的核医学诊疗场所,该标准同时规定 A 类建设项目需编制评价报告书,B 类、C 类建设项目需编制评价报告表。

卫生部关于印发《放射卫生技术服务机构管理办法》等文件的通知[卫监督发〔2012〕25号]中《放射诊疗建设项目卫生审查管理规定》，放射诊疗建设项目按照可能产生的放射性危害程度与诊疗风险分为危害严重和危害一般两类。

危害严重类的放射诊疗建设项目包括立体定向放射治疗装置（γ刀、X刀等）、医用加速器、质子治疗装置、重离子治疗装置、钴-60治疗机、中子治疗装置与后装治疗机等放射治疗设施，正电子发射计算机断层显像装置（PET）与单光子发射计算机断层显像装置（SPECT）及使用放射性药物进行治疗的核医学设施。其他放射诊疗建设项目为危害一般类。

卫生行政部门对不同类别建设项目采取不同管理方式，实行审核、审查和竣工验收制度。作为一名监督员应明确放射诊疗建设项目职业病危害放射防护评价报告分为评价报告书和评价报告表。对放射性危害严重类的建设项目，应编制评价报告书，对放射性危害一般类的建设项目，应编制评价报告表，同时具有不同放射性危害类别的建设项目，应当按照危害较为严重的类别编制评价报告书。

监督员应该掌握、理解《建设项目职业病危害放射防护评价报告编制规范》（GBZ/T 181－2006）和卫生部关于印发《放射卫生技术服务机构管理办法》等文件的通知[卫监督发〔2012〕25号]中有关建设项目分类的内涵和意义。

同时对不同类别的放射诊疗建设项目，也规定了审核和竣工验收的相关部门：

①省级卫生行政部门负责放射治疗、核医学建设项目的卫生审查；

②地市级卫生行政部门负责介入放射学建设项目的卫生审查；

③县区级卫生行政部门负责X射线影像诊断建设项目的卫生审查；

同一医疗机构有不同类别放射诊疗建设项目的卫生审查由具有高类别审批权限的卫生行政部门负责。

省级卫生行政部门可以根据本地区实际情况，调整审批权限。

2. 建设项目职业病危害放射防护预评价、控制效果评价审核

危害严重类的放射诊疗建设项目职业病危害放射防护预评价报告在申请卫生行政部门审核前，应当由承担评价的放射卫生技术服务机构组织5名以上专家进行评审，其中从放射卫生技术评审专家库中抽取的专家应不少于专家总数的3/5。

立体定向放射治疗装置、质子治疗装置、重离子治疗装置、中子治疗装置和正电子发射计算机断层显像装置（PET）等项目预评价报告的评审，从国家级放射卫生技术评审专家库抽取的专家应不少于专家总数的2/5。

危害一般类的放射诊疗建设项目职业病危害放射防护预评价报告根据省级卫生行政部门确定是否需要专家审查。

评审专家的组成、专家评审意见、评审意见处理情况及专家组复核意见等内容应

作为预评价报告的附件。

卫生行政部门受理竣工验收申请后,对危害一般类的建设项目,应当按卫生行政许可的时限进行职业病放射防护设施竣工验收;对危害严重类的建设项目,应当按卫生行政许可的时限组织专家对控制效果评价报告进行评审,并进行职业病放射防护设施竣工验收。

危害一般类的放射诊疗建设项目职业病危害放射防护控制效果评价报告根据省级卫生行政部门确定是否需要专家评审。

对申报材料的一般要求:申报内容完整、真实、正确、清楚,不得涂改,不得缺项,同一项目的填写应当前后一致;申请材料一般使用 A4 规格纸张打印;所有申请材料原件应加盖申请单位公章,复印件应清晰并与原件完全一致;委托申报证明应载明委托事项、受委托单位名称、受委托人姓名和委托日期,并加盖委托单位公章;申报材料除注明外,均为原件,

申请放射诊疗建设项目职业病危害放射防护预评价审核、放射诊疗建设项目职业病放射防护设施竣工验收的公函格式应符合《国家行政机关公文格式》(GB/T 9704)要求,建设单位有上级主管部门的,由建设单位上级主管部门出具;建设单位没有上级主管部门的,建设单位应作出书面说明并直接申请。卫生行政部门批复主送至建设单位上级主管部门,同时抄送建设单位。

对预评价报告审核,监督员应对申请人提供的材料进行实质审查,主要审核:放射卫生技术服务机构资质证书是否有效;报告编制是否符合《建设项目职业病危害放射防护评价报告编制规范》和相关标准要求,评价内容是否齐全、真实可靠;审查专家组成员是否 5 人以上,专家是否具有与所评价的建设项目相关的专业背景,如放射防护、卫生工程、检测检验等;专家是否经卫生行政部门认可,是否采取回避制度;专家评审意见应有专家组组长的签字,签发日期,对建设项目有修改意见的,是否有专家组组长的复核意见,评审意见是否落实等。

对项目竣工验收,主要审核放射卫生技术服务机构资质、服务项目;评价报告的规范性及专家审查意见落实情况等。现场验收主要包括职业病危害放射防护控制效果评价报告指出的问题和提出的意见、建议,是否进行了整改并落实,放射防护设施、放射诊疗工作场所辐射水平监测结果是否符合相关标准、规范要求,防护设施落实及有效运行情况,电离辐射警示标准和工作指示灯设置情况,各项规章制度落实执行情况等。

(二)放射诊疗许可

国家对开展放射诊疗工作的医疗机构实行放射诊疗许可制度,放射诊疗分放射治疗、核医学、介入放射学及 X 射线影像诊断四类;

1. 放射诊疗许可的基本条件

医疗机构开展放射诊疗工作,应当具备以下基本条件:

(1)具有经核准登记的医学影像科诊疗科目;

(2)具有符合国家相关标准和规定的放射诊疗场所和配套设施;

(3)具有质量控制与安全防护专(兼)职管理人员和管理制度,并配备必要的防护用品和监测仪器;

(4)产生放射性废气、废液、固体废物的,具有确保放射性废气、废物、固体废物达标排放的处理能力或者可行的处理方案;

(5)具有放射事件应急处理预案。

2. 申请放射诊疗许可需提交的申请材料

(1)放射诊疗许可申请表;

(2)《医疗机构执业许可证》(复印件)或《设置医疗机构批准书》(复印件);

(3)放射诊疗工作人员专业技术职务任职资格证书(复印件);

(4)放射诊疗设备清单。

其中(1)和(4)需同时提交电子版。

需提供的其他材料:

(1)属于配置许可管理的放射诊疗设备,尚需提交大型医用设备配置许可证明文件(复印件);

(2)《辐射安全许可证》(复印件);

(3)本年度放射诊疗设备防护性能检测报告(复印件);

(4)放射诊疗建设项目竣工验收合格证明文件(复印件)。

3. 放射诊疗许可资料审查要点

申请材料应齐全、真实、完整,无涂改,项目内容准确、清楚。

(1) 放射诊疗许可申请表:重点对放射诊疗机构的名称(以第一名称为准)、机构性质、放射诊疗类别、放射诊疗工作场所等重要信息进行审核,申请表封面加盖医疗机构公章。放射诊疗机构名称写全称,与《医疗机构执业许可证》或《设置医疗机构批准书》名称一致,放射诊疗场所地址为实际地址,明确具体位置。"负责人",法人医疗机构是指法定代表人姓名;非法人的医疗机构,则填写主要负责人姓名。对于法人相同但地址不同的分支机构,如果有单独的医疗机构执业许可证,放射诊疗许可证应单独办理,申请表中的内容应与医疗机构执业许可证相对应。

(2) 医疗机构执业许可证或设置医疗机构批准书(复印件):对申请机构名称、地址、法定代表人、科室类别设置、许可证有效期等内容进行审查。放射诊疗许可申请表中的相关项目内容应与医疗机构执业许可证相对应。

（3）放射诊疗工作人员专业技术职务任职资格证书（复印件）：根据开展不同类别放射诊疗工作应当具有相应类别资格的人员要求，对放射诊疗工作人员相应资质进行审查。具体如下：

① 开展放射治疗工作的，应有中级以上专业技术职务任职资格的放射肿瘤医师；有病理学、医学影像学专业技术人员；有大学本科以上学历或中级以上专业技术职务任职资格的医学物理人员；有放射治疗技师和维修人员。

② 开展核医学工作的，应有中级以上专业技术职务任职资格的核医学医师；有病理学、医学影像学专业技术人员；有大学本科以上学历或中级以上专业技术职务任职资格的技术人员或核医学技师。

③ 开展介入放射学工作的，应有大学本科以上学历或中级以上专业技术职务任职资格的放射影像医师；有放射影像技师；有相关内、外科的专业技术人员。

④ 开展 X 射线影像诊断工作的，应有专业的放射影像医师。

（4）放射诊疗设备清单：审查清单中的设备与申请表中许可项目内容是否相对应。

① 开展放射治疗工作的，至少有一台远距离放射治疗装置、并具有模拟定位设备和相应的治疗计划系统等设备。

②开展核医学工作的，具有核医学设备及其他相关设备。

③开展介入放射学工作的，具有带影像增强器的医用诊断 X 射线机、数字减影装置等设备。

④开展 X 射线影像诊断工作的，有医用诊断 X 射线机或 CT 机等设备。

⑤如是大型医用设备应提供大型医用设备配置许可证（复印件）。

（5）放射诊疗技术准入情况：结合《医疗技术临床应用管理办法》对开展放射性粒子植入治疗技术的项目审查其是否经过省级以上卫生行政部门审批。

（6）放射诊疗建设项目竣工验收合格证明文件：放射诊疗建设项目竣工后，投入使用前，须经卫生卫生行政部门验收，合格后由卫生行政部门出具的竣工验收合格证明材料，如竣工验收认可书或合格证明文件等。

（7）放射诊疗设备放射防护性能检测报告：申请人提供的放射诊疗设备清单所列设备，应出具本周期内的放射诊疗设备防护性能检测报告以及放射工作场所与防护设施检测报告。审查出具报告的机构是否具有相应的资质，检验项目是否齐全，结果是否符合标准要求。

（8）放射防护与质量控制设备清单：放射防护与质量控制设备清单应根据医疗机构开展放射诊疗工作的不同而提供相应的设备，查看设备是否在清单上体现。

（9）放射诊疗工作人员一览表及其放射工作人员证、职业健康检查、个人剂量监测、放射防护专业知识和相关法律法规知识培训合格证明材料。

（10）放射防护管理机构或组织，放射防护管理人员名单。

（11）放射防护责任制和放射防护管理规章制度：如放射工作卫生防护管理制度；放射防护检测和评价制度；放射诊疗工作人员个人剂量监测制度；放射诊疗工作人员职业健康监护制度；放射诊疗装置操作规程；放射事件应急处理方案；受检者电离辐射危害告知制度；放射诊疗工作人员职业健康监护档案管理制度；放射诊疗质量保证方案；放射源的使用、归还、登记、保管制度；放射性废物收集及处理制度等。

4. 放射诊疗许可现场审查要点

审查放射诊疗工作场所是否符合相应标准的要求，如布局、面积及防护措施、通风设施等；放射诊疗工作人员及其人员配置是否符合，查看人员资格证书、执业证书、放射工作人员证、健康监护档案等；放射诊疗设备配置是否符合申请类别的要求；是否有按要求配置相应的个人防护用品，防护用品是否有检测报告，铅当量是否符合，是否过期；是否有相应的管理制度和专或兼职人员；工作场所入口处是否设置醒目的电离辐射警示标志；放射诊疗工作场所设置的工作指示灯是否有效；放射治疗场所是否设置安全连锁装置，连锁装置是否有效；工作场所防护及诊疗设备性能检测报告等。

注：《辐射安全许可证》是申请办理放射诊疗许可证的前置条件，其申领应根据国家环境保护总局令第 31 号《放射性同位素与射线装置安全许可管理办法》的规定执行。

（三）放射卫生技术服务机构资质申请

国家对开展放射卫生技术服务的机构实行资质管理，必须取得卫生部或者省级卫生行政部门颁发的《放射卫生技术服务机构资质证书》后，方可在许可范围内为医疗机构提供放射诊疗建设项目职业病危害放射防护评价、放射卫生防护检测，提供放射防护器材和含放射性产品检测、个人剂量监测等技术服务。

放射卫生技术服务机构资质分两级审定：

卫生部负责审定：①放射诊疗建设项目职业病危害放射防护评价（甲级）；②放射防护器材和含放射性产品检测等资质。

省级卫生行政部门负责审定：①放射诊疗建设项目职业病危害放射防护评价（乙级）；②放射卫生防护检测；③个人剂量监测等资质。

1. 从事放射卫生技术服务的机构应当具备以下基本条件

（1）具有法人资格或法人授权资格；

（2）有固定的办公场所和从事相应放射卫生技术服务的工作场所及工作条件；

（3）能独立开展相应的技术服务工作；

(4)岗位设置合理,职责明确;

(5)有完善的质量管理控制体系。

2. 申请从事放射卫生技术服务的机构应提交以下材料

(1)放射卫生技术服务机构资质审定申请表;

(2)法人资格证明材料(复印件);

(3)申请单位简介;

(4)质量管理手册和程序文件目录;

(5)专业技术人员情况一览表;

(6)专业技术人员的专业技术职称证书和培训考核证明(复印件);

(7)相关仪器设备清单;

(8)工作场所使用证明(房屋产权证明复印件或租赁合同复印件);

(9)计量认证合格证书(复印件)。

3. 放射卫生技术服务申请资料审查要点

申请材料应齐全、真实、完整,无涂改,项目内容准确、清楚。

(1)放射卫生技术服务机构资质审定申请表:重点对放射卫生技术服务机构资的名称、机构性质、申请服务范围、等级等重要信息进行审核。

(2)质量管理手册和程序文件:结合该机构申请的服务范围,核实相关的程序文件是否符合法规、标准和技术规范要求。

(3)专业技术职务任职资格证书(复印件):根据放射卫生技术服务机构的服务范围和等级,对从事放射卫生技术服务的人员资质进行审查。具体如下。

①申请放射诊疗建设项目职业病危害放射防护评价甲级资质的,放射卫生专业技术负责人应当具有高级技术职称,从事相关专业工作5年以上,是本单位职工且未在其他放射卫生技术服务机构中任职。放射卫生专业技术人员中,高级技术职称人员不少于3人,中级以上技术职称的人数不少于总数的60%,技术人员总数不少于10人。

②申请放射防护器材和含放射性产品检测资质的,放射卫生专业技术负责人应当具有高级专业技术职称,从事相关专业工作5年以上,是本单位职工且未在其他放射卫生技术服务机构中任职。放射卫生专业技术人员中,高级技术职称人员不少于2人,中级以上技术职称的人数不少于总数的40%,技术人员总数不少于7人。

③申请放射诊疗建设项目职业病危害放射防护评价乙级资质的,放射卫生专业技术负责人应当具有高级专业技术职称,从事相关专业工作5年以上,是本单位职工且未在其他放射卫生技术服务机构中任职。放射卫生专业技术人员中,中级以上技术职称人数不少于3人,技术人员总数不少于5人。

④申请放射卫生防护检测资质的,放射卫生专业技术负责人应当具有中级以上专业技术职称,从事相关专业工作3年以上,是本单位职工且未在其他放射卫生技术服务机构中任职。放射卫生专业技术人员中,中级以上技术职称人数不少于2人,技术人员总数不少于5人。

⑤申请个人剂量监测资质的,放射卫生专业技术负责人应当具有中级以上专业技术职称,从事相关专业工作3年以上,是本单位职工且未在其他放射卫生技术服务机构中任职。放射卫生技术人员总数不少于3人。

(4)仪器设备清单:审查清单中的仪器设备与申请表中许可项目内容是否相对应,并核实各类仪器是否按照要求进行鉴定,查看鉴定证书。

(5)计量认证合格证书:主要核实计量认证的项目是否涵盖放射卫生技术服务范围。

二、现场检查

(一)放射诊疗许可

1. 放射诊疗许可证

检查放射诊疗许可证正本和副本有关批准的许可范围,核实实际使用的放射诊疗设备与许可证许可范围是否相符,设备使用场所是否与许可相符。

检查放射诊疗许可证是否定期进行校验,床位不满100张的医疗机构,每年校验1次;床位在100张以上的医疗机构,每3年校验1次。

2. 电离辐射警示标识和工作指示灯

放射诊疗场所每台放射诊疗设备防护门附近醒目处张贴电离辐射警示标志,并有相应措施告知受检查电离辐射危害事宜等。

在每台放射诊疗装置防护门的适当位置是否设置工作指示灯,检查指示灯是否有效。

3. 放射诊疗场所辐射水平、放射防护性能检测

放射诊疗场所辐射水平主要查看有资质的放射卫生技术服务机构出具的检测技术报告,并注意查看放射卫生技术服务机构是否具有法定资质,使用的仪器是否在有效期内等。

放射诊疗设备的放射防护性能除查看上述内容外,还应注意查看性能检测项目和要求是否符合有关标准,应重点查看检测项目是否有缺项,尤其是设备的主要技术性能指标。

4. 规章制度执行情况

对照医疗机构制定的规章制度,查看制度执行情况有关登记表,并现场观看工作

人员的实际操作,如查看放射诊疗工作人员在进行 X 射线检查时,是否关闭防护门,是否给受检者使用个人防护用品等。

5. 电离辐射危害告知

现场可通过索取、检查相应的知情同意书或告知标识,来判断辐射危害告知情况。

6. 联锁装置

对于放射治疗,现场检查防护门是否具有门机联锁功能、电动门是否有强制手动措施和防挤压连锁装置、对讲系统和监视系统是否正常、剂量监测系统和个人剂量报警仪是否有效等。

7. 放射源管理

对于核医学科使用的放射性物质,检查放射源(非密封源和密封源)储存库内放射源贮存情况:放射源存入、领取、归还登记和检查是否符合要求,账目是否清楚,账物是否相符,是否采取双人保管等,检查放射性废物处理情况,处置是否符合要求。

8. 防护用品配置与使用

现场检查放射诊疗机构是否结合不同类型的射线装置配置相应的个人防护用品,在诊疗过程中是否对患者非投照的敏感部位采取防护措施,对确需扶持的陪护人员是否提供个人防护用品等。

9. 辐射监测仪器使用

现场检查放射诊疗工作人员进入强辐射场是否按照要求使用辐射监测仪器。

(二)放射工作人员职业健康监护

1.《放射工作人员证》

监督医疗机构是否给从事放射诊疗工作的人员办理《放射工作人员证》,并及时将放射诊疗工作人员的个人剂量监测、职业健康检查结果和教育培训情况等资料记录在《放射工作人员证》中。

2. 放射工作人员职业健康监护

查看放射诊疗工作人员上岗前、在岗期间、离岗时、应急或事故时的职业健康检查情况;有无未经职业健康检查或者经职业健康检查不符合放射工作人员职业健康标准的人员从事放射工作;有无确诊或疑似职业性放射性疾病病人;如有,医疗机构是否按照国家相关规定进行妥善安置;不宜继续从事放射工作的人员调离放射工作岗位及妥善安置情况等。

检查出具放射诊疗工作人员职业健康检查报告的机构是否取得放射工作人员职业健康检查资质。

3. 法律法规及知识培训

检查医疗机构是否按照有关规定和标准,对放射诊疗工作人员进行上岗前及在岗期间放射防护和有关法律知识培训,普及放射防护卫生知识,督促放射诊疗工作人员遵守相关法律、法规、规章和操作规程,指导放射诊疗工作人员正确使用放射防护设备和个人防护用品。

4. 放射工作人员个人剂量监测

检查放射诊疗工作人员是否按照有关规定正确佩戴个人剂量计(佩戴方法、佩戴周期)。进入放射治疗等强辐射工作场所时,除佩戴常规个人剂量计外,是否还携带报警式剂量计。

查看放射诊疗工作人员个人剂量监测情况;有无受到超剂量照射的人员,对超剂量照射的人员是否按照国家相关规定进行妥善安置等。

检查出具放射诊疗工作人员个人剂量检测报告的机构是否取得职业卫生技术服务资质。

(三)放射卫生技术服务机构

检查放射卫生技术服务机构资质证书是否在有效期内,结合抽查机构所出具的检测评价报告,核实是否超范围从事放射卫生技术服务,仪器设备是否定期进行鉴定及补充,核实专业技术人员是否有变动,变动后是否符合资质审定要求等。

检查检测实验室检测仪器放置是否合理,防污染、防火、防盗、控制进入等安全设备及相关措施是否齐全。

检查检测报告质量,检测报告是否包含有足够的信息,并且按照有关规定书写、更改、审核、签章、分发和保存。

三、事件处理

调查和处理核与辐射事故的主要依据是卫生部发布的《卫生部核事故和辐射事故卫生应急预案》。

(一)职责

省、市(地)、县级卫生行政部门的主要职责是:

(1)制订辖区内的核事故和辐射事故卫生应急预案;

(2)组织实施辖区内的核事故和辐射事故卫生应急准备和响应工作,指导和支援辖区内下级卫生行政部门开展核事故和辐射事故卫生应急工作;

(3)指定相关医疗机构和放射卫生机构承担辖区内的核事故和辐射事故卫生应急工作;

(4)负责辖区内核事故和辐射事故卫生应急专家、队伍的管理工作;

(5)负责与同级其他相关部门的协调工作。

(二)核事故卫生应急响应

核电厂的应急状态分为四级,即:应急待命、厂房应急、场区应急和场外应急(总体应急)。其他核设施的应急状态一般分为三级,即:应急待命、厂房应急、场区应急。潜在危险较大的核设施可实施场外应急(总体应急)。

突发核事故时,地方核事故卫生应急组织根据地方核事故应急组织或卫生部核事故卫生应急领导小组的指令,实施卫生应急,具体见浙江省秦山核电厂事故场外应急计划及其实施程序。

(三)辐射事故分级

根据辐射事故的性质、严重程度、可控性和影响范围等因素,将辐射事故的卫生应急响应分为特别重大辐射事故、重大辐射事故、较大辐射事故和一般辐射事故四个等级。

(1)特别重大辐射事故,是指Ⅰ类、Ⅱ类放射源丢失、被盗、失控造成大范围严重辐射污染后果,或者放射性同位素和射线装置失控导致3人以上(含3人)受到全身照射剂量大于8戈瑞。

(2)重大辐射事故,是指Ⅰ类、Ⅱ类放射源丢失、被盗、失控,或者放射性同位素和射线装置失控导致2人以下(含2人)受到全身照射剂量大于8戈瑞或者10人以上(含10人)急性重度放射病、局部器官残疾。

(3)较大辐射事故,是指Ⅲ类放射源丢失、被盗、失控,或者放射性同位素和射线装置失控导致9人以下(含9人)急性重度放射病、局部器官残疾。

(4)一般辐射事故,是指Ⅳ类、Ⅴ类放射源丢失、被盗、失控,或者放射性同位素和射线装置失控导致人员受到超过年剂量限值的照射。

接到辐射事故报告的卫生行政部门,应在2小时内向上一级卫生行政部门报告,直至省级卫生行政部门,同时向同级环境保护部门和公安部门通报,并将辐射事故信息报告同级人民政府;发生特别重大辐射事故时,应同时向卫生部报告。

省级卫生行政部门接到辐射事故报告后,经初步判断,认为该辐射事故可能属特别重大辐射事故和重大辐射事故时,应在2小时内将辐射事故信息报告省级人民政府和卫生部,并及时通报省级环境保护部门和公安部门。

(四)辐射事故处理

辐射事故发生地的市(地)、州和县级卫生行政部门在省、自治区、直辖市卫生行政部门的指导下,组织实施辐射事故卫生应急工作。

(1)伤员分类:根据伤情、放射性污染和辐射照射情况对伤员进行初步分类。

(2)伤员救护:对危重伤病员进行紧急救护,非放射损伤人员和中度以下放射损伤人员送当地卫生行政部门指定的医疗机构救治,中度及以上放射损伤人员送省级卫生行政部门指定的医疗机构救治。为避免继续受到辐射照射,应尽快将伤员撤离事故现场。

(3)受污染人员处理:放射性污染事件中,对可能和已经受到放射性污染的人员进行放射性污染检测,对受污染人员进行去污处理,防止污染扩散。

(4)受照剂量估算:收集可供估算人员受照剂量的生物样品和物品,对可能受到超过年剂量限值照射的人员进行辐射剂量估算。

(5)公众防护:指导公众做好个人防护,开展心理效应防治;根据情况提出保护公众健康的措施建议。

(6)饮用水和食品的放射性监测:放射性污染事件中,参与饮用水和食品的放射性监测,提出饮用水和食品能否饮用和食用的建议。

(7)卫生应急人员防护:卫生应急人员要做好个体防护,尽量减少受辐射照射剂量。

(五)医疗机构放射事件报告

对医疗机构发生下列放射事件情形之一的,应当及时进行调查处理,如实记录,并按照有关规定及时报告卫生行政部门和有关部门:①诊断放射性药物实际用量偏离处方剂量 50% 以上的;②放射治疗实际照射剂量偏离处方剂量 25% 以上的;③人员误照或误用放射性药物的;④放射性同位素丢失、被盗和污染的;⑤设备故障或人为失误引起的其他放射事件。

四、档案管理

检查医疗机构是否建立下列档案:

(一)放射诊疗工作人员职业健康监护档案

检查医疗机构是否对每一位放射诊疗工作人员建立职业健康监护档案,职业健康监护档案应包括以下内容:

(1)职业史、既往病史和职业照射接触史;

(2)历次职业健康检查结果及评价处理意见;

(3)职业性放射性疾病诊疗、医学随访观察等健康资料。

放射工作单位对职业健康检查中发现不宜继续从事放射工作的人员,是否及时调离放射工作岗位,并妥善安置;对需要复查和医学随访观察的放射工作人员,是否及时予以安排。

同时检查放射工作人员两次检查的时间间隔是否超过 2 年,是否对受照剂量较大的人员增加检查次数等。

(二)放射诊疗工作人员个人剂量监测档案

检查医疗机构是否对每一位放射诊疗工作人员建立个人剂量监测档案,个人剂量监测档案应包括以下内容:

(1)常规监测的方法和结果等相关资料;

(2)应急或者事故中受到照射的剂量和调查报告等相关资料。

同时检查医疗机构是否将个人剂量监测结果及时记录在该放射工作人员的《放射工作人员证》中,是否对大剂量的受照人员进行原因调查。

(三)放射诊疗工作人员放射防护培训档案

培训档案主要包括每次培训的课程名称、培训时间、考试或考核成绩等资料。

(四)放射工作卫生防护基础档案(规章制度、检测报告、日常检查记录等)

主要检查医疗机构是否有专职(或兼职)的人员负责放射防护管理工作,检查医疗机构对放射诊疗工作是否规范运行进行日常自查,是否及时按照法规对放射设备和工作场所进行定期的放射防护检测,是否对个人防护用品进行定期更换,是否对电离辐射警示标志和工作指示灯的完好进行检查,是否对安全联锁等装置进行检查等。

第三节　案例分析

案例一:未取得放射诊疗许可从事放射诊疗工作案

【案例背景】

某区卫生局于 2009 年×月×日对 A 医疗机构进行监督检查,在放射科查见医师赵某正在为患者王某进行胸部 X 线摄片,同时查见王某 X 线摄片检查申请单。经调查,该医疗机构已取得《医疗机构执业许可证》,但尚未取得《放射诊疗许可证》,涉嫌未取得放射诊疗许可从事放射诊疗工作。

卫生监督员制作了现场检查笔录,针对以上情况对放射科医师赵某制作了询问笔录并采集了相关证据。调查中该医疗机构法定代表人承认了其医疗机构未取得放射诊疗许可从事放射诊疗工作的事实,制作了询问笔录,并提供了开展放射诊疗活动收取患者 X 线摄片医疗费的收费凭证(诊疗活动累计收入 500 元)。

【调查取证】

本案是一起医疗机构未取得放射诊疗许可从事放射诊疗工作的案件。在调查取证过程中要注意以下几点:一是确认违法主体。二是收集相关证据,确认医疗机构未取得放射诊疗许可从事放射诊疗工作的违法事实,包括:(1)当事人已取得《医疗机构执业许可证》而未取得《放射诊疗许可证》的事实认定;(2)当事人从事的放射诊疗活动的事实认定,如当事人的询问笔录、相关收费凭证、X 射线摄片检查申请单等证据。

本案调查取证的卫生监督员通过现场检查发现该医院正在进行放射诊疗活动，就相关事实制作了现场检查笔录，对当事人制作了询问笔录、相关收费凭证、X线摄片申请单等几项书证形成了完整的证据链，确认了违法事实，认定该医院未取得放射诊疗许可从事放射诊疗工作。

【处罚与诉讼】

某区卫生局认定：该医疗机构违反了《放射诊疗管理规定》第十六条第二款的规定，依据《放射诊疗管理规定》第三十八条第（一）项的规定，责令限期改正，给予警告，并处以罚款人民币2800元的行政处罚。

【案件评析】

本案中，经调查该医疗机构已取得《医疗机构执业许可证》，尚未取得《放射诊疗许可证》，属于未取得放射诊疗许可从事放射诊疗工作。由于本案就相关事实制作了现场检查笔录，对当事人制作了询问笔录、相关收费凭证、X线摄片申请单等几项书证形成了完整的证据链，事实认定清楚，确认了违法事实。

依据《放射诊疗管理规定》第三十八条第一款的规定：未取得放射诊疗许可从事放射诊疗工作的，由县级以上卫生行政部门给予警告，责令限期改正，并可以根据情节处以3000元以下的罚款；情节严重的，吊销其《医疗机构执业许可证》。但对其违法所得没有相应处罚条款，对情节严重也没有明确解释。

此外，卫生监督员在调查该类案件时，还须注意放射工作人员的资格问题。此类医疗机构往往会使用不具备资质的人员从事放射诊疗活动。遇到此问题可以按照"案由吸收"的原则，对使用不具备相应资质人员的违法行为作为"未取得放射诊疗许可从事放射诊疗工作"的违法行为的裁量参考情节，不再另行予以行政处罚。

案例二：未按规定对放射诊疗工作场所进行放射防护检测评价案

【案例背景】

2009年6月21日某区卫生局对A医疗机构进行现场监督检查，在该医疗机构放射科X线机房中，查见当时正处于工作状态，机房门口设有电离辐射警告标识，放射医师张某佩戴个人剂量计上岗，一名摄片病人李某做防护后检查。A医疗机构被检查时，当场不能提供上一年度至今由有资质的职业卫生技术服务机构出具的放射诊疗工作场所（该机房放射科X线机房）放射防护检测、评价报告。卫生监督员遂对该医疗机构立案调查。

调查时，A医疗机构委托院办主任钱某谈话并出具由某区疾病预防控制中心提供的落款日期为2007年3月24日的《A医疗机构X线机房防护检测检验报告书》。其检测日期距监督检查日期超过1年。

【调查取证】

本案是一起医疗机构未按规定对放射诊疗工作场所进行放射防护检测评价的案件。在调查取证过程中要注意以下几点：一是确认违法主体。二是收集相关证据，确认当事医疗机构未按规定对放射诊疗工作场所进行放射防护检测评价的违法事实，主要包括：①A医疗机构提供的委托某区疾病预防控制中心检测后生成的《A医疗机构X线机房防护检测检验报告书》，证明其检测日期距监督检查日期超过1年。②证明A医疗机构开展放射诊疗活动的证据，放射医师张某证明使用DS－500型医用X线诊断设备于2007年3月24日后至案发日在机房开展诊疗活动的证言。③2007年3余人24日后至案发日A医疗机构开展放射诊疗过程中涉及的实物证据，如摄片登记单、放射性药剂、X线片等。

【处罚与诉讼】

某区卫生局认定：该医疗机构违反了《放射诊疗管理规定》第二十一条的规定。依据《放射诊疗管理规定》第四十一条第（三）项的规定，责令A医疗机构限期改正上述违法行为，并以未按规定对放射诊疗工作场所进行放射防护检测评价案由给予警告的行政处罚。

【案例评析】

此类案件通常在日常监督检查中发现，按照《放射诊疗管理规定》第二十一条第一款的规定："医疗机构应当定期对放射诊疗工作场所、放射性同位素储存场所和防护设施进行放射防护检测，保证辐射水平符合有关规定或者标准。"对于"定期"这一概念，卫生监督员应参照相关技术标准加以判别，如《GBZ138－2002医用X线诊断卫生防护监测规范》及《GBZ/T180－2006医用X射线CT机房的辐射屏蔽规范》等技术标准。《GBZ138－2002医用X线诊断卫生防护监测规范》7.3规定："正常使用中的医用诊断X线机，一般每年进行一次X线机房主要防护性能检测，以及机房防护设施检查测试。"

本案适用处罚条款为《放射诊疗管理规定》第四十一条第（三）项："未按照规定对放射诊疗设备、工作场所及防护设施进行检测和检查的。由县级以上卫生行政部门给予警告，责令限期改正，并可处1万元以下的罚款。"如果涉及医疗机构放射性同位素存储场所及场所中的放射防护设施的放射防护检测，也均以违反《放射诊疗管理规定》第二十一条第一款处理。

《放射诊疗管理规定》条款的制定由于专业性较强，较为复杂，监督员需仔细鉴别。如按照《放射诊疗管理规定》第二十条："医疗机构的放射诊疗设备和检测仪表，应当符合下列要求：……（四）放射诊疗设备及其相关设备的技术指标和安全、符合性能符合有关标准与要求，不合格或国家有关部门规定淘汰的放射诊疗设备不得购置、使用、转让和出租"。其处罚条款与本案由的处罚条款相同,均为《放射诊疗管理规定》第四十一条第(三)项。因此,需要卫生监督员在日常监督检查中加以鉴别,以免运用错误。

第四节　相关法规要点

一、放射卫生相关法律法规、规章简介

(一)中华人民共和国职业病防治法

《中华人民共和国职业病防治法》(主席令第 60 号)自 2002 年 5 月 1 日起施行。2011 年 12 月 31 日以中华人民共和国主席令第 52 号颁布实施了《全国人民代表大会常务委员会关于修改〈中华人民共和国职业病防治法〉的决定》。

《职业病防治法》将放射性物质作为三大职业危害因素之一。各种放射实践中的职业照射和职业性放射性疾病诊断均属于《职业病防治法》调整的范围。国家对从事放射性作业实行特殊管理。

该法明确规定对医疗机构放射性职业病危害控制的监督管理由卫生行政部门依照本法的规定实施。

(二)放射性同位素与射线装置安全和防护条例

《放射性同位素与射线装置安全和防护条例》(国务院令第 449 号)于 2005 年 12 月 1 日起施行。

该条例明确了卫生、环保和公安部门的放射防护监管职责。规定"国务院环境保护主管部门对全国放射性同位素、射线装置的安全和防护工作实施统一监督管理。国务院公安、卫生等部门按照职责分工和本条例的规定,对有关放射性同位素、射线装置的安全和防护实施监督管理"。

(三)放射诊疗管理规定

《放射诊疗管理规定》(卫生部令第 46 号)于 2006 年 3 月 1 日起施行。该规定明确卫生部负责全国放射诊疗工作的监督管理,并对从事放射诊疗工作实行许可制度。

(四)放射工作人员职业健康管理办法

《放射工作人员职业健康管理办法》(卫生部令第 55 号)于 2007 年 11 月 1 日起施行。该规定明确国家对放射工作人员上岗实行《放射工作人员证》制度,同时规定了放射工作人员个人剂量和健康管理。

(五)放射防护器材与含放射性产品卫生管理办法

《放射防护器材与含放射性产品卫生管理办法》(卫生部令第 18 号)于 2002 年 7

月1日起施行。该办法明确凡在中华人民共和国境内生产、销售、使用以及进口放射防护器材与含放射性产品的单位和个人,均应遵守《条例》及本办法。

二、放射卫生标准、规范简介

(一)《电离辐射防护与辐射源安全基本标准》(GB18871－2002)是放射卫生防护标准中最重要的基本标准,是其他相关标准制定的重要依据。标准中的剂量限制体系是等效采用 IBSS,也就是以(ICRP)第 60 号出版物为主要依据制定的。该基本标准不仅将"电离辐射防护"与"辐射源安全"并列,而且由于电离辐射防护与辐射源安全不仅要靠良好的防护技术措施,且必须通过有效的防护管理要求来实现,因此基本标准也将防护管理要求与防护技术要求并重。

同时,该标准前所未有地突出了加强对医疗照射的控制,并对医疗照射的控制提出许多新要求。

(二)《医用 X 射线诊断卫生防护标准》(GBZ130－2002):从防护角度出发,该标准对 X 线机房建设的选址、机房面积、机房屏蔽措施、机房通风、机房的门、窗设置以及机器的防护性能、个人防护用品的配置、电离辐射标志与工作指示灯设置等均作了明确的要求。

(三)《医用 X 射线诊断卫生防护监测规范》(GBZ138－2002):该标准主要简述了医用诊断 X 射线机防护性能的检测方法、评价标准、场所的防护监测以及监测频次等,同时也明确了适用范围,强调了本标准不适用于介入放射学、血管造影等特殊检查和 X 射线 CT 检查。

(四)《医用常规 X 射线诊断设备影像质量控制检测规范》(WS76－2001):该标准主要规定了医用常规 X 射线诊断影像质量保证的一般要求以及 X 射线设备影像质量控制检测项目、检测方法和技术要求。

(五)《X 射线计算机断层摄影放射卫生防护标准》(GBZ165－2005):从防护角度出发,该标准对 X 射线 CT 的防护性能、机房防护设施和安全操作作了明确规定,并对机房面积、机房屏蔽措施、机房通风、机房的门、窗设置以及个人防护用品的配置使用、电离辐射标志与工作指示灯设置等均作了明确的要求,尤其是强调对特殊人群的检查。

(六)《医用电子加速器卫生防护标准》(GBZ126－2002):从防护角度出发,该标准对医用电子加速器机房建设的选址、设计、机房面积、机房屏蔽措施、机房通风、管线穿越墙体后屏蔽措施以及门、机连锁装置、对讲装置、电离辐射标志与工作指示灯设置等均作了明确的要求。

(七)《临床核医学放射卫生防护标准》(GBZ120－2006):从防护角度出发,该标准着重对核医学工作场所的布局提出了相应的要求,并对机房通风、场所通风、放射性药物管理、放射性废物管理及处置、核医学工作操作要求、治疗场所的管理、电离辐射标志与工作指示灯设置等均作了明确的要求。

(八)《职业性外照射个人监测规范》(GBZ128-2002):该标准对应进行外照射个人监测的范围、监测的量、个人剂量计佩戴作出了要求,并指出了在进行非均匀照射的操作时,工作人员除应佩戴常规个人剂量计外,还应在身体可能受到较大照射的部位,或与主要器官相对应的体表部位佩戴局部剂量计(如头箍剂量计、腕部剂量计、指环剂量计或足踝剂量计等)。

(九)《医疗照射放射防护要求》(GBZ179-2006):该标准对放射防护基本原则中的放射实践正当化、放射防护最优化的解释和应用进行了详细的介绍,并给出了放射诊断、核医学诊断医疗照射的指导水平。

(十)《放射工作人员职业健康监护技术规范》(GBZ 235-2011):该标准明确放射工作人员的职业健康监护应以职业医学的一般原则为基础,对放射诊疗工作人员职业健康检查的内容、检查方法以及检查结论等进行了详细的介绍,同时明确了职业健康监护的主要目的是评价放射工作人员对于其预期工作的适任和持续适任的程度,并为事故照射的医学处理和职业病诊断提供健康本底资料。

(十一)《放射工作人员的健康标准》(GBZ98-2002):该标准主要明确了放射工作人员健康标准的基本要求和特殊要求,并明确不应或不宜从事放射工作的条件。

(十二)《医用 X 射线诊断受检者放射卫生防护标准》(GB16348-2010):该标准整合了 GB16348-1996、GB16349-1996、GB16350-1996、WS/T75-1996 四个标准,对关于受检者、育龄妇女和孕妇、儿童 X 射线检查时的防护要求进行了修改和补充,更加有利于保护公众的健康与安全。

思考题

1. 放射学或核医学诊断检查的正当性判断主要在于哪些方面?

2. 医疗机构可能发生的放射事件有哪些?

3. 详述数字 X 射线摄影(DR)性能检测的主要指标及评价要求。

4. 详述辐射事故的分级。

5. 某医疗机构在使用 X 射线对受检者进行检查时,未关闭防护门,对受检者未提供个人防护用品,在该场所醒目处无电离辐射警示标志,请你根据上述情况,简述对该医疗机构进行如何处理。

6. 简述放射诊疗工作人员职业健康监护档案的主要内容。

7. 详述申请放射诊疗许可时现场审查的具体内容。

8. 某卫生局于近日接到一起放射源丢失事故报告,报告称:某使用放射性物质进行现场工业探伤的单位,于 3 天前发现其存放在储源室的一台 γ 探伤机被盗,该源属于Ⅲ类放射源,现具体人员是否受到照射情况不明,请结合题意,详述该局如何处理。

（马明强）

第九章　传染病防治卫生监督

【学习目的】

1. 了解传染病防治监督相关法规和标准体系。

2. 熟悉传染病防治监督基础知识。

3. 掌握传染病防治有关的卫生行政许可、监督检查、事件处置等卫生监督技能。

第一节　基础知识

为了预防、控制和消除传染病的发生与流行，保障人体健康和公共卫生，2004年8月28日，第十届全国人民代表大会常务委员会第十一次会议修订通过了了《传染病防治法》。此法对推动经济社会发展，提高社会文明程度，实现经济社会协调发展、城乡协调发展、人与自然的和谐发展意义重大。

卫生行政部门及其卫生监督机构依法开展传染病防治监督执法，是法律赋予的重要职责。当前，卫生行政部门及其卫生监督机构开展的传染病防治监督，主要涉及以下方面的监督执法内容：

一、对医疗卫生机构传染病防治工作的监督检查。《传染病防治法》及其相关法律法规赋予了医疗卫生机构在传染病预防和控制中的重要职责。因此，加强对疾病预防控制机构、医疗机构、采供血机构传染病防治的卫生监督执法，是卫生行政部门及其卫生监督机构行使公共事务管理职责的重要组成部分。重点加强对传染病疫情报告监督、传染病疫情控制监督、消毒隔离监督、医疗废物监督、病原微生物实验室生物安全监督、预防接种监督等。

二、消毒产品的监管。消毒产品是指纳入卫生部《消毒产品分类目录》中的产品。包括消毒剂、消毒器械（含生物指示物、化学指示物和灭菌物品包装物）和卫生用品。其中，卫生用品是为达到人体生理卫生或卫生保健目的，直接或间接与人体接触的日常生活用品。主要依据《传染病防治法》、《消毒管理办法》、《消毒产品标签说明书管理规范》、《消毒产品卫生安全评价规定》等法规、标准和规范，对生产、经营和使用环节进行监督检查。

三、餐饮具集中消毒的监管。餐饮具集中消毒服务是指为社会各类餐饮服务单位(含食堂)或公共场所提供餐饮具回收、洗涤、消毒、包装、分送的经营活动。其经营单位具有固定的餐饮具集中清洗消毒专用场所,为餐饮单位或公共场所提供餐饮具集中清洗消毒服务(包括餐饮具的统一回收、集中清洗、消毒、包装及配送)的单位或个人。

《浙江省实施〈中华人民共和国食品安全法〉办法》和《消毒管理办法》、《食(饮)具消毒卫生标准》、《卫生部、工商总局、食品药品监管局关于加强餐饮具集中消毒单位监督管理的通知》、卫生部《餐饮具集中消毒单位卫生监督规范(试行)》明确了对餐饮具集中消毒监管的部门职责和餐饮具集中消毒服务经营单位、使用集中消毒餐饮具的餐饮服务提供者应履行的义务、法律责任。2011年12月1日起,根据《浙江省实施〈中华人民共和国食品安全法〉办法》的规定,浙江省在全国率先对餐饮具集中消毒服务经营单位核发餐饮具集中消毒卫生监督合格证,必须取得设区的市级卫生行政部门颁发的卫生监督合格证,方可从事餐饮具集中消毒服务活动。

第二节　监督技能

一、医疗卫生机构传染病防治的卫生监督

(一)传染病疫情报告与管理的监督

法定传染病疫情报告是医疗卫生机构预防控制传染病的首要环节。《传染病防治法》规定的传染病分为甲类、乙类和丙类,共计37种,目前,新增加手足口病和甲型H1N1流感。卫生行政部门及其卫生监督机构对传染病疫情报告的检查重点是"医疗卫生机构是否按照国务院或者卫生部规定的内容、程序、方式和时限报告"。关于传染病疫情报告的内容一是法定传染病;二是其他传染病暴发、流行;三是突发原因不明的传染病。《突发公共卫生事件应急条例》第十九条规定的属于与传染病有关的突发公共卫生事件,如发生传染病菌种、毒种丢失的情形,也属于传染病疫情报告的内容。卫生部根据传染病的发病情况也可以规定其他的报告内容。同时,对疾病预防控制机构还要监督检查其主动收集、及时分析、调查和核实传染病疫情信息工作的情况。

1. 对疾病预防控制机构的监督检查

①查阅设置疫情报告管理部门或明确疫情报告管理职责分工的文件资料,核实疫情报告管理部门和专职疫情报告人员,查阅传染病疫情报告管理制度。②现场检查传染病疫情审核记录、各类常规疫情分析报告等文字资料,核查设置疫情值班、咨

询电话的情况。③现场了解传染病疫情网络直报系统运转情况,查看疫情网络直报设备,查看疫情报告人员现场演示报告卡的审核确认以及疫情数据导出的情况。④核查疾病预防控制机构承担辖区内不具备疫情网络直报条件的疫情报告单位传染病疫情代报的情况。⑤检查疾病预防控制机构的传染病疫情通报制度,与动物防疫机构互相通报动物间和人间发生的人畜共患传染病疫情、与国境卫生检疫机关互相通报传染病疫情以及相关信息的记录。⑥检查与传染病疫情报告相关的其他情况。

2. 对医疗机构的监督检查

①查阅设置疫情报告管理部门或明确疫情报告管理职责分工的文件,核实专职疫情报告人员;查阅传染病报告管理制度,内容应当包括传染病诊断、登记、报告、检查等方面;查阅门诊工作日志;现场核实传染病疫情网络直报及相关电话记录,对临床异常诊断信息的快速反应流程及有关记录。②现场检查门诊日志、传染病报告登记、传染病报告卡等资料,核查未按照规定报告传染病疫情或隐瞒、谎报、缓报传染病疫情报告的情况。③现场查看专用传染病疫情网络直报设备及报告系统运转情况,专职疫情报告人员演示传染病网络直报操作。④对不具备网络直报条件的县级以下医疗机构,检查《传染病报告卡》登记备案记录,并核对传染病疫情网络代报情况。⑤查阅开展传染病疫情报告管理内部检查的记录、报告。⑥现场查看定期组织临床医生、新进人员开展《传染病防治法》、《传染病信息报告管理规范》等传染病报告管理专业培训与考核的情况。

3. 对采供血机构的监督检查

①查阅传染病疫情报告等制度,核实疫情报告管理部门或人员。②现场检查HIV抗体检测两次初筛阳性结果登记情况,以及献血者或供浆员登记簿,核对HIV初筛阳性结果报告情况。③对于设置疫情网络直报系统的机构,现场查看疫情报告人员演示计算机直报程序,检查传染病信息报告系统运转情况。

(二)传染病预防控制的监督

卫生行政部门及其卫生监督机构对医疗机构传染病预防控制的监督,主要检查是否根据国家有关规定和病人具体病情采取隔离治疗、医学观察等预防控制措施;对本单位内被传染病病原体污染的场所、物品以及医疗废物进行消毒和无害化处置。对疾病预防控制机构传染病预防控制的监督,主要涉及流行病学调查,并提出疫情控制方案。

1. 对疾病预防控制机构的监督检查

①现场检查传染病监测制度、本辖区内的传染病监测计划和工作方案,以及传染病监测信息收集、分析和报告。②查阅传染病疫情调查处置技术方案或预案,以及传染病疫情调查处理记录、报告。

2．对医疗机构的监督检查

①查阅该单位的传染病预防、控制工作计划和责任区域内传染病预防控制计划、工作资料。②查阅传染病预检、分诊制度，应急处理预案等管理文件。查阅设置传染病疫情应急处置队伍的文件。③现场检查感染性疾病科、预检分诊点的设置情况和预检、分诊的落实情况，以及医疗卫生人员、就诊病人防护措施的落实情况。④现场检查对传染病病人、疑似传染病病人提供诊疗服务情况。⑤现场检查对法定传染病病人或者疑似传染病病人采取隔离控制措施的场所、设施设备以及使用记录。检查对被传染病病原体污染的场所、物品以及对医疗废物实施消毒或者无害化处置的记录。

3．对疫源地消毒的监督

①查阅设立专人负责疫源地终末消毒材料、经过业务培训的记录。②查阅疫源地消毒相关制度，查看根据制度结合具体工作过程制定的工作流程、消毒效果评价考核标准及制度落实情况。④检查消毒记录，是否按不同类型的传染病消毒要求实施随时消毒和终末消毒。⑤检查患者排泄物、分泌物、呕吐物的消毒方法，其消毒剂的浓度、排泄物与消毒剂的配比、消毒方法及时间是否达到规定要求。

（三）医疗卫生机构消毒隔离的监督

消毒隔离工作是医疗卫生机构预防控制传染病的重点工作之一。根据《传染病防治法》、《消毒管理办法》和《医院感染管理办法》等法律、法规及相关规范、标准，监督检查医疗卫生机构的消毒隔离管理组织和消毒隔离制度的建立情况；诊疗器械、物品的消毒灭菌情况；消毒产品的规范使用与管理；消毒效果的监测；医务人员个人防护措施落实等。

①查阅设置负责消毒管理工作部门的文件，核实消毒管理人员，现场查看消毒管理岗位职责、消毒管理工作计划及检查记录。②现场检查对工作人员进行消毒技术、消毒隔离知识培训的计划、培训资料。③现场检查消毒灭菌程序和消毒灭菌效果监测、消毒产品进货检查验收等制度。查阅消毒与灭菌效果定期检测记录，以及消毒产品进货检查验收记录。④现场检查消毒供应室、口腔科、注射室、血透室、内镜室、手术室、发热门诊和肠道传染病门诊、检验科（血库）等科室执行消毒技术规范、标准和规定情况。⑤现场核查消毒产品的卫生许可文件、标签说明书，以及消毒产品使用记录。⑥现场检查对传染病病人、疑似传染病病人进行隔离的场所、设施及措施。⑦监测消毒后环境、物体表面，工作人员手卫生，医疗器械和用品，污水污物等，结果是否符合《医院消毒卫生标准》、《疫源地消毒总则》的要求。

（四）病原微生物实验室生物安全的监督

根据《病原微生物实验室生物安全管理条例》规定，国家对病原微生物实行分类管理,对实验室实行分级管理。

根据能够使人或者动物致病的微生物的传染性、感染后对个体或者群体的危害程度,将病原微生物分为四类。第一类、第二类病原微生物统称为高致病性病原微生物。2006年,卫生部下发了《人间传染的病原微生物名录》。

国家根据实验室对病原微生物的生物安全防护水平,并依照实验室生物安全国家标准的规定,将实验室分为一级、二级、三级、四级(BSL1、BSL2、BSL3、BSL4)。

1. 病原微生物的管理

《病原微生物实验室生物安全管理条例》第九条规定采集病原微生物样本必须具备的设备、人员、采取的防止病原微生物扩散和感染的措施、技术方法和手段的条件,并详细记录样本的来源、采集过程和方法等。

《病原微生物实验室生物安全管理条例》和卫生部《可感染人类的高致病性病原微生物菌(毒)种或样本运输规定》对运输高致病性病原微生物菌(毒)种或者样本规定了运输目的、用途和接收单位,容器、警示标识的要求,并应当经省级以上人民政府卫生主管部门或者兽医主管部门批准。对运输的方式和人员、承运单位的责任也作出规定,以确保高致病性病原微生物菌(毒)种或者样本的安全。

2. 菌(毒)种保藏机构的管理

菌(毒)种保藏中心或者专业实验室(称保藏机构)必须取得资质,由国务院卫生行政部门或者兽医主管部门指定。按规定储存实验室送交的病原微生物菌(毒)种和样本,并向实验室提供病原微生物菌(毒)种和样本。

3. 实验室的设立

新建、改建、扩建三级、四级实验室或者生产、进口移动式三级、四级实验室应当遵守下列规定:①符合国家生物安全实验室体系规划并依法履行有关审批手续;②经国务院科技主管部门审查同意;③符合国家生物安全实验室建筑技术规范;④依照《中华人民共和国环境影响评价法》的规定进行环境影响评价并经环境保护主管部门审查批准;⑤生物安全防护级别与其拟从事的实验活动相适应。

三级、四级实验室应当通过实验室国家认可。实验室通过认可的,颁发相应级别的生物安全实验室证书。证书有效期为5年。三级、四级实验室从事高致病性病原微生物实验活动的,应当具备①实验目的和拟从事的实验活动符合国务院卫生主管部门或者兽医主管部门的规定;②通过实验室国家认可;③具有与拟从事的实验活动相适应的工作人员;④工程质量经建筑主管部门依法检测验收合格。由国务院卫生主管部门或者兽医主管部门依照各自职责对三级、四级实验室是否符合上述条件进行审查;对符合条件的,发给从事高致病性病原微生物实验活动的资格证书。

取得从事高致病性病原微生物实验活动资格证书的实验室,需要从事某种高致病性病原微生物或者疑似高致病性病原微生物实验活动的,应当依照国务院卫生主管部门或者兽医主管部门的规定报省级以上人民政府卫生主管部门或者兽医主管部门批准。实验活动结果以及工作情况应当向原批准部门报告。省级以上人民政府卫生主管部门或者兽医主管部门应当自收到需要从事高致病性病原微生物相关实验活动的申请之日起 15 日内作出是否批准的决定。

新建、改建或者扩建一级、二级实验室,应当向设区的市级人民政府卫生主管部门或者兽医主管部门备案。设区的市级人民政府卫生主管部门或者兽医主管部门应当每年将备案情况汇总后报省、自治区、直辖市人民政府卫生主管部门或者兽医主管部门。

4. 病原微生物实验室管理的监督

①查阅建立病原微生物实验室生物安全管理体系文件。②查阅病原微生物实验室的人员培训与考核制度、人员健康监护制度、生物安全管理制度、实验室操作规程和技术规范、废弃物管理制度、消毒隔离制度、紧急情况处理规程及应急预案等。③核查实验室 BSL 备案与认证的资质。备案材料与实际的一致性、开展的实验活动是否符合要求。④检查病原微生物实验室生物安全管理体系的相关运行记录,包括实验室安全记录;实验原始记录;设备条件监控及检测记录;消毒记录;事故(暴露)记录;人员培训记录;员工健康档案;废弃物处理记录等。⑤检查同一实验室是否存在同时从事两种以上高致病性病原微生物的相关实验活动。

5. 实验室设置的监督

①检查实验室建筑布局与流程是否安全、合理。有清洁区(工作人员更衣室、值班室、库房、出证室)、半污染区(主要包括隔离走廊用于更换工作服和洗手)、污染区(各功能检验室、废弃物收集处置室等)。②检查二级、三级、四级生物安全实验室的入口设置国际通用生物危险标志和生物安全实验室级别标志和相关信息。③检查实验室的设施与设备是否达到《实验室生物安全通用要求(GB19489-2004)》的规定。④检查生物安全柜的配置和使用是否符合要求、年度监测评估记录。

6. 菌(毒)种管理的监督

①现场检查保藏、使用菌(毒)种的相应资格证书。②查阅设置菌(毒)种管理组织、建立菌(毒)种操作规程、安全保卫等管理制度,以及应急预案等文件资料。③现场检查菌(毒)种保藏、保管条件,以及按规定收集、提供菌(毒)种样本的记录。④现场检查无害化处理或销毁传染病菌(毒)种或样本的记录、批准文书等资料。⑤现场检查保藏、使用菌(毒)种的安全防护设备,以及菌(毒)种保藏、使用工作人员健康监护和预防接种记录,生物安全和专业知识培训的计划、培训资料。⑥现场检查病原微生物菌(毒)种或样本的采集或运输的批准文件、记录。

7. 病原微生物实验室感染控制的监督

①检查实验室设立单位是否有专门部门（专人）承担实验室感染控制工作，并职责明确。②查阅或询问预防感染操作的相关标准、规范是否符合《微生物和生物医学实验室生物安全通用准则（WS 233—2002）》。③检查实验室感染扩散后的应急控制措施（报告），按应急预案实施。④检查实验室消毒、灭菌效果监测记录，有否达到相关标准、规范的要求。⑤检查实验室操作人员的个人防护设施的配置和使用是否符合要求。

8. 事件处理

实验室应制定针对相应病原微生物的安全防护措施，以及关于处理实验室意外事故的应急预案。包括以下内容：

①应对自然灾害，如火灾、洪水、地震和爆炸的处置原则、方法及程序；②意外暴露的处理和清除污染的办法及规程；③人员和实验动物从现场的紧急撤离措施及规程；④人员暴露和受伤的紧急医疗处理；⑤流行病调查与随访。

应定期按照应急预案进行培训或演练并执行事故报告制度。

对实验室发生感染事件的处置：当实验室工作人员出现与本实验从事的高致病性病原微生物相关实验活动有关的感染临床症状或体征时，实验室负责人应向实验室感染控制工作部门或人员报告；派专人陪同受感染者及时就诊。负责实验室感染控制工作的部门应立即启动实验室感染应急处置预案，并组织人员对该实验室生物安全状况等情况进行调查。调查确认发生实验室感染或者高致病性病原微生物泄漏时，应当在 2 小时内向所在地的县级卫生行政部门报告并采取必要的控制措施，对有关人员进行医学观察或者隔离治疗，封闭实验室，防止扩散。

9. 档案管理

生物安全实验室的档案管理主要涉及以下内容：①管理体系文件：如实验室生物安全委员会设立及职责、管理制度、应急处置预案、实验室生物安全手册等；②生物安全实验室资质材料：三、四级生物安全实验室证书，一、二级生物安全实验室备案材料；③实验活动材料：开展实验活动前或建设实验室进行生物危害评估的材料、涉及感染性物质的研究计划、方案以及操作程序等实施前的生物安全审查材料、实验档案、消毒灭菌记录；④实验室生物安全防护、微生物菌（毒）种和生物样本保存和使用记录；⑤技术方法、程序和方案、生物因子、材料和设备定期内部安全检查记录；⑥实验室工作人员健康监护材料；⑦本单位生物安全知识培训及培训效果评价材料；⑧实验室安全事故现场处置和调查、调查结果以及处理意见、事故报告等材料；⑨卫生行政部门及其卫生监督机构日常监督检查材料。

（五）医疗废物处置情况的监督

医疗废物是指医疗卫生机构在医疗、预防、保健以及其他相关活动中产生的具有直接或者间接感染性、毒性以及其他危害性的废物。目前,《医疗废物分类目录》将医疗废物分为感染性废物(携带病原微生物具有引发感染性疾病传播危险的医疗废物)、病理性废物(诊疗过程中产生的人体废弃物和医学实验动物尸体等)、损伤性废物(能够刺伤或者割伤人体的废弃的医用锐器)、药物性废物(过期、淘汰、变质或者被污染的废弃的药品)、化学性废物(具有毒性、腐蚀性、易燃易爆性的废弃的化学物品)。

医疗卫生机构医疗废物的收集、运送、贮存和处置必须符合《医疗废物管理条例》规定;医疗废物实行集中无害化处置,由取得县级以上人民政府环境保护行政主管部门核发的经营许可证的医疗废物集中处置单位,至少每2天到医疗卫生机构收集、运送一次医疗废物,并负责医疗废物的储存、处置。卫生行政部门及其卫生监督机构监督检查医疗卫生机构是否按照《医疗废物分类目录》对医疗废物分类收集;是否使用专用的医疗废物运送工具,按照规定的时间和路线将医疗废物运送至内部的暂时贮存设施;暂时贮存设施是否符合有关要求;医疗废物是否交由医疗废物集中处置单位进行处置。医疗卫生机构应当建立健全医疗废物管理责任制,制定医疗废物管理制度、工作流程和要求,以及应急处置预案等,加强工作人员培训,做好职业安全防护。

对于未被病人血液、体液、排泄物污染的使用后的各种玻璃(一次性塑料)输液瓶(袋),浙江省列入"有害废物名录"实行专门管理。处置和利用有害废物的单位,应当符合《浙江省固体废物污染环境防治条例》的有关规定,并经设区市环境保护部门批准,报浙江省环境保护局备案。

1. 现场检查

①查阅设置医疗废物管理监控部门或者专(兼)职人员、岗位职责的文件资料,核实监控部门和管理人员。②现场检查医疗废物管理责任制、医疗废物分类收集、交接、登记等规章制度以及应急方案。③现场检查从事医疗废物收集、运送、贮存工作的人员,进行相关法律和专业技术、安全防护以及紧急处理等知识培训的计划、资料。④现场检查医疗废物登记簿,核实医疗废物分类收集点是否按照《医疗废物分类目录》规定,使用专用包装物或容器分类收集医疗废物,查看医疗废物分类收集方法说明和警示标识。⑤现场检查医疗废物运送工具、专用包装物或容器、暂时贮存的地点和条件,查看并核实医疗废物运送线路。⑥现场检查使用后的医疗废物运送工具的消毒和清洁地点,核查消毒和清洁程序。⑦现场检查交接医疗废物的医疗废物集中处置单位资质、危险废物转移联单等资料。⑧查看医疗卫生机构对所产生的污水、传染病病人或者疑似传染病病人的排泄物实施消毒的设备设施及运转维护记录。⑨现场检查从事医疗废物分类收集、运送、暂时贮存的工作人员的职业卫生安全防护设备,以及健康监护和预防接种记录。⑩对不具备集中处置医疗废物条件所在地的农村医疗卫生机构,现场检查其自行就地处置产生的医疗废物的设施、方法及其记录

资料。

2. 事件处理

医疗卫生机构发生医疗废物流失、泄漏、扩散和意外事故时,应当按照以下要求及时采取紧急处理措施:

①确定流失、泄漏、扩散的医疗废物的类别、数量、发生时间、影响范围及严重程度。

②组织有关人员尽快按照应急方案,对发生医疗废物泄漏、扩散的现场进行处理。

③对被医疗废物污染的区域进行处理时,应当尽可能减少对病人、医务人员、其它现场人员及环境的影响。

④采取适当的安全处置措施,对泄漏物及受污染的区域、物品进行消毒或者其他无害化处置,必要时封锁污染区域,以防扩大污染。

⑤对感染性废物污染区域进行消毒时,消毒工作从污染最轻区域向污染最严重区域进行,对可能被污染的所有使用过的工具也应当进行消毒。

⑥工作人员应当在做好卫生安全防护后进行工作。

⑦向所在地的县级人民政府卫生行政主管部门、环境保护行政主管部门报告,并向可能受到危害的单位和居民通报。

⑧处理工作结束后,医疗卫生机构应当对事件的起因进行调查,并采取有效的防范措施预防类似事件的发生。

3. 档案管理

医疗卫生机构医疗废物管理档案主要内容为:①建立管理责任制的材料;②医疗废物管理制度;③医疗废物管理的自查材料;④医疗废物产生科室、医疗废物集中处置单位交接登记材料;⑤医疗废物培训材料;⑥医疗废物收集工作人员健康档案;⑦医疗废物相关器(工)具清洗消毒材料;⑧医疗废物依法自行处置的记录材料;⑨突发事件的调查处理过程材料及报告;⑩卫生行政部门及卫生监督机构日常监管材料。

(六)预防接种的监督

《疫苗流通和预防接种管理条例》规定县级以上人民政府卫生主管部门在各自职责范围内履行下列监督检查职责:①对医疗卫生机构实施国家免疫规划的情况进行监督检查;②对疾病预防控制机构开展与预防接种相关的宣传、培训、技术指导等工作进行监督检查;③对医疗卫生机构分发和购买疫苗的情况进行监督检查。

卫生行政部门及其卫生监督机构应当主要通过对医疗卫生机构依照该条例规定所作的疫苗分发、储存、运输和接种等记录进行检查;必要时,可以进行现场监督检查。

1. 对疾病预防控制机构的监督检查

①检查在实施免疫规划、负责疫苗的使用管理中履行职责情况,如制定疫苗使用计划,开展预防接种宣传、培训、指导工作,开展预防接种监测、评价、流行病学调查和预防接种不良反应处置工作。②检查疫苗的分发和使用,保证疫苗的效价和各级机构对疫苗的需要。如有健全的疫苗领发保管制度,疫苗订购渠道正规并索取相关证件,建立疫苗购进、接受、供应记录及第一类疫苗分发工作记录,疫苗的储存、运输符合要求及进出库账、疫苗一致等。③检查疫苗冷链的管理。冷链设施设备齐全,有冷链工作管理制度,冷链设备应建档、建账,有领发手续、账物相符,专人负责冷链设施管理、维修。

2. 对接种单位的监督检查

①检查接种单位的资质,具有医疗机构执业许可证件,人员经县级人民政府卫生主管部门组织的预防接种专业培训并考核合格(预防接种上岗证),冷藏设施、设备和冷藏保管符合要求。②现场检查接种门诊。有相对独立的、总面积不小于 $40m^2$ 的接种门诊专用房(不含办公区),布局合理,分区明确,各室(台)标志明显,张贴公示材料和相关宣传材料。③检查疫苗的冷藏和管理。建立疫苗接收、购进台账,制定疫苗冷藏保管制度,落实专人负责,疫苗储存符合要求。④现场检查接种人员遵守预防接种工作规范、免疫程序、疫苗使用原则和接种方案情况。穿戴工作衣帽持证上岗(卡介苗接种人员应佩戴卡介苗接种上岗证),严格执行无菌操作。⑤检查接种证和接种卡(册)填写的规范,资料录入的完整性和准确性。⑥检查预防接种不良反应或接种事故的处置、处理并报告及时与否,有无疑似预防接种异常反应报告卡的填报及内容完整、规范等。

二、消毒产品的卫生监督

(一)行政许可

《传染病防治法》第二十九条规定,用于传染病防治的消毒产品,应当符合国家卫生标准和卫生规范;生产用于传染病防治的消毒产品的单位和生产用于传染病防治的消毒产品,应当经省级以上人民政府卫生行政部门审批。

生产消毒剂、消毒器械类的消毒产品,还应当取得卫生部颁布的消毒剂、消毒器械卫生许可批件(产品卫生许可)。2010 年 1 月 1 日始,卫生部开始施行《消毒产品卫生安全评价规定》,对不需要取得产品卫生许可的消毒产品首次上市前生产企业必须做卫生安全评价。目前,需做卫生安全评价的产品有:消毒剂中的 75% 单方乙醇消毒液、次氯酸钠类消毒剂、次氯酸钙类消毒剂、戊二醛类消毒剂;消毒器械中的紫外线杀菌灯、食具消毒柜、压力蒸汽灭菌器;卫生用品中的抗(抑)菌制剂。

1. 消毒产品生产企业卫生许可证

根据卫生部《消毒管理办法》(2002年3月28日卫生部第27号令)和《消毒产品生产企业卫生许可规定》(卫监督发〔2009〕110号),在国内从事消毒产品生产、分装的单位和个人,必须申领《消毒产品生产企业卫生许可证》。消毒产品生产企业一个生产场所一证,一个集团或公司拥有多个生产场所的,应分别申请卫生许可。由省级卫生行政部门负责本行政区域内的消毒产品生产企业卫生许可和监督管理工作。消毒产品生产企业卫生许可证有效期为四年。消毒产品生产企业需要依法延续取得的卫生许可证有效期的,应当在卫生许可证有效期届满30个工作日前向所在地的省级卫生行政部门提出申请。

消毒品生产企业申领卫生许可证,其卫生条件和管理必须符合《消毒产品生产企业卫生规范(2009年版)》。该规范规定了消毒产品生产企业的厂区环境与布局、生产区卫生要求、设备要求、物料和仓储要求、卫生质量管理、人员要求等。如对厂区选址的卫生要求规定:①与可能污染产品生产的有害场所的距离应不少于30m。②消毒产品生产企业不得建于居民楼。③厂区周围无积水、无杂草、无生活垃圾、无蚊蝇等有害医学昆虫孳生地。生产车间使用面积应不小于100m²,分装企业生产车间使用面积应不小于60²。生产区应按生产工艺流程进行合理布局,工艺流程应按工序先后顺序合理衔接。做到人流物流分开,避免交叉。生产有特殊卫生要求的产品,隐形眼镜护理用品生产(包装除外)、分装应在10万级空气洁净度以上净化车间进行,皮肤黏膜消毒剂(用于洗手的皮肤消毒剂除外)、皮肤黏膜抗(抑)菌制剂(用于洗手的抗(抑)菌制剂除外)等产品配料、混料、分装工序应在30万级空气洁净度以上净化车间进行。生产卫生用品的生产车间环境卫生学指标应符合《一次性使用卫生用品卫生标准》(GB15979)及其他国家有关卫生标准、规范的规定。消毒产品使用的原料,禁止使用抗生素、抗真菌药物、激素等物料。生产用水的水质:隐形眼镜护理用品的生产用水应为无菌的纯化水;灭菌剂、皮肤黏膜消毒剂和抗(抑)菌制剂的生产用水应符合纯化水要求;其他消毒剂、卫生用品的生产用水应符合《生活饮用水卫生标准》(GB5749)的要求等。

消毒产品生产企业在新申领卫生许可证时,必须向省级卫生行政部门提交《消毒产品生产企业卫生许可证》申请表,并附①工商营业执照复印件或企业名称预先核准通知书。②生产场地使用证明(房屋产权证明或租赁协议)。③生产场所厂区平面图、生产车间布局平面图。④生产工艺流程图。⑤生产和检验设备清单。⑥质量保证体系文件。⑦拟生产产品目录。⑧生产环境和生产用水检测报告。⑨省级卫生行政部门要求提供的其他材料。卫生许可证四年有效期届满申请延续时,应提交《消毒产品生产企业卫生许可证》延续申请表。并附①工商营业执照复印件。②生产场地使用证明(房屋产权证明或租赁协议)。③生产车间布局平面图和生产工艺流程图。④生产和检验设备清单。⑤检验人员和卫生管理人员培训证明、生产人员健康和培训证明。⑥产品目录和市售产品标签说明书。⑦生产环境和生产用水检测报告。⑧《消毒产品生产企业卫生许可证》原件。⑨消毒剂、消毒器械卫生部卫生许可批件复印件或产品卫生安全评价报告。⑩县级以上卫生行政部门出具的卫生监督意见。以及省级卫生行政部门要求提交的其他材料。所有的材料,申请者必须对其真实性负责。

省级卫生行政部门接受申请者提交的材料后,按照《行政许可法》、《卫生行政许可管理办法》规定的要求,进行形式审核,对材料不符合规定要求的,一次性提出补正的要求。受理申请后,指派2名以上卫生监督员或委托下一级卫生行政部门按照《消毒产品生产企业卫生许可规定》和《消毒产品生产企业卫生规范》的要求,对生产场所进行现场核实,卫生监督员填写生产企业现场监督审核表并出具现场审核意见。对生产场所符合《消毒产品生产企业卫生规范》、申请材料符合《消毒产品生产企业卫生许可规定》要求的,省级卫生行政部门作出准予卫生行政许可的决定。消毒产品生产企业卫生许可证号编号格式为(省、自治区、直辖市简称)卫消证字(发证年份)第××××号。

目前,根据浙江省委、省政府"扩权强县"有关精神,对消毒产品生产企业卫生许可证申请将委托市级卫生行政部门审查。

2. 消毒剂、消毒器械卫生许可

消毒产品生产企业在申请卫生部消毒剂、消毒器械许可批件时(卫生部规定的不需要进行产品卫生许可除外),应向产品实际生产现场所在地省级卫生监督机构提出卫生条件审核申请,省级卫生监督机构在接受申请后10个工作日内出具书面审核意见,并应于接受申请后5个工作日内指派2名以上(包括2名)工作人员(至少2名为监督员)前往现场执行审核任务,并采样封样。

申请消毒剂生产企业卫生条件审核如实提供的材料为:①健康相关产品生产企业卫生条件审核申请表。②产品配方。③生产工艺简述与简图(标明所用到的生产设备、原料)。④与该产品生产有关的生产设备清单。⑤产品标签和说明书(属于初次申报产品进行生产企业卫生条件审核的可提供样稿,属于变更批件进行生产企业卫生条件审核的,应提供市售产品标签和说明书)。⑥生产企业卫生许可证复印件。⑦省级卫生监督机构要求提供的其它材料。

申请消毒器械生产企业卫生条件审核如实提供的材料为:①健康相关产品生产企业卫生条件审核申请表。②产品结构图。③生产工艺简述与简图(标明所用到的生产设备及部件)。④与该产品生产有关的生产设备清单。⑤产品铭牌和说明书(属于初次申报产品进行生产企业卫生条件审核的可提供样稿,属于变更批件进行生产企业卫生条件审核的,应提供市售产品标签和说明书)。⑥生产企业卫生许可证复印件。⑦省级卫生监督机构要求提供的其它材料。

卫生监督机构对生产企业卫生条件审核的内容主要为:

消毒剂:申报产品的类别是否与企业卫生许可的类别相适应;现场相关生产线和生产条件是否与提交的生产工艺一致;提交的配方中各原料名称、规格、级别、纯度是否与现场原料一致;与该产品生产有关的生产设备是否与提交资料中的一致;该产品是否有生产过程记录;样品生产过程记录中记载的所用原料及其加入量是否与提供资料的配方、工艺一致;原料采购记录中是否有该产品配方原料;该产品的批号或生产日期是否与生产过程记录中的一致;成品库中该产品存放数量是否与出入库记录一致;是否存在其他不相符的情况。

消毒器械:申报产品的类别是否与企业卫生许可的类别相适应;现场相关生产线和生产条件是否与提交的生产工艺一致;提交的产品结构图中各部件名称是否与现场零配件相符;与该产品生产有关的生产设备是否与提交资料中的一致;该产品是否有生产过程记录;生产过程记录中各种零配件名称、组装顺序是否与提供资料的工艺一致;原材料采购记录中是否与该产品结构图中的各部件名称相符;该产品的批号或生产日期是否与生产过程记录中的一致;成品库中该产品存放数量是否与出入库记录一致;是否存在其他不相符的情况。

现场审核过程中对产品采封样时,所采样品用于该产品的许可检验和评审,必须是同一批次按所申报的生产工艺生产的产品,不能是实验室配制产品。产品必须包装完整,具有标签(铭牌)和说明书,并标识有明确的生产批号或生产日期。生产企业参照《卫生部消毒产品检验规定》规定并考虑自身的实际需要填写委托封(采)样申请表,书面说明需要的总样品量、封样包装数以及每包装所含样品数。卫生监督员根据企业需要量随机从现场存放样品中抽取足够样品,并将样品分包装封样,每个封样包装均贴具封条,每个封样包装各填写一份采样记录(其中随样品送检的一联封在包装内)。生产企业准备的现场样品量不得少于最终所采样品总量的 2 倍(器械设备类产品除外)。样品送检必须经认定的消毒产品检验机构。

生产企业应当直接向卫生部设立的健康相关产品审评机构提出健康相关产品卫生行政许可申请,按照《卫生部消毒剂、消毒器械卫生行政许可申报受理规定》等提交有关材料。卫生部审评机构受理健康相关产品卫生行政许可申请后,技术审查期限内组织有关专家及技术人员对申请材料进行技术审查,根据危险性评估的结果作出技术审查结论。卫生部自接收到技术审查结论之日起 20 日内(技术审查时间不计算在内)完成行政审查,并依法作出是否批准的卫生行政许可决定。

进口的消毒剂、消毒器械也应取得卫生部卫生许可批件。

(二)现场检查

1. 对消毒产品生产企业的监督检查

①生产条件(布局、工艺流程、车间面积)与卫生行政许可现场监督审核时的一致性。②生产产品与许可类别的一致性；产品的名称、标签和说明书符合《消毒产品标签说明书管理规范》要求的情况。③生产过程记录：原材料的索证、出入库记录；产品出入库记录。生产过程的各项原始记录是否保存至该产品的失效日期后 3 个月。④检验记录：产品质量的自检记录；原材料的抽检记录等。⑤不合格产品及退货、召回的问题产品处理记录。⑥相关工作人员的资质：生产车间操作人员、卫生管理人员、卫生质量检验人员等。⑦产品及非产品样品的监督抽检(监测)：产品及现场卫生学(空气、物表、操作人员手、紫外线灯、生产用水等)检测。生产企业生产环境卫生学指标是否符合《一次性使用卫生用品卫生标准(GB15979－2002)》及其他国家有关卫生标准、规范的规定。⑧使用的物料符合国家有关的标准和规范要求。

2. 对消毒产品生产企业经营单位的监督检查

①检查采购时索证制度的执行情况。是否索取消毒产品生产企业卫生许可证复印件；需卫生部卫生许可批件的消毒产品(消毒剂和消毒器械)卫生许可批件复印件，或不需要取得产品卫生许可的但首次上市前需卫生安全评价的消毒产品卫生安全评价报告；产品的批次检验报告等。②检查经销的消毒产品名称、标签和说明书符合《消毒产品标签说明书管理规范》情况。③检查未列入消毒产品《生产类别分类目录》的产品是否套用消毒产品生产企业卫生许可证号。④对消毒产品的卫生质量进行抽检。

3. 对消毒产品使用单位的监督检查

①消毒产品索证的检查。对卫生部纳入管理的消毒剂、消毒器械(含生物指示物、化学指示物、灭菌包装物)等消毒产品，应当索取省级以上卫生行政部门核发的生产企业卫生许可证(限国产产品)、卫生部卫生许可批件或《卫生安全评价报告》(卫生部未实行许可管理的消毒产品)，并建立消毒产品管理台账。②消毒产品标签说明书的检查。产品的生产单位、标签说明书是否与索取的卫生许可证、卫生许可批件相符。《卫生安全评价报告》中的产品名称、规格、剂型、责任单位、生产单位、标签说明书等信息与实际销售使用的产品是否相符。应有效的生产企业卫生许可证号和/或产品许可批件证号等。③消毒产品的使用管理检查。使用的消毒产品应符合国家有关法规、标准和规范等管理规定，并按照批准或规定的范围和方法使用。④对使用中消毒液或库存消毒剂进行抽检，送具有资质的检验检测机构进行卫生质量检测；或进行现场快速检测有关如含氯消毒剂、戊二醛消毒剂、紫外线灯的辐射照度，使用生

物指示剂对压力蒸汽灭菌器等消毒器械进行灭菌效果的监测等。

(三)档案管理

1. 消毒产品生产企业应建立如下的档案

(1)消毒产品生产企业卫生行政许可申报档案。

(2)卫生部许可的消毒剂、消毒器械申报档案。

(3)产品名录及标准操作规程。

(4)生产过程中的各项记录,包括物料采购验收记录、设备使用记录、批生产记录、批检验记录、留样记录等内容(妥善保存至产品有效期后 3 个月)。

(5)消毒产品卫生监测和监督档案。

(6)原料档案。

(7)各类卫生管理制度。

(8)各类卫生管理活动。

(9)人员培训、健康检查等管理。

2. 消毒产品生产企业经营、使用单位应建立的台账

(1)消毒产品生产企业卫生许可证复印件。

(2)卫生许可批件或《卫生安全评价报告》(配方和结构图除外)复印件。

(3)产品的批次检验报告等(有效证件的复印件应当加盖原件持有者的印章)。

三、餐饮具集中消毒的卫生监督

(一)行政许可

《浙江省实施〈食品安全法〉办法》规定,设立餐饮具集中消毒服务经营单位,应当具备下列条件:

(1)生产场所距离垃圾堆放处、污水池等可能污染餐饮具的污染源 30m 以上,且不得建于居民楼内,面积不得小于 300m²。

(2)具备与经营规模相适应的清洗、消毒、包装设备,并符合国家和省有关标准、规范、规定。

(3)生产场所布局合理,按清洗消毒工艺流程设置回收粗洗区、清洗消毒间、包装间、成品间、包装材料间,消毒工艺流程不得存在逆向或者交叉。

餐饮具集中消毒服务经营单位应当依法办理工商登记,并在开业前向所在地卫生行政部门申请卫生监督审核。该实施办法授权浙江省卫生厅制订《浙江省餐饮具集中消毒卫生规范(试行)》(浙卫发〔2011〕255 号)和《浙江省餐饮具集中消毒卫生监督合格证发放管理办法》(浙卫发〔2011〕262 号),并同步配套实施。

《浙江省餐饮具集中消毒卫生规范(试行)》作为餐饮具集中消毒服务经营单位的

"准入"门槛,对选址布局、生产场所卫生、设施与设备、物料和仓储、卫生质量管理、人员均提出了要求。如清洗间、消毒间、包装间的总使用面积不少于 $300m^2$,其中包装间应设置成独立的隔间,面积不少于 $50m^2$。餐饮具集中消毒经营单位生产场所应设清洁区、准清洁区和一般操作区。餐饮具清洗、消毒必须采用清洗、消毒、烘干为一体的机械设备和筷子消毒专用设备,不得采用手工操作,消毒方法应采用热力消毒。餐饮具独立包装上应当标注餐饮具集中消毒经营单位名称、卫生监督合格证号、地址、联系电话、消毒日期及保质期限等内容。餐饮具清洗消毒用水应符合《生活饮用水卫生标准》(GB5749)。消毒后的餐饮具卫生要求符合《食(饮)具消毒卫生标准》(GB14934)规定等。

根据《浙江省餐饮具集中消毒卫生监督合格证发放管理办法》,取得工商营业执照的餐饮具集中消毒服务经营者,应向生产场所所在地设区的市级卫生行政部门提出卫生监督审核申请。提交以下材料并对其真实性负责,承担相应的法律责任:

(1)《浙江省餐饮具集中消毒卫生监督审核申请表》。

(2)工商营业执照复印件。

(3)法定代表人或负责人有效身份证明复印件。

(4)生产场地使用证明(房屋产权证明或租赁协议)。

(5)生产场所厂区平面图、生产车间布局平面图。

(6)生产工艺流程图。

(7)生产和检验设备清单。

(8)质量保证体系文件。

(9)从业人员的有效健康证明。

(10)生产用水检测报告。

(11)有助于审批的其他资料。

设区的市级卫生行政部门对申请人提出的申请,应当参照《中华人民共和国行政许可法》规定的时限、程序和要求完成受理、审查、决定,并出具相关卫生监督审核文书。

受理申请后,设区的市级卫生行政部门应当对申请材料进行审查,及时指派两名及以上卫生监督员按照本办法和《浙江省餐饮具集中消毒卫生规范》(试行)的要求,对生产场所进行现场审核,填写餐饮具集中消毒卫生监督现场审核表并出具现场审核意见。经卫生监督审核,生产场所符合《浙江省餐饮具集中消毒卫生规范(试行)》要求的,设区的市级卫生行政部门应当作出准予核发卫生监督合格证的决定,并发给卫生监督合格证。卫生监督合格证的证号格式为:(设区的市简称)卫餐消证字××××(年份)第××××(序号)号。

卫生监督合格证有效期为 3 年。需要依法延续取得的卫生监督合格证有效期的,应当在卫生监督合格证有效期届满 30 个工作日前向生产场所所在地设区的市级卫生行政部门提出申请。延续申请提交下列材料:

(1)《浙江省餐饮具集中消毒卫生监督审核延续申请表》。

(2)工商营业执照复印件。

(3)法定代表人或负责人有效身份证明复印件。

(4)生产场地使用证明(房屋产权证明或租赁协议)。

(5)生产车间布局平面图和生产工艺流程图。

(6)生产和检验设备清单。

(7)从业人员健康证明。

(8)生产用水检测报告。

(9)《餐饮具集中消毒卫生监督合格证》原件。

(10)有助于审批的其他资料。

延续申请受理后,设区的市级卫生行政部门按照新申请时的程序进行审查核实,经审查符合条件的,在法定期限内作出准予延续的决定。

(二)现场检查

1. 对餐饮具集中消毒服务经营者的监督检查

结合卫生部《餐饮具集中消毒单位卫生监督规范》,主要的检查内容为:①是否建于居民楼内。②与可能污染餐饮具的有害场所距离是否小于 30m。③生产场所(包括清洗、消毒、包装)总面积小于 $300m^2$。④消毒工艺流程是否按回收、去残渣、浸泡、机洗、消毒、包装、储存设置。⑤生产用水是否符合《生活饮用水卫生标准》(GB5749)。⑥消毒后的餐饮具是否符合《食(饮)具消毒卫生标准》(GB14934)。⑦是否提供餐饮具批次出厂检验报告,其独立包装上是否标注经营者名称、地址、联系电话、消毒日期及保质期限等内容。⑧是否使用符合国家标准的洗涤剂、包装材料,以及符合国家标准和卫生规范的消毒产品。⑨从业人员是否持有有效的健康证明。⑩餐饮具集中消毒卫生规范规定的其他要求。对发现无卫生监督合格证擅自生产加工的餐饮具集中消毒服务经营者,依法予以行政处罚,并通报工商行政管理部门。发现无工商营业执照的,通报工商行政管理部门。

浙江省还规定,卫生行政部门及其卫生监督机构应每季度对消毒后的餐饮具卫生质量,按照《食(饮)具消毒卫生标准》(GB14934)开展监督监测。

对现场检查或者抽检不合格的,卫生行政部门应当依法查处,并及时通报食品药品监督管理部门,由食品药品监督管理部门对使用不合格集中消毒餐饮具的餐饮服务提供者依法进行处理。

2. 对餐饮服务提供者的监督检查

食品药品监督管理部门应当加强对餐饮服务提供者使用集中消毒餐饮具情况的监督检查,发现不按照《浙江省实施〈食品安全法〉办法》规定使用集中消毒餐饮具的,应当依法查处,并及时通报卫生行政部门,由卫生行政部门对提供不合格集中消毒餐饮具的餐饮具集中消毒服务经营者依法进行处理。

(三)档案管理

餐饮具集中消毒服务经营者应建立如下的台账:

(1)卫生监督合格证复印件。

(2)工商营业执照复印件。

(3)居民身份证明复印件。

(4)单位方位图、单位平面图。

(5)生产车间平面图(详细标明清洗消毒车间设备、名称及位置)。

(6)详细的清洗消毒工艺流程及简图(各环节技术要求,包括消毒温度、时间等)。

(7)消毒餐饮具产品包装材料合格证明资料。

(8)清洗消毒设备合格证明(批件、许可证)。

(9)所使用的洗涤剂、消毒剂相关资料(产品购物小票、生产厂家的卫生许可证、产品检验报告单复印件)。

(10)从业人员健康检查及卫生知识培训合格人员证明复印件。

(11)自检的提供检验设备清单和检验项目及检验人员名单。

(12)生产用水水质检验报告。

(13)产品检验报告。

(14)消毒餐具包装标签。

(15)历次日常监督表及监督意见书。

第三节　案例分析

案例一:某社区卫生服务室甲违反传染病疫情管理案

【案情背景】

××××年6月,××县××镇出现流行性腮腺炎的暴发。该县疾病预防控制中心在疫情调查中发现:××镇××村社区卫生服务室接诊过流行性腮腺炎患者,但未填写传染病报告卡,未向上级汇报。该县卫生局要求县卫生监督所立即核查。

【调查取证】

7月25日,根据县疾病控制中心提供的疫情调查材料,县卫生监督所对该社区卫生服务室进行核查,检查了门诊日志、处方笺等行医资料,并询问负责人甲,结果为:从当年 4 月至 6 月,该社区卫生服务室共接诊流行性腮腺炎患者 7 例,均未填写传染病报告卡和上报传染病疫情;该卫生服务室持有《医疗机构执业许可证》,执业人员甲取得《乡村医生执业证书》。

取证材料有:现场检查笔录(××××年 7 月 25 日,1 页)、询问笔录(××××年 7 月 25 日,3 页)、甲身份证复印件 1 份、甲《乡村医生执业证书》复印件 1 份、××镇××村社区卫生服务室《医疗机构执业许可证》副本复印件 1 份、××镇××村社区卫生服务室《门诊病人日志》复印件 8 张、处方笺复印件 3 张、县疾病预防控制中心提供的《××镇××村小学腮腺炎发病情况报告》1 份及《腮腺炎病例个案调查表》5 份。

【处罚与诉讼】

××镇××村社区卫生服务室甲违反传染病疫情管理,其行为违反了《中华人民共和国传染病防治法》第二十一条第二款、《乡村医师从业管理条例》第二十五条、《中华人民共和国传染病防治法实施办法》第三十四条、第三十五条第三款的规定,依据《中华人民共和国传染病防治法实施办法》第七十一条第二款规定,责令甲立即改正,并处罚款人民币 500 元。××××年 8 月 4 日,甲自行履行并结案。

【分析评议】

1. 法律条款的适用

在违法行为的确定上,该社区卫生服务室是法定传染病责任报告单位,流行性腮腺炎属于法定的丙类传染病,作为社区卫生服务室主要负责人甲在接诊流行性腮腺炎后应填写《传染病报告登记簿》,并在 24 小时内上报传染病报告卡。在确认主体性质时,村社区卫生服务室甲自主经营、自负盈亏,可纳为"个体行医人员"。在确定违法行为产生后果时,经调查认为:该村社区卫生服务室接诊的流行性腮腺炎患者并非最早发现者,整个事件中接诊的患者 7 例,人数并不多,再者其他村社区卫生服务室也接诊流行性腮腺炎患者,综合考虑,确定"××镇××村社区卫生服务室甲在接诊流行性腮腺炎时未及时上报疫情"与"××镇流行性腮腺炎疫情暴发"无因果关系。因此,认为××镇××村社区卫生服务室甲其行为违反了《中华人民共和国传染病防治法》第二十一条第二款、《中华人民共和国传染病防治法实施办法》第三十四条、第三十五条第三款的规定,依据《中华人民共和国传染病防治法实施办法》第七十一条第二款规定,责令甲立即改正,并处罚款人民币 500 元。

2. 事件调查过程中暴露的问题

第一,村社区卫生服务室过于注重经济效益,在门诊日志登记、传染病报告登记簿建立、传染病报告卡储备等方面基本上缺失。许多村卫生服务室只追求接诊人数,门诊日志基本空白。在该次疫情调查时,其他部分村卫生服务室也存在接诊流行性腮腺炎的情况,但门诊日志未登记,造成取证困难,所以出现了"门诊日志相对规范的受处理,一点没有的得不到处理"的怪现象。第二,对村卫生服务室传染病管理工作不到位。调查中,许多村卫生服务室没有传染病报告卡、传染病报告登记簿,询问负责人时不知道传染病报告的程序、时限。第三,村卫生服务室传染病管理中,疾病预防控制中心、卫生监督所、乡镇卫生院防保科的职责缺位。疾病预防控制中心、乡镇卫生院防保科应承担起传染病管理的技术支持、宣传作用,及时将问题反馈给卫生监督所。卫生监督所、乡镇卫生院防保科应加强对村卫生服务室的督查。

案例二:医疗机构违反医疗废物管理案的行政处罚

【案情背景】

××××年7月13日,某市卫生局对该市甲医院进行监督检查并采集该院已处理医院污水。检查发现该院存在以下事实:①一楼门诊部注射室将使用后的一次性棉签与废纸、果皮混放;②一楼输液室将使用后的一次性针头放置于硬纸盒内;③医疗废物暂时贮存处未见警示标识,防蝇、防鼠设施。

【调查取证】

卫生执法人员当场制作现场检查笔录和卫生监督意见书,对现场有关证据进行拍摄,并于当日下午立即予以受理立案。

7月18日该院污水经市疾病预防控制中心检测,检测结果显示粪大肠菌群＞238000MPN/L,未达到《医疗机构污水排放要求》GB18466－2001的排放标准。经进一步对该院分管院长和有关人员调查询问,确认该院存在以下违法事实:将医疗废物混入生活垃圾;未将医疗废物按照类别分置于防渗漏、防锐器穿透的专用包装物或者密闭的容器内;医疗废物暂时贮存处无警示标识、无防蝇、防鼠设施。

【处罚与诉讼】

根据现场调查、检测结果及获取的相关证据,经该市卫生局合议认为甲医院已违反了《医疗废物管理条例》第十四条第二款、第十六条第一款、第十七条第二款、第二十条规定。违法事实第2、3点,可根据《医疗废物管理条例》第四十六条第(一)、(二)项规定,责令限期改正和给予警告,可以并处5000元以下的罚款;违法事实第1点和医院污水不符合《医疗机构污水排放要求》的排放标准,排入污水处理系统,可根据《医疗废物管理条例》第四十七条第(一)、(五)项规定,责令立即改正,给予警告,并处5000元以上1万元以下的罚款。两者合并,给予以下行政处罚:①警告;②罚款人民币11500元,并责令立即改正。

甲医院在收到行政处罚告知书后自动放弃陈述和申辩,并自觉履行行政处罚决定而予以顺利结案。

【分析评议】

本案是一起医疗机构违反医疗废物管理案。在对本案开始着手查处时,卫生执法人员是根据现场检查所发现的违法事实和现场所拍摄的影像资料进行立案,之后通过进一步开展对有关人员调查取证并采集医院污水经疾病预防控制机构检测,结果显示粪大肠菌群不符合《医疗机构污水排放要求》的排放标准,从而形成一系列证据锁链佐证本案违反了医疗废物管理条例。

本案调查取证精心、周密,各类证据充分、翔实。有现场笔录、询问笔录、照片资料、非产品样品采样记录、技术鉴定委托书、疾病预防控制中心检测报告等各类证据材料共计 14 份。

在本案处理前,《医疗废物管理条例》已颁布实施,甲医院也已与医疗废物集中处置中心签定危险废物转移合同,应严格执行《医疗废物管理条例》的有关规定,建立医疗废物暂时贮存处并设置警示标识,将医疗废物按照类别分置于防渗漏、防锐器穿透的专用包装物或者密闭的容器内等。本案适用法律正确,且在处罚裁量过程中充分考虑到违法事实情节性质、严重程度,及是否造成危重后果等方面,因此,所处罚款额度也应该是恰当合理的。

根据消毒技术规范的监测要求,医院应每日对已处理污水的有效氯至少检测两次,或在排放前进行检测。并定期开展对粪大肠菌群、肠道致病菌检测。对于本次现场检查中发现该医院污水未按消毒技术规范监测要求开展自身检测,执法人员已当场出具卫生监督意见书责令其立即改正。对此该院也做出了积极反应,提出了具体整改措施并加以落实,因此本案不再对其追究行政责任。但在今后监督检查时如发现有医疗机构未开展上述检测,可按照违反《消毒管理办法》第四条,依据《消毒管理办法》第四十五条进行行政处罚。

第四节　相关法规要点

一、传染病防治监督相关法律简介

我国涉及传染病防治的相关法律有三部。分别为《传染病防治法》、《中华人民共和国国境卫生检疫法》和《中华人民共和国动物防疫法》。《传染病防治法》是卫生行政部门及其卫生监督机构开展传染病防治卫生监督的主要法律依据。

2003 年抗击传染性非典型肺炎(SARS)后,针对 SARS 防控工作中暴露出的公共卫生问题,国家于同年 6 月着手对《传染病防治法》开始进行修订,并于 2004 年 8 月 28 日第十届全国人民代表大会常务委员会第十一次会议修订,自 2004 年 12 月 1 日起施行。该法的实施对提高我国传染病防治的整体水平,促进公共卫生体系的建立和完善,保障人体健康和经济、社会的协调起到了重要的作用。并为以后在应对重大传染病疫情的防控策略和措施,如2009年全球性的甲型H1N1流感暴发防控发挥了作用。甲型H1N1流感疫情未对我国社会经济发展形成严重冲击,社会生产和公众生活秩序正常,社会稳定,采取的防控措施得到公众的理解与支持。

《传染病防治法》规定了有关传染病预防、疫情报告、控制以及医疗救治和保障措施等制度,突出了对传染病的预防与预警,完善了传染病疫情报告、通报和公布制度,进一步明确了传染病暴发、流行时的控制措施,对传染病的医疗救治工作进行了专门规定,强化了传染病防治的保障制度建设。其所确立的原则和一系列制度,更加明确了卫生行政部门以及医疗卫生机构的职责。该法赋予医疗卫生机构在传染病预防和控制中的重要职责,因此,加强对医疗卫生机构传染病防治的卫生监督执法,是卫生监督机构依法监管传染病,行使卫生行政部门交付的公共事务管理职责的重要组成部分。

二、传染病防治监督相关法规简介

主要有《突发公共卫生事件应急条例》、《国内交通卫生检疫条例》、《病原微生物实验室生物安全管理条例》、《医疗废物管理条例》、《疫苗流通和预防接种管理条例》、《艾滋病防治条例》、《血吸虫病防治条例》等。这些条例主要依据《传染病防治法》,按照传染病防治实行预防为主的方针与原则的规定制定。涉及卫生监督执法的主要法规介绍如下:

(一)《突发公共卫生事件应急条例》

该《条例》于2003年5月9日国务院令第376号公布施行。标志着我国突发公共卫生事件应急处理工作纳入了法制化轨道,是我国建立起"信息畅通、反应快捷、指挥有力、责任明确"的处理突发公共卫生事件的应急法律制度。《条例》明确政府负责对突发公共卫生事件应急处理的统一领导和指挥,以强化处理突发公共卫生事件的指挥系统;明确和完善了突发公共卫生事件的信息报告制度,强化了政府对突发公共卫生事件的报告责任及时限。同时明确规定任何单位和个人均有权向政府报告突发公共卫生事件;明确对突发公共卫生事件预防控制体系和应急处理能力建设的要求,要求县级以上地方人民政府应当建立和完善突发公共卫生事件监测和预警系统,确保其保持正常运行状态。同时还要加强对急救医疗服务网络的建设,配备和提高医疗卫生机构应对各类突发公共卫生事件的救治能力;进一步明确规定了突发公共卫生事件应急处理中专业技术机构、医疗卫生机构及有关部门、单位的职责,加大了对不按照规定履行应急处理义务、扰乱社会和市场秩序的违法行为的处罚力度。

该《条例》还明确了国家建立突发公共卫生事件应急工作制度,包括突发公共卫生事件的监测与预警制度、突发公共卫生事件的应急报告制度、突发公共卫生事件的信息公布制度、突发公共卫生事件的举报制度、突发公共卫生事件的应急处理制度、突发公共卫生事件应急处理工作督导制度、突发公共卫生事件应急处理中医疗卫生人员的补助制度等。

(二)《病原微生物实验室生物安全管理条例》

该《条例》依据《传染病防治法》第二十六条,为加强传染病的预防和病原微生物实验室的生物安全,保护实验室工作人员和公众的健康,于 2004 年 11 月 12 日国务院令第 424 号颁布施行。病原微生物,是指能够使人或者动物致病的微生物。在我国境内设立实验室及从事病原微生物菌(毒)种、样本有关的研究、教学、检测、诊断等活动,均适用该《条例》对其生物安全进行管理。

依据该《条例》,国家根据病原微生物的传染病性、感染后对个体或者群体的危害程度,将病原微生物分为四类管理,其中第一类、第二类不按微生物统称为高致病性病原微生物。并对病原微生物的采集、运输、菌(毒)种的保藏作出了明确的规定。2005 年 12 月 28 日卫生部第 45 号令发布了《可感染人类的高致病性病原微生物菌(毒)种或样本运输管理规定》;2006 年 1 月 11 日,卫生部印发了《人间传染的病原微生物名录》。

国家根据实验室对病原微生物的生物安全防护水平,并依照实验室生物安全国家标准的规定,将实验室分为四级管理。对三、四级实验室实行国家认可一、二级实验室向设区的市级卫生主管部门或者兽医主管部门备案。对从事病原微生物实验活动和实验室感染控制明确了具体要求和规定。2006 年 8 月 15 日,卫生部令第 50 号发布施行了《人间传染的高致病性病原微生物实验室和实验活动生物安全审批管理办法》。

《条例》还明确了各种实验室的主管监督部门:国务院卫生主管部门主管与人体健康有关的实验室及其实验活动的生物安全监督工作;国务院兽医主管部门主管与动物有关的实验室及其实验活动的生物安全监督工作;国务院其他有关部门在各自职责范围内负责实验室生物安全管理工作;县级以上政府及其有关部门在各自职责范围内负责实验室及其实验活动的生物安全管理工作。同时,规定了违反《条例》所承担的法律责任。

(三)《医疗废物管理条例》

加强医疗废物的安全管理,是防止疾病传播、保护环境和保障人体健康的重要措施。国务院 2003 年 6 月 16 日第 380 号令发布施行了《医疗废物管理条例》。明确了医疗废物管理的一般规定、医疗卫生机构医疗废物的管理、医疗废物的集中处置、监督管理、法律责任等内容。该《条例》突出体现了医疗废物从产生到处置的全过程管理原则,即医疗废物从产生、分类收集、密闭包装到收集转运、贮存、处置的整个流程都处于严格的控制之下。医疗卫生机构和医疗废物集中处置单位,应当建立、健全医疗废物管理责任制,其法定代表人为第一责任人。医疗卫生机构和医疗废物集中处置单位,依照固体废物污染环境防治法的规定,执行危险废物转移联单管理制度。对医疗废物实行集中处置,从事医疗废物集中处置活动的单位,应当向县级以上人民政府环境保护行政主管部门申请领取经营许可证,未取得经营许可证的单位,不得从事有关医疗废物集中处置的活动。对医疗废物产生和医疗废物集中处置分别由卫生行政和环境保护行政两个部门实施监督管理。

(四)《疫苗流通和预防接种管理条例》

根据《传染病防治法》第十五条规定,国家实行有计划的预防接种制度,对儿童实行预防接种证制度。2005年3月24日国务院令第434号颁布施行了该《条例》。《条例》对疫苗流通、疫苗接种、保障措施、预防接种异常反应处理等做出了明确规定,明确了政府应该承担的预防接种的职责,规范对疫苗生产、经营企业和疾病预防控制机构、疫苗接种单位的行为,对有效预防、控制传染病,保障人体健康和经济社会的协调发展起到重要作用。

《条例》对疫苗实行分类管理。分成一类疫苗和二类疫苗两类。区别是一类疫苗免费,由政府买单;二类疫苗是自愿接种,费用自理。法规重在保障第一类疫苗的接种工作。条例规定接种单位应当具有医疗机构执业许可证,规范疫苗接种行为。严格按照预防接种工作规范、免疫程序、疫苗使用指导原则等技术规范,保证接种安全。医疗卫生人员在实施接种前,应当按照规定履行全面的告知义务,认真做好相关记录。

为保证儿童能够按照国家免疫规划的规定受种,《条例》对《传染病防治法》规定的儿童预防接种证制度作了细化。接种单位对儿童实施接种时,应当查验预防接种证,并做好记录。疾病预防控制机构要积极配合托幼机构、学校做好预防接种证的查验工作,为没有按照规定受种的儿童及时补种。

《条例》明确了预防接种异常反应的范围、鉴定、处理和补偿办法,为妥善处理预防接种异常反应提供了法律依据。《条例》还明确了各级卫生行政部门负责本行政区域内预防接种的监督管理工作;省级以上食品药品监督管理部门负责本行政区域内疫苗的质量和流通的监督管理工作。

我国对部分具有特殊意义的传染病,还单独颁布实施如《艾滋病防治条例》、《血吸虫病防治条例》等法规,以有效预防、控制传染病的发生与流行。

同时,浙江省根据有关的法律、法规,结合实际,制定了有关的地方性法规,如《浙江省艾滋病防治条例》;为规范餐饮具集中消毒,将餐饮具集中消毒的监管纳入《浙江省实施〈中华人民共和国食品安全法〉办法》内容,明确餐饮具集中消毒单位的设立条件、日常行为规范和消毒后餐饮具集中消毒的卫生要求,及所承担的法律责任。

三、传染病防治监督相关部门规章和标准规范简介

在传染病疫情报告监督管理方面,主要有《传染病疫情信息及突发公共卫生事件报告管理办法》、《结核病防治管理办法》、《性病防治管理办法》、《医院感染管理办法》、《传染病信息报告管理规范》、《国家突发公共卫生事件相关信息报告管理工作规范(试行)》等。

涉及预防接种的监督管理方面,主要有《预防接种工作规范》、《疫苗储存和运输管理规范》等。

涉及病原微生物实验室生物安全监督管理方面,主要有《中国医学病原微生物菌(毒)种保藏机构管理办法》、《人间传染的高致病性病原微生物生物安全管理审批办法》、《人间传染的病原微生物名录》、《可感染人类的高致病性病原微生物菌(毒)种或样本运输管理规定》和《实验室生物安全通用要求(GB19489-2004)》、《危险物品航空安全运输技术细则》等。

涉及医疗废物监督管理方面,主要有《医疗卫生机构医疗废物管理办法》、《医疗机构管理条例实施细则》、《医疗废物管理行政处罚办法》、《消毒管理办法》、《医疗废物分类目录》、《医疗废物专用包装物、容器标准和警示标识规定》、《血站管理办法》等。

涉及医院消毒监督管理方面,主要有《消毒管理办法》、《医院感染管理办法》、《消毒技术规范(2002年版)》、《医疗机构口腔诊疗器械消毒技术操作规范》、《内镜清洗消毒技术操作规范(2004年版)》、《血液净化标准操作规程》、《血液透析器复用操作规范》、《传染病预检分诊管理办法》、《医院消毒卫生标准(GB15982-1995)》、《医院消毒供应中心(WS310.1、WS310.2、WS310.3)》、《疫源地消毒总则(GB 19193-2003)》等。

涉及消毒产品监督管理方面,主要有《消毒管理办法》、《消毒产品生产企业卫生规范(2009年版)》、《消毒产品标签说明书管理规范》、《消毒产品生产企业卫生许可规定》、《消毒产品卫生安全评价规定》、《消毒技术规范(2002年版)》、《一次性使用卫生用品卫生标准(GB15979-2002)》、《消毒与灭菌效果的评价方法与标准(GB15981-1995)》及相关消毒产品的标准、技术规范。

同时,国家还陆续出台了《国家突发公共卫生事件应急预案》总体预案和《传染性非典型肺炎应急预案》等专项预案。为了有效地实现对传染病病人的早发现、早报告、早隔离、早治疗,在传染病预防控制的各个环节,都制定了相应的卫生标准和传染病诊治标准。

上述的主要法律、法规和规范、标准等,构成了我国传染病防治的法律框架。也是依法防病的基准,是卫生监督机构加强传染病防治监督执法的依据。

思考题

1. 简述传染病防治法规体系。
2. 简述医疗废物管理的原则。
3. 简述消毒产品的概念及分类。
4. 三级、四级实验室应设立遵守哪些规定?
5. 简述餐饮具集中消毒服务经营单位设立的条件。
6. 一次性输液瓶(袋)的管理要求有哪些?
7. 简述消毒产品使用单位的监管要点。

(俞 汀)

第十章 医疗服务卫生监督

【学习目的】

1. 了解医疗服务卫生监督相关法规和规范。
2. 熟悉医疗服务卫生监督基础知识。
3. 掌握医疗机构和医务人员执业活动监督检查技能。

第一节 基础知识

医疗服务卫生监督是指各级卫生行政部门依据法律、法规的授权,对医疗机构和卫生技术人员在执业活动中,遵守医疗卫生服务的法律、法规、规章情况进行监督检查,对违反医疗卫生服务法律、法规的行为追究法律责任的一种行政管理活动。

通过监督检查,加强医疗机构的管理,规范医疗机构执业行为,维护医疗服务秩序;并进一步规范医务人员的执业行为,增强其法律意识、职业道德,提高医务人员依法执业的自觉性,保障医疗安全。

一、医疗卫生机构及卫生技术人员

医疗卫生机构是指以救死扶伤,防病治病,以公民的健康服务为宗旨,经县级以上卫生行政部门批准设立的向公民提供医疗和预防、保健、健康教育等卫生服务的各级各类医疗卫生专业机构的总称。我国的医疗卫生机构大致可分为以下几类:医疗机构、疾病控制预防机构、妇幼保健机构、采供血机构、卫生检验机构、医学科学研究机构、其他医疗卫生相关机构。

医疗卫生专业技术人员是指在医疗卫生机构内从事医疗、预防、保健等相关医疗卫生技术工作的专业技术人员。这些专业技术人员接受过中等以上的临床医学、预防医学、护理学、药学等医学卫生专业教育,具有中等或高等教育学历,或以师承方式学习传统医学,掌握医学等卫生专业知识和技能,经卫生行政部门考试审查合格的人员。目前具有的卫生专业序列有:执业医师、护士、医学检验、临床药学和其他医学技术系列等。

二、医疗卫生监督职责和主要监督内容

县级以上卫生行政部门负责辖区内医疗卫生机构和医疗卫生专业人员的监督管理工作。主要监管内容包括：①负责医疗卫生机构的设置审批和医疗卫生专业技术人员的资格认定；②负责对医疗卫生机构和医疗卫生专业技术人员的执业活动进行监督、检查、指导；③负责医疗卫生机构和医疗卫生专业技术人员的执业登记、注册、校验；④负责对医疗卫生机构和医疗卫生专业技术人员的业务等级评审、职称评定；⑤负责对医疗卫生机构和医疗卫生专业技术人员违反法律、法规的行为实施行政处罚；⑥负责法律、法规规定的其他监督职责等。

第二节 监督技能

一、行政许可

（一）床位在一百张以上的综合医院、中医医院、中西医结合医院、民族医院以及专科医院、疗养院、康复医院、妇幼保健院、急救中心、临床检验中心和专科疾病防治机构的设置审批权限的划分由省、自治区、直辖市人民政府卫生行政部门规定；其他医疗机构的设置，由县级卫生行政部门负责审批。

（二）有下列情形之一的，不得申请设置医疗机构：

1. 不能独立承担民事责任的单位。

2. 正在服刑或者不具有完全民事行为能力的个人。

3. 医疗机构在职、因病退职或者停薪留职的医务人员。

4. 发生二级以上医疗事故未满五年的医务人员。

5. 因违反有关法律、法规和规章，已被吊销执业证书的医务人员。

6. 被吊销《医疗机构执业许可证》的医疗机构法定代表人或者主要负责人。

7. 省、自治区、直辖市人民政府卫生行政部门规定的其他情形。

（三）在城市设立诊所的个人，必须具备下列条件：

1. 经医师执业技术考核合格，取得《医师执业证书》。

2. 取得《医师执业证书》或者医师职称后，从事 5 年以上同一专业的临床工作。

3. 省、自治区、直辖市人民政府卫生行政部门规定的其他条件。

（四）地方各级人民政府设置医疗机构，由政府指定或者任命的拟设医疗机构的筹建负责人申请。法人或者其他组织设置医疗机构，由其代表人申请。个人设置医疗机构，由设置人申请。两人以上合伙设置医疗机构，由合伙人共同申请。

(五)规定提交的设置可行性研究报告包括以下内容:

1. 申请单位名称、基本情况以及申请人姓名、年龄、专业履历、身份证号码。

2. 所在地区的人口、经济和社会发展等概况。

3. 所在地区人群健康状况和疾病流行以及有关疾病患病率。

4. 所在地区医疗资源分布情况以及医疗服务需求分析。

5. 拟设医疗机构的名称、选址、功能、任务、服务半径。

6. 拟设医疗机构的服务方式、时间、诊疗科目和床位编制。

7. 拟设医疗机构的组织结构、人员配备。

8. 拟设医疗机构的仪器、设备配备。

9. 拟设医疗机构与服务半径区域内其他医疗机构的关系和影响。

10. 拟设医疗机构的污水、污物、粪便处理方案。

11. 拟设医疗机构的通讯、供电、下水道、消防设施情况。

12. 资金来源、投资方式、投资总额、注册资金(资本)。

13. 拟设医疗机构的投资预算。

14. 拟设医疗机构五年内的成本效益预测分析。

(六)申请医疗机构执业登记必须填写《医疗机构申请执业登记注册书》,并向登记机关提交下列材料:

1.《设置医疗机构批准书》或者《设置医疗机构备案回执》。

2. 医疗机构用房产权证明或者使用证明。

3. 医疗机构建筑设计平面图。

4. 验资证明、资产评估报告。

5. 医疗机构规章制度。

6. 医疗机构法定代表人或者主要负责人以及各科室负责人名录和有关资格证书、执业证书复印件。

7. 省、自治区、直辖市人民政府卫生行政部门规定提交的其他材料。

二、现场检查

(一)机构执业资格

(1)检查对象:综合医院、中医医院、中西医结合医院、民族医医院、专科医院、康复医院;妇幼保健院;中心卫生院;疗养院;综合门诊部、专科门诊部、中医门诊部、中西医结合门诊部、民族医门诊部;诊所、中医诊所、民族医诊所、卫生所、医务室、卫生保健所、卫生站;村卫生室(所);急救中心、急救站;临床检验中心;专科疾病防治院、专科疾病防治所、专科疾病防治站;护理院、护理站;其他诊疗机构。

（2）检查内容：检查《医疗机构执业许可证》及有效期；在规定时间内校验情况；《医疗机构执业许可证》不得伪造、涂改；医疗机构的名称、地址、法定代表人（主要负责人）、所有制形式、诊疗科目、床位和注册资金等和核准登记的内容必须一致。

（3）调查取证：调查取证应当从许可情况和开展诊疗活动两方面入手。

现场查验《医疗机构执业许可证》，记录从事诊疗活动或医疗美容服务等行为及从业人员，使用的药品、器械、手术方法以及医学技术方法，以及相关病历、处方、检查治疗单、收费单等。

询问当事人执业许可情况，开展诊疗活动或医疗美容服务的时间、地点、项目、对象、服务人数和从业人员及资格、使用的药品、器械、技术手段、收费情况等。

收集有关书证：病历、检查单、处方笺、发票收据、人员资质证书等。

（4）行政处罚：未取得《医疗机构执业许可证》，开展诊疗活动，应当依法进行行政处罚。

适用范围：未经许可，擅自从事诊疗活动，如地下诊所、药店坐堂行医等；美容院擅自从事医疗美容服务，如重睑术、隆胸、文（绣）眉、吸脂、洁齿、针灸减肥等；商业公司利用向顾客提供医疗咨询、免费检测等服务，推销药品、保健食品或医疗器械等。

违法依据：《医疗机构管理条例》第二十四条。

处罚依据：《医疗机构管理条例》第四十四条；《医疗机构管理条例实施细则》第七十七条。

处罚：责令停止，没收非法所得，没收药品、器械，罚款。有以下情形的，视为情节严重，处以3000元以上1万元以下的罚款：a. 因擅自执业曾受过卫生行政部门处罚；b. 擅自执业的人员为非卫生技术专业人员；c. 擅自执业时间在3个月以上；d. 给患者造成伤害；e. 使用假药、劣药蒙骗患者；f. 以行医为名骗取患者钱物；g. 省、自治区、直辖市卫生行政部门规定的其他情形。致人伤亡，构成非法行医罪、故意伤害罪的，移送公安司法部门依法追究刑事责任。

（二）人员执业资格

1. 检查对象

医师，包括医师、外籍医师、乡村医生；护士；医技人员。

2. 检查内容

医师必须有县级以上卫生行政部门核发的《医师执业证书》；《医师执业证书》注册的执业地点、执业类别、执业范围和实际的执业地点、类别、范围必须一致；检查乡村医生证书、有效期、注册机构、执业地点和范围；检查外籍医师的《外国医师短期行医许可证》及有效期、执业地点；护士，检查其《护士执业证书》及有效期、连续注册等情况；医技人员，包括检验、药剂、影像技术等人员，检查其相应的资格或职称证书。

3. 调查取证

(1)医师:现场检查内容包括查验《医师执业证书》及其真实性,记录从事医师活动的地点、对象、使用的药品、器械、医学技术方法,有关医疗文书和票据;询问当事人执业许可情况,从事医师活动的时间、地点、内容、使用的器械药品及来源、服务对象数量和医疗收入等;询问就诊对象,证实相关情况;收集有关书证,如相关病历、检查治疗单、处方笺及发票收据等。

(2)护士:现场检查内容包括查验《护士执业证书》及注册年限和连续注册情况,记录从事护士工作的地点、对象、方法、使用的药品、器械,有关医疗文书和票据;询问当事人执业许可情况,从事护士工作的时间、地点、内容、使用的器械药品、服务对象数量和医疗收入等;询问服务对象,证实相关情况;收集有关书证,如相关病历、检查治疗单、处方笺及发票收据等。

(3)医技人员:现场检查内容包括查验相关资格或职称证书(技师/士、药剂师/士、检验师/士等),记录从事医疗卫生技术工作的对象、方法、使用的药品、器械,有关医疗文书和票据等;询问当事人取得资格情况,从事医疗卫生技术工作的时间、内容、使用的器械药品、服务对象数量、收入等;询问就诊对象,证实相关情况;收集有关书证,如相关病历、检查治疗单、检验单、发票/收据等。

(4)乡村医生:现场检查内容包括查验《乡村医生执业证书》及其有效期,记录从事医生活动的地点、对象、使用的药品、器械、医学技术方法,有关医疗文书和票据;询问当事人执业许可情况,从事医师活动的时间、地点、内容、使用的器械药品及来源、服务对象数量和医疗收入等;询问就诊对象,证实相关情况;收集有关书证,如相关病历、检查治疗单、检验单、处方笺及发票收据等。

(5)外籍医师:现场检查内容包括查验《外国医师短期行医许可证》及其有效期,记录从事医师活动的地点、对象、内容、使用的药品、器械、医学技术方法,有关医疗文书和票据;询问当事人外籍医师注册情况,从事医师活动的时间、地点、内容、使用的器械药品及来源、服务对象数量和医疗收入等;询问就诊对象证实相关情况;收集有关书证,如相关病历、检查治疗单、检验单、处方笺及发票收据等。

4. 行政处罚

(1)非医师行医

适用范围:未经医师注册取得执业证书,从事医师执业活动。

违法依据:《中华人民共和国执业医师法》第十四条第二款。

处罚依据:《中华人民共和国执业医师法》第三十九条。

处罚:没收违法所得,没收药品、器械,罚款。给患者造成伤害的,依法承担赔偿责任。致患者伤亡,构成非法行医罪、故意伤害罪的,移送公安机关依法追究刑事责任。

（2）非法取得医师执业证书

适用范围：以不正当手段取得医师执业证书；a. 提供虚假的医师资格证书、聘用证明等，取得医师执业证书者；b. 故意隐瞒、篡改医师不予注册的情形，取得医师执业证书者；c. 通过买卖、转让、租借等非法手段获取医师执业证书者；d. 伪造、变造医师执业证书者。

违法依据：《中华人民共和国执业医师法》第三十六条。

处罚依据：《中华人民共和国执业医师法》第三十六条。

处罚：吊销医师执业证书。

（3）乡村医生擅自执业

适用范围：乡村医生未经注册，擅自开展医疗服务。

违法依据：《乡村医生从业管理条例》第九条、第十五条。

处罚依据：乡村医生从业管理条例第四十二条。

处罚：没收违法所得、医疗器械、药品，罚款。构成犯罪的，移送公安、司法部门依法追究刑事责任。

（4）乡村医生变更执业的村医疗卫生机构，未办理变更执业注册手续

适用范围：乡村医生变更执业的村医疗卫生机构时，未办理变更执业注册手续者。

违法依据：《乡村医生从业管理条例》第十七条。

处罚依据：《乡村医生从业管理条例》第四十条。

处罚：警告，责令限期办理变更注册手续。

（5）以不正当手段取得乡村医生执业证书

适用范围：a. 提供虚假的资格证书、聘用证明等，取得乡村医生执业证书者；b. 故意隐瞒、篡改乡村医生不予注册的情形，取得乡村医生执业证书者；c. 通过买卖、转让、租借等非法手段获取乡村医生执业证书者；d. 伪造、变造乡村医生执业证书者。

违法依据：《乡村医生从业管理条例》第十三条、第十四条。

处罚依据：《乡村医生从业管理条例》第四十一条。

处罚：由发证部门收缴乡村医生执业证书；造成患者人身伤害的，依法承担民事赔偿责任。构成犯罪的，移送公安、司法部门依法追究刑事责任。

（6）未经许可擅自聘用外国医师来华行医

适用范围：在未取得《外国医师短期行医许可证》的情况下，擅自聘用外国医师来华从事诊疗行为。

违法依据：《外国医师来华短期行医暂行管理办法》第三条、第九条、第十二条。

处罚依据：《外国医师来华短期行医暂行管理办法》第十五条。

处罚内容：没收违法所得，罚款。

（7）非护士执业

适用范围：未经护士执业注册，从事护士工作。

违法依据：《护士条例》第二十一条。

处罚依据：《护士条例》第二十八条第二款。

处理：警告；处分。

（8）医技人员未取得资质从事医疗卫生技术工作

按医疗机构使用非卫生技术人员从事医疗卫生技术工作处罚。

（三）执业行为

1. 机构

（1）监督检查内容：

①医疗机构必须取得《医疗机构执业许可证》；《医疗机构执业许可证》必须在有效期内；医疗机构必须在规定时间内校验；

②医疗机构的名称、地点、法定代表人、诊疗科目、所有制形式和注册资金等必须和执业登记的内容一致；

③医疗机构的牌匾应当与核准登记的名称相同；

④医疗机构必须将《医疗机构执业许可证》、诊疗科目、诊疗时间和收费标准悬挂于明显处所；

⑤医疗机构工作人员上岗工作，必须佩戴载有本人姓名、职务或者职称的标牌；

⑥医疗机构核准登记诊疗科目和实际开展的诊疗科目必须一致；

⑦医疗机构使用的卫生技术人员必须取得相应的职称和资格；

⑧医疗机构不得出具虚假医学证明文件；

⑨医疗机构不得伪造、涂改、出卖、转让、出借《医疗机构执业许可证》；

⑩医疗机构施行手术及特殊检查、治疗以前必须征得患者同意，并取得家属同意签字。

（2）调查取证：

①逾期不校验《医疗机构执业许可证》：a. 现场查验《医疗机构执业许可证》及有效期、校验日期；b. 逾期不校验仍在开展执业活动的情况（记录涉及从业人员、对象、器械设备、药品、检查、收费等）；c. 对比医疗机构现状和医疗机构相应的基本标准；d. 询问当事人医疗机构的设置、执业登记情况及有效期，执业开展情况，诊疗范围变更情况，规定的校验周期和实际校验情况，逾期不校验的原因等；e. 收集有关书证：《医疗机构执业许可证》正、副本，校验通知书、申请书等。

②诊疗活动超出登记范围：a. 现场查验《医疗机构执业许可证》及有效期、核准科目、登记地址，超出诊疗科目的内容、项目、从业人员及资质、服务对象、使用器械药品、医学技术手段，相关病历、检查治疗单、检验单、处方、收费单等；b. 询问当事人执业登记和核准诊疗科目情况，改变地址执业或超范围执业的时间、内容、项目、从业人员及资质、使用器械药品、医学技术手段，服务对象、数量和收入等；c. 询问相关医务人员和病人证实改变地址执业或超范围执业的相关情况；d. 收集有关书证：《医疗机构执业许可证》，相关病历、处方、检查治疗单、检验单、收费单等。

③使用非卫生技术人员从事医疗卫生技术工作：a. 现场检查内容：查验《医疗机构执业许可证》，记录医疗机构使用非卫生技术人员的姓名以及从事的内容、项目、服务对象、使用器械药品、医学技术手段，相关病历、检查治疗单、检验单、处方、收费单等；b. 询问当事人和非卫生技术人员的聘用关系，非卫生技术人员的数量以及从事的时间、内容、项目、使用器械药品、医学技术手段，服务对象、数量和收入等；c. 询问相关非卫生技术人员和病人证实人员资质和业务开展的相关情况。d. 收集有关书证：资质证书、相关病历、处方、检查治疗单、检验单、收费单等。

④出卖、转让、出借《医疗机构执业许可证》：a. 现场查验《医疗机构执业许可证》及有效期、登记的执业地址；b. 记录医疗机构出卖、转让、出借的医疗文书、场所、科室；c. 记录从事医疗行为的主体所开展的内容、时间、项目、从业人员的聘用及资质、服务对象、使用器械药品、医学技术手段，相关病历、检查治疗单、处方、检验单、收费单等；d. 询问双方当事人执业登记情况，合作协议或合同；e. 收集有关书证：《医疗机构执业许可证》，相关病历、处方、检查治疗单、检验单、收费单、合作合同协议等。

⑤出具虚假证明文件：a. 现场查验《医疗机构执业许可证》，虚假证明文件的内容；b. 调查出具虚假证明文件人员的资质；c. 调查医师对病人的诊疗过程；d. 询问病人的有关病情，实际诊疗过程；e. 收集有关书证：相关病历、处方、检查治疗单、收费单、检验单、医学证明文件等。

（3）行政处罚：

①逾期不校验《医疗机构执业许可证》。a. 适用范围：医疗机构没有在规定的期限内对其《医疗机构执业许可证》进行校验；b. 违法依据：《医疗机构管理条例》第二十二条、《医疗机构管理条例实施细则》第三十五条第二款；c. 处罚依据：《医疗机构管理条例》第四十五条；d. 处罚内容：责令限期补办校验手续；拒不校验的，吊销其《医疗机构执业许可证》。

②诊疗活动超出登记范围。a. 适用范围：未经办理变更登记手续，医疗机构擅自改变医疗机构的执业地点，诊疗科目超出登记范围；b. 违法依据：《医疗机构管理条例》第二十条、第二十七条和《医疗机构管理条例实施细则》第三十条；c. 处罚依据：

《医疗机构管理条例》第四十七条和《医疗机构管理条例实施细则》第八十条;d. 处罚内容:警告、责令改正、罚款;诊疗科目超出登记范围的诊疗活动累计收入在 3000 元以上以及给患者造成伤害的,可以吊销其《医疗机构执业许可证》。

③使用非卫生技术人员从事医疗卫生技术工作。a. 适用范围:使用未取得卫生技术人员资格或职称的人员(实习生、毕业生除外);使用未经注册取得医师执业证书的医师;使用从事本专业以外诊疗活动的卫生技术人员;使用医学院校的实习生、刚毕业的大学生独立从事诊疗活动;b. 违法依据:《医疗机构管理条例》第二十八条;卫政法发(2004)178 号文;c. 处罚依据:《医疗机构管理条例》第四十八条和《医疗机构管理条例实施细则》第八十一条;d. 处罚内容:责令限期改正、罚款;任用两名以上非卫生技术人员或任用的非卫生技术人员给患者造成伤害,可以吊销其《医疗机构执业许可证》。

④出卖、转让、出借《医疗机构执业许可证》。a. 适用范围:医疗机构出卖、出借、转让标有医疗机构名称的票据、药品分装袋、制剂标签以及病历卡、处方笺、各种检查的申请单、报告单、检查证明文书、疾病证明、出生证明、死亡证明等医疗文件;b. 违法依据:《医疗机构管理条例》第二十三条第一款;《医疗机构管理条例实施细则》第五十条、第五十四条;c. 处罚依据:《医疗机构管理条例》第四十六条,《医疗机构管理条例实施细则》第七十九条;d. 处罚内容:没收非法所得,罚款;出卖《医疗机构执业许可证》、出借、转让《医疗机构执业许可证》是以营利为目的的,出借、转让《医疗机构执业许可证》给非卫生技术人员等情形,属情节比较严重的,罚款额可以加大,并可以吊销其《医疗机构执业许可证》。

⑤出具虚假证明文件。a. 适用范围:未经医师亲自诊查病人,医疗机构出具疾病诊断书、健康证明书或死亡证明书等;未经医师、助产人员亲自接产,医疗机构出具出生证明或死产报告书;b. 违法依据:《医疗机构管理条例》第三十二条;c. 处罚依据:《医疗机构管理条例》第四十九条和《医疗机构管理条例实施细则》第八十二条;d. 处罚内容:警告、罚款;出具虚假证明文件造成延误诊治、患者精神伤害或其他危害后果的,可以加大罚款金额。

2. 人员

(1)监督检查:

①医师:a. 不得违反卫生行政规章制度或者技术操作规范;b. 不得不负责任延误急危患者进行抢救和诊治,造成医疗事故的;c. 未经亲自诊查、调查,不得签署诊断、治疗、流行病学等证明文件或者有关出生、死亡等证明文件;d. 不得隐匿、伪造或者擅自销毁医学文书及有关资料;e. 不得使用未经批准使用的药品、消毒药剂和医疗器械;f. 不得不按照规定使用麻醉药品、医疗用毒性药品、精神药品和放射性药品;

g. 未经患者或者其家属同意后,不得对患者进行实验性临床医疗;h. 不得泄露患者隐私;i. 不得利用职务之便,索取、非法收受患者财物或者牟取其他不正当利益;j. 发生自然灾害、传染病流行、突发重大伤亡事故以及其他严重威胁人民生命健康的紧急情况时,不得不服从卫生行政部门调遣;k. 发生医疗事故或者发现传染病疫情,患者涉嫌伤害事件或者非正常死亡,不得不按照规定报告;l. 医学院校的实习生和刚毕业的大学生必须在执业医师带教下工作。

②护士:a. 不得违反操作规范;b. 不得错误执行医嘱;c. 不得泄露患者隐私;d. 实习护士和刚毕业的学生必须在执业护士的带教下工作。

(2)调查取证:

①医师:a. 现场查验《医师执业证书》及执业地点、类别、范围;b. 发现存在违反操作规范、延误患者救治、出具虚假医学证明文件、擅自使用未经批准的药品器械、违规使用毒麻药品、非法收受患者财物和泄露患者隐私等行为时,记录行为的时间、服务对象、内容、使用的器械药品、医学技术手段、后果,相关病历、检查治疗单、处方、收费单、其他医疗文书等;c. 询问当事人执业许可范围,从事违规行为的时间、内容、对象、使用的器械药品、医学技术手段,数量和收入等;d. 询问相关病人证实上述相关情况;e. 收集有关书证:《医师执业证书》,相关病历、处方、检查治疗单、收费单、其他医疗文书等。

②护士:a. 现场查验《护士执业证书》及连续注册情况;b. 发现存在违反操作规范、错误执行医嘱和泄露患者隐私等行为时,记录行为的时间、服务对象、内容、使用的器械药品、医学技术手段、后果,相关病历、护理记录、检查治疗单、处方、收费单、其他医疗文书等;c. 询问当事人从事有关违规行为的时间、内容、对象、使用的器械药品、医学技术手段,数量和收入等;d. 询问相关病人证实上述相关情况;e. 收集有关书证:《护士执业证书》,相关病历、护理记录、检查治疗单、收费单、其他医疗文书等。

(3)行政处罚:

①医师违法行医。

适用范围:违反卫生行政规章制度或者技术操作规范,造成严重后果的;不负责任延误急危患者进行抢救和诊治,造成严重后果的;造成医疗事故的;未经亲自诊查、调查,签署诊断、治疗、流行病学等证明文件或者有关出生、死亡等证明文件的;隐匿、伪造或者擅自销毁医学文书及有关资料的;使用未经批准使用的药品、消毒药剂和医疗器械的;不按照规定使用麻醉药品、医疗用毒性药品、精神药品和放射性药品的;未经患者或者其家属同意后,对患者进行实验性临床医疗的;泄露患者隐私,造成严重后果的;利用职务之便,索取、非法收受患者财物或者牟取其他不正当利益的;发生自然灾害、传染病流行、突发重大伤亡事故以及其他严重威胁人民生命健康的紧急情况时,不服从卫生行政部门调遣的;发生医疗事故或者发现传染病疫情,患者涉嫌伤害事件或者非正常死亡,不按照规定报告。

违法依据:《中华人民共和国执业医师法》第二十二条、第二十三条、第二十四条、第二十五条、第二十六条、第二十七条、第二十八条、第二十九条。

处罚依据:《中华人民共和国执业医师法》第三十七条。

处罚内容:警告或责令暂停执业活动,情节严重的,吊销其执业证书;构成犯罪的,移送公安、司法部门依法追究刑事责任。

②护士违规执业。

适用范围:发现患者病情危急未立即通知医师的;发现医嘱违反法律、法规、规章或者诊疗技术规范的规定,未提出或者报告的;泄露患者隐私的;发生自然灾害、公共卫生事件等严重威胁公众生命健康的突发事件,不服从安排参加医疗救护的。

违法依据:《护士条例》第三十一条。

处罚依据:《护士条例》第三十一条。

处罚内容:警告、暂停执业、吊证。

三、投诉举报调查处理

调查处理的方法:现场检查,询问调查,调查确认,调查追踪,行政强制。

1. 现场检查

指卫生监督员依据法定的卫生监督职责,在违法案件调查过程中,对与案件有关的地点和物证场所进行的检查活动。在这个具体的卫生行政行为中,包括了查阅或调取有关资料、现场查验和证据收集等行为。

作用:发现被监督当事人违法行为;收集违法案件的相关证据;查看实施行政处罚后管理相对人的执行情况。

方法:查看医疗活动场所工作情况;询问有关人员医疗活动情况;查阅医疗活动有关资料(如诊疗记录、财务报表、人员构成、组织机构等);查看医疗活动有关设备设施(如医疗美容、母婴保健技术服务、性病诊疗等);使用现场取证工具对违法行为现场取证。

现场检查注意事项:a. 程序合法。人数符合规定,着装规范,出示证件,说明检查目的,告知管理相对人的权利与义务。b. 检查规范。检查活动符合相关卫生规范要求(如进入医疗机构的洁净区域时,按照国家相关规范卫生、安全规定,穿戴洁净衣帽、口罩、一次性手套及鞋套等,不得直接进入洁净区域进行检查)。

现场检查的载体:现场检查笔录;视听资料。

2. 询问调查

指卫生监督员依照法定权限和法定程序,在案件调查、复查过程中,为查明案件事实、收集证据,向案件当事人、证人以及其他有关人员采用提问的方式,进行案件调查的活动。

作用:收集案件所需要的相关证据资料;核实和确认已经取得的相关证据资料;扩大和发现新的违法事实及相关线索;印证现场检查的有关情况。

方法:a. 直接询问法。卫生监督员在询问过程中,直接向被询问人了解和核实与案件相关的问题和有关情况,依法要求被询问人直接给予说明。一般适用于违法事实简单的案件。b. 矛盾切入法。卫生监督员在询问过程中,抓住调查发现的相关资料、证言、证据之间的矛盾点向被询问人展开询问,以达到将案件相关真实情况询问出来的目的。一般适用于违法事实较为复杂的案件。c. 证据突破法。卫生监督员在询问过程中,运用已掌握的部分证据、证言作为依据,避实就虚,虚实结合,围绕某一方向进行询问,待被询问人露出破绽,用所掌握的证据进行反驳,使被询问人在证据面前承认案件相关事实。一般适用于违法事实比较复杂的案件。d. 法政攻心法。卫生监督员在询问过程中,利用法律法规和政策采取攻心策略,向被询问人讲明有关规定,并用案例教育被询问人,分析违法行为可能产生的后果以及要承担的责任,攻克被询问人的心理防线,使其放弃侥幸心理,承认事实。一般适用于案件非常复杂且询问对象不予配合的情形。e. 突击配合法。卫生监督员在询问过程中,出现调查陷入僵局,利用公安人员、纪检人员和审计人员等积极有效的配合,进行现场核实,攻其不备,问出实际情况。一般适用于特别复杂的案件。

询问调查注意事项:a. 程序合法。人数符合规定,着装规范,出示证件,说明询问目的,告知被询问人的权利与义务;b. 内容简洁。客观如实记录,详略得当,突出重点,抓住实质,取有效之证;c. 要素准确。询问前准备充分,拟好询问提纲;询问开始时,确定被询问人身份;询问过程中,详细记录被询问人姓名、电话及与询问事项的关系;询问笔录撰写的内容,目的和证明力要强;询问笔录关键要素相互间要统一不矛盾。

询问调查的载体:询问笔录。

3. 调查确认

指卫生监督员根据案件调查需要,组织具有相关条件的人员对案件收集到的相关证据(如从业人员相关资质、财务报表、票据、设备设施等)进行识别、确认的一种活动。

作用:a. 确认相关证据与违法行为的关系;b. 确认结果作为处罚证据。

主体:确认的主体是案件中的当事人、证人和有相关资质的机构或相关人员。

对象:可以是案件中的当事人或者与案件有某种关联的人,也可以是与案件有关的物品或场所。如非法行医的场所,从业人员的资格证明,往来票据等。

方法：a. 当事人、证人确认。卫生监督员依法要求当事人或者证人就收集到的证据进行确认；b. 具有相关资质的机构和人员确认。卫生监督员依法根据案件查办工作的需要，请求具有相关资质的机构和人员就收集到的证据进行确认。

调查确认的载体：询问笔录和鉴定报告书及其他证明文件等。

4. 调查追踪

指在医疗服务监督案件调查过程中，对调查现场第一时间无法获得的相关证据，进行继续调查的过程。

作用：对案件的相关证据予以进一步的补充和完善。

方法：a. 依照法定职权就调查事项予以进一步地深入细致的调查；b. 根据案件调查工作的需要，请求其他部门在其法定职权范围内进行调查。

5. 行政强制

指在医疗执法案件查处过程中，为消除医疗服务违法行为的继续存在，而采取的措施（主要是无证行医"黑诊所"的取缔）。

作用：使医疗服务过程中的违法行为终止，消除对患者健康的影响。

方法：a. 停止造成危害或暂停有可能造成危害的医疗行为；b. 封存造成危害或有可能造成危害的设备、器械、医用材料等 c. 查封造成危害或有可能造成危害的医疗现场。

注意事项：a. 行政强制必须有明确的法律依据；b. 对于容易发生危险的医疗设备在行政强制时要慎重，要防止在行政强制期间发生问题。如确需行政强制，应采取相应的保证措施；c. 采取行政强制必须经卫生行政部门负责人批准，特殊情况下，不及时采取行政强制不能有效防止危害发生或扩大时，可以先行采取行政强制，并应当在 24 小时内补办行政强制的相关审批手续。

四、档案管理

《医疗卫生处罚案件档案》按照以下次序归档：

行政处罚决定书

群众举报案件材料

案件受理记录

立案报告

现场检查笔录

卫生监督意见书

询问笔录

医疗机构许可证（或副本）复印件

案件涉及人的身份、执业、技术职称等证书

病历、处方等证据材料

案件调查终结报告

合议记录

卫生行政执法审批书

行政处罚事先告知书

送达回执

浙江省罚没财物专用票据

结案报告

第三节　案例分析

案例一：某医院对外承包医疗科室案

【案情背景】

2005 年 8 月初，某省卫生监督所接到群众和新闻媒体举报，反映某医院存在非法对外出租承包科室的行为。

【调查取证】

接到举报后，省卫生监督所从 2005 年 8 月 15 日开始对该医院展开了近一个月的暗访调查，初步掌握了医院对外出租承包科室的有关证据。9 月 10 日，对该医院进行了全面检查，对医院现场 34 名工作人员作了询问调查，制作询问笔录 14 份、检查笔录 9 份，并对有关的资料、物品进行了证据先行登记保存。

检查发现，医院实际开设床位 65 张，设置诊疗科室有内科、外科、门诊治疗室、腋臭、面神经科、骨科、皮肤科、痔疮科、耳鼻喉科、放射科、祛斑科、子宫肌瘤、灰指甲、胃肠科、肝病科、小儿多动科、白癜风科、肛肠科、口腔科、泌尿科、妇科、包皮包茎科，共 22 个科室。大部分科室规模很小，仅有一间诊室。

监督人员取得了现场检查笔录、询问笔录、合作协议、承包科室财务情况、诊疗活动资料、医院人员工资发放名单、门诊日志、处方、检验报告单、承包科室旁证资料等若干证据。

【处罚与诉讼】

(1)认定如下违法事实

①医疗机构将部分诊疗科室对外承包给非本医疗机构人员。该医院胃肠科、肝病科、小儿多动科、骨科、耳鼻喉科、面神经科、祛斑科属对外出租承包性质。该医院与上述 7 个科室负责人(非本医疗机构人员)签有经济合作协议。协议明确地规定了

双方利益和分配办法。同时肝病科存在超范围执业,药品使用管理不规范;祛斑科超范围执业,3名护士未取得《护士执业证书》;胃肠科使用的1名医师未办理执业地点变更手续从事卫生技术工作;面神经科1名医师未提供有效资质证明,药品使用管理不规范;小儿多动科药品使用管理不规范;骨科使用1名执业助理医师独立从事诊疗工作;耳鼻喉科1名医师未办理执业地点变更手续。

该医院违规对外承包医疗科室,根据《卫生部关于对非法采供血液和单采血浆、非法行医专项整治工作中有关法律适用问题的批复》(卫政法发〔2004〕224号),应按照《医疗机构管理条例》第四十六条给予处罚。

②超出核准登记的诊疗科目范围开展诊疗活动。该医院未经卫生行政部门核准登记,擅自开展病毒性肝炎、医疗美容、泌尿外科、性传播疾病诊疗活动。

该医院超出核准登记的诊疗科目范围开展诊疗活动违反了《医疗机构管理条例》第二十七条,应按照《医疗机构管理条例》第四十七条给予处罚。

③使用非卫生技术人员从事医疗卫生技术工作。该医院使用了大量非卫生技术人员从事医疗卫生技术工作,现场检查询问34名医务人员,有15名人员符合资质要求,19名不符合资质要求:其中5名医师取得《医师执业证书》,但未办理变更执业地点登记;2名医师取得《医师资格证书》,但是未经注册取得《医师执业证书》;2名医生未取得《医师资格证书》(医学院校毕业);8名护士未取得《护士执业证书》(卫校毕业);2名药房工作人员不具备从事药学技术工作资格。

该医院使用非卫生技术人员从事医疗卫生技术工作违反了《医疗机构管理条例》第二十八条,应按照《医疗机构管理条例》第四十八条给予处罚。

④医院消毒感染和医疗废物处理不规范。医院口腔科、妇科器械消毒不规范,器械消毒液不能完全浸泡医疗器械,灭菌包外未见消毒指示物;医院医疗垃圾、生活垃圾混放,将医疗垃圾混入生活垃圾中处理,未将医疗废物交给医疗废物集中处置单位。

该医院物品器械消毒、监测不规范,违反了《消毒管理办法》第四条、第六条规定,应按照《消毒管理办法》第四十五条给予处罚。该医院医疗垃圾、生活垃圾混放,未将医疗废物交给医疗废物集中处置单位,违反了《医疗废物管理条例》第十六条、第十九条规定,应按照《医疗废物管理条例》第四十七条第一款、第四十九条的规定给予处罚。

⑤擅自变更批准发布的医疗广告内容。该医院在多家媒体发布治疗瘢痕、白癜风、腋臭的医疗广告,篡改了卫生行政部门批准发布的《医疗广告审查证明》内容。违反了《医疗广告管理办法》第十七条,应按照《医疗广告管理办法》第二十一条给予处理。

（2）处理情况

该医院存在出租承包科室、使用非卫生技术人员、超范围执业、消毒感染管理不规范、篡改医疗广告审批内容的违法违规问题，依据《医疗机构管理条例》、《中华人民共和国执业医师法》、《护士管理办法》、《医疗废物管理条例》、《消毒管理办法》，省卫生监督所对该医院进行了以下处理：

①责令该医院整改其违法违规行为；

②罚款。对外出租承包科室，罚款 5000 元；超范围执业，罚款 3000 元；使用非卫生技术人员，罚款 5000 元；医疗器械消毒不规范，罚款 1000 元；生活垃圾、医疗垃圾混放，罚款 5000 元；将医疗垃圾作为生活垃圾处理，未将医疗垃圾交给集中处置单位，罚款 20000 元，合计罚款人民币 43000 元；

③没收其非法所得 84000 元（收承包科室管理费）；

④责令其停业整顿 3 个月，根据医院整改情况作进一步的处理。

根据该医院的整改情况，某省卫生厅于 2006 年 1 月 8 日对某医院做出了注销《医疗机构执业许可证》的行政处理。对该医院的罚款和没收非法所得的行政处罚已经全部执行到位。

【分析评议】

（1）营利性医疗机构与境内外组织或个人合资合作、设立非独立法人的营利性"科室"、"病区"和"项目"，并将其医疗服务所得收益用于投资者经济回报等行为并不为法规政策所禁止，但是《中华人民共和国行政许可法》第九条："依法取得的行政许可，除法律、法规规定依照法定条件和程序可以转让的外，不得转让"和《医疗机构管理条例》第二十三条第一款"《医疗机构执业许可证》不得伪造、涂改、出卖、转让、出借"规定，任何医疗机构都不得将依法取得的医疗机构执业许可科目以出租、承包等任何方式转让于他人使用，否则，将依法受到法律责任追究。本案根据《卫生部关于对非法采供血液和单采血浆、非法行医专项治疗工作中有关法律适用问题的批复》，依据《医疗机构管理条例》第四十六条对该医院进行行政处罚，证据充分，适用法律准确，但本案并未依法对承包者进行相应的行政处罚，实属错误。

（2）本案在对该医院超出核准的诊疗科目范围开展诊疗活动和使用非卫生技术人员从事医疗卫生技术工作的违法行为查处过程中，应注意这些行为是否发生在违法对外承包的科室内。因为，根据《卫生部关于对非法采供血液和单采血浆、非法行医专项整治工作中有关法律适用问题的批复》精神，对外承包的医疗科室视为未取得《医疗机构执业许可证》擅自执业，既然是无证非法开展诊疗活动，就不会存在"登记范围"，更不会"超出登记范围"。同时，《医疗机构管理条例实施细则》第七十七条已将"擅自执业的人员为非卫生技术人员"作为处罚情节明确列出。因此，在查处"未取得《医疗机构执业许可证》擅自执业"违法行为时,就不必将无证行医过程中使用非卫生技术人员作为单独违法行为另行再予处罚。当然,对非医师行医个人,仍应按照《中华人民共和国执业医师法》第三十九条规定,予以相应处罚。

(3)本案查处中,不应将责令改正违法违规行为与其他行政处罚同时并列。因为,责令改正违法违规行为是行政机关要求相对人履行的作为或不作为义务的行政命令,不属于行政处罚。但《中华人民共和国行政处罚法》第二十三条、《卫生行政处罚程序》第二十八条、第四十五条均做出明确规定,要求应当责令当事人改正或限期改正违法行为。因此,在制作《行政处罚决定书》时极易混淆两者性质而错误使用。

(4)本案中,某省卫生厅对某医院做出注销《医疗机构执业许可证》的行政处理程序不当,适用法律错误。

"撤销"卫生行政许可是指卫生行政机关对已设立且有效的行政许可效力从成立时存在的不正当或违法行为为由而在事后予以消灭,是卫生行政机关自我纠错的措施和手段。

《中华人民共和国行政许可法》第六十九条、《卫生行政许可管理办法》第五十七条规定了"撤销"卫生行政许可的法定情形,其中第一款第(一)至(四)项可以撤销的四种情形属卫生行政机关错误许可而致,可能引起行政赔偿,应严格把握法定情形认定,谨慎适用;第二款应当撤销的一种情形,属行政相对人违法所致,应依法适用。

"撤销"效力涉及许可开始,被撤销卫生行政许可自始无效。

"注销"卫生行政许可是基于特定事实(卫生行政机关许可在事实上已经不存在或者卫生行政许可在法律上已被禁止)的出现,由卫生行政机关依据法定程序收回卫生行政许可证件或者公告卫生行政许可失去效力。

《中华人民共和国行政许可法》第七十条、《卫生行政许可管理办法》第五十八条规定了应当"注销"卫生行政许可的六项法定情形,应依法适用。

"吊销"卫生行政许可是指卫生行政部门对违法行为人从事某种活动的权利或享有某种资格的取消,也是对相对人特定行为的法律资格的剥夺。

"吊销"效力不溯及以往,卫生行政许可被"吊销"之日失去效力。

"吊销"卫生行政许可可以是对全部卫生行政许可的吊销,也可仅针对某一部分卫生行政许可"吊销"。《卫生部关于实施吊销〈医疗机构执业许可证〉有关问题的批复》(卫政法发〔2006〕237号):"根据《医疗机构管理条例》第四十七条、第四十八条的规定,对医疗机构诊疗活动超出登记范围或者使用非卫生技术人员从事医疗卫生技术工作情节严重的,卫生行政部门可以根据实际情况吊销医疗机构相关诊疗科目的执业许可。"

本案中应先由卫生行政部门根据该院违法情节,依据法律法规先行吊销该院《医疗机构执业许可证》，然后根据《卫生行政许可管理办法》第五十八条规定，再按程序注销《医疗机构执业许可证》。

案例二：非法鉴定胎儿性别行政处罚案例案

【案情背景】

2006 年 6 月 19 日，某市卫生监督所接群众举报，称：有一名叫吴二的女医生开着一辆银白色毕加索（车牌号 T49×××），在该市的小榄、东升、东凤、阜沙等地，为孕妇进行非法胎儿性别鉴定。办案人员根据有限的线索顺藤摸瓜，查找到本案当事人吴二并查获到其进行非法胎儿性别鉴定的确凿证据。市卫生局对吴二依法吊销其执业资格（乡村医生执业证书），没收涉案药品、器械并处以 1 万元的罚款，当事人已自觉履行。

【调查取证】

接举报后，市卫生监督所立即组织专案组对该案进行立案调查。从举报人提供的信息显示：作案者为一名叫吴二的女子，联系电话为 13590781×××，作案车辆的车牌号为 T49×××，开车作案呈流动性和不固定性，余无其他任何线索。办案人员经仔细研究，制订了周密的调查方案。

2006 年 8 月 24 日，办案人员在市公安局小榄分局的协助下，查明了车牌号为 T49×××银白色毕加索的车主是本市民众镇某村二队的苏四。掌握了作案车辆车主这条关键线索后，8 月 31 日，办案人员前往民众镇某村村委。在该村村委的协助下，确定苏四为该村村民，涉案人员吴二是其妻子，且两人同在民众镇某社区卫生服务站工作。

在获悉这一情况后，办案人员立即前往民众镇某社区卫生服务站。在该卫生站旁，办案人员找到了车牌号为 T49×××的银白色毕加索，办案人员立即对这台涉案车辆进行了监控，并在该卫生站找到了苏四和吴二。在吴二的陪同下，办案人员在涉案车辆内查见涉嫌胎儿性别鉴别的通讯笔记本和进行 B 超诊断用的汽车内置电源装置。在民众镇吴二住处内查获一台 B 超诊断仪，经吴二确认正是其进行非法胎儿性别鉴定使用的涉案器械。

吴二持有市卫生局核发的乡村医生执业证书，执业地点为民众镇某社区卫生服务站；未取得《母婴保健技术考核合格证书》。吴二承认，从 2005 年 8 月开始带上自购的 B 超诊断仪乘坐公共汽车去帮熟人或经朋友介绍的孕妇进行非法胎儿性别鉴定，2006 年 5 月后自驾车牌号为 T49×××的银白色毕加索私家车到小榄、东升、东凤、阜沙等一带去进行非法胎儿性别鉴定，接受鉴定的孕妇约 40—50 人。

经核实，本案为一起非法胎儿性别鉴定案。本案当事人吴二未取得《医疗机构执业许可证》、《母婴保健技术服务执业许可证》和《母婴保健技术考核合格证书》，自

2005年8月至2006年8月,擅自带上自购的B超诊断仪搭乘公共汽车或自驾私家车到小榄、东升、东凤、阜沙等地进行非法胎儿性别鉴定,违法所得无法核实。

【处罚与诉讼】

当事人违法事实清楚、证据确凿充分,其行为违反了《医疗机构管理条例》第二十四条、《中华人民共和国母婴保健法》第三十二条和《中华人民共和国母婴保健法实施办法》第二十三条的规定,市卫生局依据《医疗机构管理条例》第四十四条、《中华人民共和国母婴保健法》第三十七条和《中华人民共和国母婴保健法实施办法》第四十二条的规定,对吴二依法吊销其执业资格(乡村医生执业证书),没收涉案药品、器械并处以1万元的罚款。

当事人对卫生行政部门所做出的行政处罚决定无异议,并自觉履行。

【分析评议】

证据是行政处罚案件的根本依据,直接关系到案件的成败,要办成铁案,必须掌握充分、确凿、有说服力的证据,能够起到支撑和说明案情的作用。由于本案当事人是流动性作案,作案前有预约,作案场所在移动的私家车上;而接受非法胎儿性别鉴定的孕妇多为自愿,甚至对非法鉴定人还心存感激,不配合提供证据,这都给本案的调查取证带来了很大的难度。从本案的查处情况来看,办案人员从极其有限的线索着手,在只知道一个作案车牌号的情况下追踪调查,整个案件调查取证过程非常艰难,但办案人员锲而不舍,不放过任何蛛丝马迹,最终查获到确凿的证据,将违法者绳之以法,本案的调查取证非常成功。

(1)提取物证是固定证据的有效手段。办案人员在找到了车牌号为T49×××的银白色毕加索后,立即对这台涉案车辆进行了监控;并在涉案车辆内发现了涉嫌进行胎儿鉴别的通讯笔记本和进行B超诊断用的汽车内置电源装置,随后在当事人住处内查获涉案B超诊断仪,办案人员立即对涉案物品予以证据先行登记保存。固定了通讯笔记本为非法胎儿性别鉴定联络记录这一书证和进行非法胎儿性别鉴定B超诊断用汽车内置电源装置、B超诊断仪这类物证,从而确定了吴二进行非法胎儿性别鉴定的联络方式、鉴定场所和鉴定工具。

(2)当事人的陈述是本类案件的重要证据。当事人关于案件事实的陈述,包括当事人自己说明案件事实和对执法人员所查见的案件事实予以确认。由于此类案件很难在当事人正在作案的现场进行调查取证;且非法胎儿性别鉴定时,当事双方一般采取口头告知的方式,不留书面凭据,所以当事人的陈述在整个案件中的作用非常重要,可以更直接地说明问题。本案办案人员充分掌握了主动权,事先设计好询问的思路和内容,询问中环环相扣、步步紧逼、不留余地、一追到底。

(3)提取证人证言的思路全面而严谨。证人证言是知道案件真实情况的人,向办案人员所做出的有关案件部分或全部事实的陈述,在案件中具有不可替代性。本案虽未能提取到直接证人的证言,但办案人员在收集这一证据时的方法和逻辑思维给我们提供了很好的借鉴。同时,本案也提醒我们接举报的执法人员,在工作中要有高度的敏锐性,发现重大案情的线索或遇到事后很难提取的证据时,一定要在第一时间收集和获取这类证据,为案件的核查提供宝贵的第一手资料。

第四节　相关法规要点

一、医疗服务卫生监督相关法律简介

《中华人民共和国执业医师法》:为了加强医师队伍的建设,提高医师的职业道德和业务素质,保障医师的合法权益,保护人民健康,制定了该法。由中华人民共和国第九届全国人民代表大会常务委员会第三次会议于 1998 年 6 月 26 日通过,自 1999 年 5 月 1 日起施行。该法共六章四十八条,规定了医师(包括执业医师和执业助理医师)的考试和注册、执业规则、考核和培训、法律责任。

《中华人民共和国母婴保健法》:为了保障母亲和婴儿健康,提高出生人口素质,根据宪法,制定了该法。由中华人民共和国第八届全国人民代表大会常务委员会第十次会议通过,1994 年 10 月 27 日中华人民共和国国家主席令第 33 号公布,自 1995 年 6 月 1 日起施行。该法共七章三十九条,规定了婚前保健、孕产期保健、技术鉴定、行政管理、法律责任。

二、医疗服务卫生监督相关法规简介

《医疗机构管理条例》:为了加强对医疗机构的管理,促进医疗卫生事业的发展,保障公民健康,制定了该条例。于 1994 年 2 月 26 日由国务院令第 149 号颁布,自 1994 年 9 月 1 日实施。该条例共七章五十五条,规定了医疗机构的规划布局和设置审批、登记、执业、监督管理、罚则。

《乡村医生从业管理条例》:为了提高乡村医生的职业道德和业务素质,加强乡村医生从业管理,保护乡村医生的合法权益,保障村民获得初级卫生保健服务,根据《中华人民共和国执业医师法》的规定,制定该条例。于 2003 年 8 月 5 日由国务院令第 386 号颁布,自 2004 年 1 月 1 日实施。该条例共六章四十九条,规定了乡村医生的执业注册、执业规则、培训与考核、法律责任。

《护士条例》:为了维护护士的合法权益,规范护理行为,促进护理事业发展,保障医疗安全和人体健康,制定该条例。于 2008 年 1 月 23 日由国务院令第 517 号颁布,自 2008 年 5 月 12 日起施行。该条例共六章三十五条,规定了护士的执业注册、权利和义务、医疗卫生机构的职责、法律责任。

《医疗事故处理条例》:为了正确处理医疗事故,保护患者和医疗机构及其医务人员的合法权益,维护医疗秩序,保障医疗安全,促进医学科学的发展,制定该条例。于 2002 年 2 月 20 日由国务院令第 351 号颁布,自 2002 年 9 月 1 日起施行。该条例共七章六十三条,规定了医疗事故的预防与处置、医疗事故的技术鉴定、医疗事故的行政处理与监督、医疗事故的赔偿、罚则。

思考题

1. 诊疗活动是什么?
2. 如何认定非卫生技术人员?
3. 什么是技术规范?
4. 什么是医疗美容?
5. 特殊检查和特殊治疗是指哪些诊疗活动?
6. 现场如何检查诊疗活动是否违法?
7. 未取得《医疗机构执业许可证》擅自执业时如何认定被处罚主体?

(朱 强)

第十一章　重大活动公共卫生保障

【学习目的】

1. 了解重大活动公共卫生保障相关部门工作职责。
2. 熟悉重大活动公共卫生保障监督管理部门的主要工作内容、程序及方法。
3. 掌握重大活动卫生保障关键环节和食品安全控制要点。

第一节　基础知识

一、重大活动公共卫生保障概念、目的及内容

重大活动是指各级政府确定的具有特定规模和影响的政治、经济、文化、体育以及其他重大活动。重大活动公共卫生保障是指为保障重大活动参与者的公共卫生安全,公共卫生监督管理部门、活动的主办单位和提供饮食、会议、活动和住宿等场所及相应服务的单位(以下称接待单位)按照相应的职责所实施的食品安全、饮用水安全、公共场所卫生、传染病防治等一系列工作。实施重大活动公共卫生保障工作的目的是预防重大活动期间发生突发公共卫生事件,保障活动参与者公共卫生安全和重大活动的顺利进行。重大活动公共卫生保障主要涉及食品安全保障、生活饮用水安全保障、公共场所卫生保障、传染病防治等公共卫生保障内容。

二、工作职责划分

(一)主办单位责任

1. 建立重大活动公共卫生管理机构,配备专门人员,负责重大活动的公共卫生管理。

2. 选择具备重大活动公共卫生保障能力的提供饮食、会议、活动和住宿等场所及相应服务的单位(以下称接待单位)承担接待任务,并将拟定接待单位报公共卫生监督管理部门评估审核。

3. 在重大活动期间要确保公共卫生监督管理部门开展公共卫生监督执法所必

要的工作条件。应分别在派驻的宾馆饭店、活动场馆安排医疗保健、公共卫生监督工作用房及必要的办公条件,并提供相关车辆通行证、工作人员工作证等。

4. 协助公共卫生监督管理部门开展公共卫生监督管理,督促接待单位落实公共卫生安全责任,并根据公共卫生监督管理部门的建议,调整接待单位。

(二)接待单位责任

1. 在提供的接待服务中,依法承担公共卫生责任,保证公共卫生。

2. 积极配合公共卫生监督管理部门及其派驻工作人员的监督管理工作,对监管部门及其工作人员所提出的意见认真整改。在重大活动前,应签订相应责任承诺书。

3. 建立重大活动公共卫生工作机构,制定重大活动公共卫生实施方案和突发公共卫生事件应急处置预案,并报送公共卫生监督管理部门和主办单位。

4. 餐饮服务提供者应当制定重大活动食谱,并经餐饮服务食品安全监管部门审核,不得提供监管部门在食谱审查时认定不适宜提供的食品;餐饮服务提供者在食品采购、食品用水、加工、贮存、供应等各环节均应符合食品安全法规、标准要求;公共场所服务提供者对二次供水设施、集中式空调通风系统、公共用品用具、场所卫生状况等环节的管理均应符合公共场所、生活饮用水卫生法规标准要求。

5. 餐饮、饮用水、公共场所服务提供者应当依法加强从业人员的健康管理,确保从业人员的健康状况符合相关要求。

6. 应当与主办单位共同做好从业人员的培训,满足重大活动的特殊需求。

(三)公共卫生监督管理部门及疾病预防控制机构职责

1. 食品药品监督管理部门负责重大活动餐饮服务食品安全监督工作。

2. 卫生行政部门负责重大活动生活饮用水卫生安全、公共场所卫生、传染病防治等公共卫生监督工作。

3. 疾病预防控制中心负责重点传染病的监测,落实各级医疗机构重点传染病诊治、转诊、报告等要求,指导重点场馆的预防性消毒。负责突发公共卫生事件流行病学调查处置及现场卫生学处理,做好应急队伍、应急消毒及隔离等物资准备。

三、监督管理部门的工作要点

(一)制订工作方案及工作指引

1. 制订工作方案是重大活动公共卫生监督工作的重要内容。根据当地政府下达的任务和主办单位的要求,在对基本卫生情况调查研究的基础上,针对重大活动特点和具体情况,制定重大活动公共卫生监督工作总体方案和食品安全、饮水安全、公共场所卫生、传染病防控等专业工作方案。工作方案应是一系列公共卫生行政管理方法和技术措施,主要内容包括:活动概述、组织领导、工作任务、职责分工、监督监测计划、工作要求、保障措施等。

2. 重大活动工作指引是为接待单位管理者及从业人员能更好地掌握重大活动公共卫生保障基本知识而制定。工作指引的制定应针对重大活动的特点,对接待单位涉及公共卫生的关键岗位提出的具体卫生操作要求,可按食品安全、饮用水安全、公共场所卫生、传染病防控等不同专业分类制定。

(二)建立公共卫生监督保障工作运行机制

1. 按照"属地管理、分级监督"的原则,构建省、市、区三级公共卫生监管保障机制。落实监管责任制。按照管辖分工,由颁发许可证的监督管理部门承担对接待单位全程公共卫生监管责任,对所有接待单位均落实卫生监督责任单位及责任人。上级监督机构负责协调、指导、督查下级公共卫生监管工作,建立层层督查制度。

2. 按照"确保重点,兼顾一般"的原则,建立分类监管的工作机制。一是强化食品安全、生活饮用水安全、公共场所卫生、传染病防治等领域的监管。二是落实分层监督。第一层面是对接待单位实施重点监督,必要时驻点保障。第二层面是对定点接待单位周边等重点领域实施强化监督,落实巡查责任。

3. 建立部门间的协调配合机制。重大活动公共卫生保障工作是一项系统工程,涉及政府、企业、商务、运输、赞助等多部门合作问题,仅仅依靠公共卫生监督部门是难以奏效的,应畅通信息渠道,建立政府相关部门间的协调配合机制。一是通过制订方案、下发文件、召开会议等形式,使有关部门及时了解保障工作内容,明确各有关部门的协同配合职责,各司其职做好公共卫生管理工作。二是建立信息通报及联席办公会议制度,有效畅通与主办方以及商业、旅游、公安、工商、城管等政府有关部门的信息交换渠道,及时沟通相关信息,共同研究解决相关问题。

(三)开展动员、宣传和培训工作

为有效地执行和落实重大活动公共卫生监督工作实施方案,应做好组织发动、宣传及培训工作。

1. 组织开展公共卫生监督人员的动员、培训工作。通过召开动员部署会议、组织业务培训等形式,提高参与公共卫生保障工作的卫生监督人员对保障工作重要性的认识,明确工作任务,掌握保障工作技术方法。

2. 做好接待单位的公共卫生法规和重大活动工作指引以及突发公共卫生事件防范技术措施的宣传培训工作。接待单位的管理者及从业人员掌握公共卫生知识,是保障公共卫生的前提条件,可通过分层举办接待单位负责人、公共卫生管理员及从业人员培训班的形式,开展进行针对性公共卫生教育培训。重大活动服务特点之一是要增加从业人员,甚至要临时调集大批志愿者参与食品加工制售和各项服务工作。因此,要重视提高新上岗人员及志愿者的法律法规及公共卫生安全操作意识,严格执行从业人员培训合格上岗制度。

(四)开展公共卫生风险评估工作

1. 开展突发公共卫生安全风险识别与评估。针对特定的公共卫生保障工作任务,采用流行病学调查、卫生学调查、专家咨询等方式,进行全面系统的评估重大活动公共卫生安全风险,针对性提出突发公共卫生事件防范措施及建议,为重大活动公共卫生保障工作提供专业技术指导。

2. 开展对接待单位资质审查。监督机构应对活动主办单位拟定的重大活动接待单位逐家进行公共卫生风险评估,指出相应的安全隐患及防范措施。对无法消除隐患的接待单位,提请主办单位及时更换。

(五)开展公共卫生监督和监测工作

1. 卫生监督:公共卫生监督人员对接待单位的各项公共卫生保障措施的落实情况实施动态监督,检查中应做好检查记录,如对餐饮服务单位的监督检查,检查记录参照《大型活动餐饮服务食品安全监督工作记录表》(表11-1),针对检查中存在的问题提出改进建议并制作监督意见书,要求企业限期整改。对接待单位不符合相关法律法规要求的情况需实施行政处罚程序时,还应制作现场检查笔录并及时通报主办单位。监督过程中如发现重大公共卫生安全问题,监督人员不能现场解决的,应及时向有关部门报告。

表 11-1 大型活动餐饮服务食品安全监督工作记录表

接待单位		卫生联系人	
		接待时间	
接待活动名称		住宿人数、天数	
就餐人数、餐次		联系电话	
现场卫生监督内容	记录	存在主要问题及整改措施	
菜谱是否符合要求	是 否		
食品原料供应商是否有合法资质	是 否		
食品索证索票是否齐全	是 否		
肉、水产品、蔬菜是否分池清洗	是 否		
肉、水产品、蔬菜的切配刀、板是否分开	是 否		
厨房冰箱内食品是否分类存放	是 否		
冰箱储存温度是否符合要求	是 否		
制冰机、榨汁机清洗是否符合要求	是 否		

续表

餐饮具、即食食品容器清洗、消毒是否符合要求	是 否	
餐饮具、即食食品容器存放是否符合要求	是 否	
调味品是否做到标记齐全	是 否	
熟制加工食品是否烧熟煮透	是 否	
食品烹饪后至食用的时间是否在2小时之内（在室温下存放）	是 否	

即食食品制作专间卫生	刺生、冷荤凉菜、冷加工糕点是否分间制作	是 否	
	专用卫生设施是否配置及使用	是 否	
	是否不存放不洁食品、杂物	是 否	
	室内温度是否在25℃以下	是 否	
	热制菜肴是否在2小时内冷却	是 否	
	凉菜是否当餐制作	是 否	
	熟食改刀至食用是否在2小时内	是 否	
	熟食冰箱内食品存放是否符合要求	是 否	
	空气、刀具、菜板、抹布消毒是否符合要求	是 否	
	制作人员手是否随时清洗消毒	是 否	

15. 仓库内食品存放是否符合要求	是 否	
16. 厨房防蝇设施是否齐全	是 否	
17. 有毒有害物品管理是否符合要求	是 否	
18. 员工个人卫生是否符合要求	是 否	
19. 员工是否均取得健康证明上岗	是 否	
20. 厨房员工是否实行健康申报	是 否	
21. 食品留样是否符合要求	是 否	
22. 其他违法违规情况		
23. 现场监测或采样情况		

现场监督人员：　　　　　　　　　　　接待单位食品安全管理员：

日　期：　年　月　日　　　　　　　日　期：　年　月　日

2.卫生监测：做好重大活动公共卫生安全保障工作，必须有先进、快速、准确的监测技术支持。公共卫生监督管理部门应当及时对食品、饮用水、公共用具用品、空气质量等进行抽样检验。

（六）突发公共卫生事件应急准备与处置

1. 监管部门应制定食品安全事故、饮用水污染事故、传染病疫情的应急预案，对疫情接报、调查处理、采样监测、控制措施、事故判定等作出明确规定，同时做好人员、物资、车辆、药品的准备工作，确保突发公共卫生事件快速处置。

2. 落实突发公共卫生事件报告制度，严格 24 小时应急值班制度，按应急工作要求开展突发公共卫生事件的接报和报告工作。主办单位、接待单位一旦发现突发公共卫生事件时，应立即向监管部门报告。

3. 建立投诉举报快速响应机制。公布投诉举报电话并保持畅通，采用首接责任制及快速处理机制，确保举报案件当日处理及时反馈。

4. 为确保相关部门能快速、有效地处置和防范各类突发公共卫生事件，监管部门应组织应急预案培训及应急演练工作。

（七）落实信息报告和通报制度

1. 各级承担重大活动公共卫生保障工作任务的监督机构负责收集、整理、上报重大活动中有关公共卫生监督工作信息。

2. 公共卫生监督管理部门应建立与活动主办单位及活动接待单位之间有效的公共卫生信息沟通机制，制定重大活动公共卫生信息报告和通报制度，明确报告和通报的主体、事项、时限及相关责任。

3. 各相关单位均应明确信息员、信息报送时限、报送内容等。

4. 重大活动公共卫生保障工作结束之日起 10 个工作日，监管部门应当对重大活动公共卫生监督工作做出书面总结，并将有关资料归档保存。

（八）落实后勤保障工作

公共卫生监督管理部门做好监督人员、快速检测设备、车辆、通讯等后勤保障工作。

第二节　监督技能

一、监管部门对接待单位资质审查

（一）接待单位的必备条件

1. 餐饮服务单位持有效的餐饮服务许可证，盒饭供应单位持有集体用餐配送单位餐饮服务许可证；宾馆饭店、游泳馆等公共场所单位持有效的公共场所卫生许可证。

2. 餐饮服务单位具备与重大活动供餐人数、供餐形式相适应的餐饮服务提供能力;公共场所单位具备与重大活动人数、活动形式相适应的公共场所服务提供能力。

3. 餐饮服务单位食品安全监督量化分级管理达到 A 级标准(或具备与 A 级标准相当的卫生条件);公共场所单位卫生信誉度等级达到 B 级以上。

4. 餐饮服务单位配备专职食品安全管理人员。公共场所单位配备专职或兼职卫生管理人员。

(二)主办单位应提供的资料

主办单位应当选择符合上述条件的单位承担重大活动的接待任务,并于活动举办前 20 个工作日分别向食品药品监督管理部门及卫生监督管理部门通报重大活动相关信息:

1. 活动名称、时间、地点、人数、会议代表食宿安排。

2. 主办单位名称、联系人、联系方式。

3. 餐饮服务或公共场所服务提供者名称、地址、联系人、联系方式。

4. 重要宴会、赞助食品等相关情况。

5. 餐饮服务食品安全监管部门及卫生监督管理部门提出的其他要求。

(三)资质审查程序及方法

1. 食品药品监督管理部门负责餐饮服务接待单位的资质审查,卫生监督管理部门负责公共场所接待单位的资质审查。

2. 由发许可证的监管机构指派监督员,对活动主办方拟定的接待单位逐家进行资质审查,审查的主要工作内容是对照接待单位承担重大活动接待任务的必备条件,开展公共卫生风险评估,撰写评估报告并送交活动主办单位、接待单位签收。

3. 评估发现安全隐患,及时提出整改,接待单位应依照监督意见内容进行整改,主办单位及监督机构均应督促检查整改情况。对经整改仍不能符合接待任务要求的,不能保证公共卫生安全的接待单位,监管机构及时提请或要求主办单位予以更换。

二、重大活动食品安全控制要点

监督人员在实施公共卫生保障任务时,应对餐饮服务单位的采购、食品库房、加工环境、加工程序、冷菜制作、餐具清洗消毒、备餐与供餐时间、食品中心温度、食品留样、自带食品和赞助食品、从业人员健康等内容的食品安全保障措施的落实情况实施全程监督,具体的食品安全要求按国家食品药品监督管理局下发的《餐饮服务食品安全操作规范》执行。在检查中尤其应注重下列重点场所、重点环节、重点品种的食品安全卫生控制措施的落实情况。

(一)审查食谱

审查食谱是重大活动餐饮服务食品安全保障的重要环节,接待单位应将食谱提交餐饮服务食品安全监管机构审查批准后方可作为活动用餐。审查食谱要注意自带食品和赞助食品等内容。

1. 重大活动不得供应的食品类别:①非本单位自产的散装即食易腐食品:如冷荤菜、凉拌菜、裱花蛋糕等冷加工糕点;②非当日加工的冷荤食品:如醉鸡、糟鸡等;③生食的海产品、水产品(定型包装有许可证的除外);④作快餐盒饭供应的冷荤凉菜;⑤《食品安全法》第二十八条规定的违法经营的食品。

2. 重大活动不宜供应的食品类别:海虾仁、四季豆、扁豆、自制豆浆。

3. 需慎重使用的食品类别:①需强调烧熟煮透的:豆浆、四季豆、扁豆、白切鸡;海产贝类、虾、蟹类。②需要特殊加工的:白果(去皮加水煮熟煮透后弃水食用)、鲜黄花菜(用开水烫,弃水后烧制)。③需注意存放温度和存放时间的:冷荤菜、凉拌菜、色拉、裱花蛋糕等冷加工糕点、鲜榨果汁。

4. 需特别注意防止加工过程工具、用具、操作人员手交叉污染的食品类别:海产品、家禽及其内脏、鲜蛋。

(二)原料采购环节控制要点

落实原料采购控制措施,确保所购食品、食品添加剂和食品相关产品符合食品安全标准。

1. 确定合格供应商。到证照齐全的食品生产经营单位或批发市场采购食品、食品添加剂及食品相关产品,索取并留存加盖有供货方公章的许可证、营业执照和产品合格证明文件复印件。

2. 加强采购检验,落实索证索票、进货查验和台账登记制度。采购时,均应当索取、留存有供货方盖章(或签字)的购物凭证或每笔送货单。定点采购的,应当与供应商签订包括保证食品安全内容的采购供应合同。

3. 检查定型包装食品的包装是否完整,标签标识是否符合食品安全标准要求。不得采购标签标识不齐或过期食品。

(三)食品贮存环节控制要点

1. 所有食品均有标识。

2. 不同性质食品和物品应分区、分架摆放,存放场所固定且有明显标识。

3. 肉、禽、蛋、豆制品等易腐食品应冷藏。生食品、半成品与即食食品严格分柜储存并有明显标志。冰箱内食品不堆积,定期除霜;有温度显示,确保食品冷藏温度(0—5℃)及冷冻温度(-12℃以下);自制食品有加工日期及使用期间。

(四)食品粗加工环节控制要点

1. 检查待加工食品原料安全质量。

2. 蔬菜充分浸泡清洗干净,禽蛋在使用前对外壳进行清洗。

3. 冷冻的水产品、畜禽肉类需彻底解冻。

4. 动物性食品、植物性食品分池清洗,水产品使用专用水池清洗。

5. 鲜活水产品加工完毕后立即烹调食用;解冻并清洗后的动物性食品原料应立即烹调或放冰箱冷藏。

(五)切配菜环节控制要点

1. 检查待加工食品原料安全质量。

2. 荤、素菜分墩板切配。

3. 海水产品的切配场所、工用具应与蔬菜原料分开。

(六)烹饪环节控制要点

1. 检查待加工食品原料安全质量。

2. 不得使用亚硝酸盐;严格按 GB2760《食品添加剂使用标准》及管理规定使用食品添加剂。

3. 确保食品烧熟煮透,食品中心温度应不低于 70℃。

4. 熟制品应尽可能现烧现吃,在常温下放置时间不得超过 2 小时。

5. 厨房内使用的调味品(包括自制及自行分装)应做到标记齐全。

6. 用于清除菜盆中溢出物的抹布要专用,与清洁用抹布外观上应有明显区分,并定期更换,放在常备的消毒液中,消毒液容器应放置在不会污染食品的地方。消毒液按规定浓度配置,至少 4 小时更换一次。

(七)凉菜加工环节控制要点

1. 保持从业人员个人卫生。定岗定员操作,其他人员不得随意进出;员工通过预进间程序:更换洁净的工作衣帽→戴口罩→将手洗净→手消毒→上岗,离岗时应脱去凉菜间工作服。凉菜间工作服每日清洗更换。冷菜经传送窗口传递。凉菜加工过程严格按个人卫生要求操作,做到勤洗手。

2. 保持室内清洁。非直接入口食品、未经清洗的生食蔬菜瓜果、带外包装箱的食品及私人物品等不得带入凉菜间。供加工凉菜用的蔬菜、水果等食品原料应在清洗蔬菜瓜果的专用水池中洗净后方可带入凉菜间。

3. 做冷荤食品供应的热菜肴,烧制后放入凉菜间,尽可能当餐加工供应。不能当餐供应的冷荤食品,应在 2 小时内快速冷却并加盖后放置在专用凉菜冰箱内冷藏;熟食改刀至食用控制在 2 小时内;隔夜凉菜要回烧彻底;生食蔬菜经 100ppm 有效氯溶液浸泡消毒,再用净水冲淋后制作。

4. 冷菜间使用的刀具、砧板、抹布、操作台等工用具及容器应做到按功能专用,用前消毒,用后应洗净并保持清洁;刀板无破裂、凹陷;抹布要放在常备的消毒液中,消毒液应放置在不会污染食品的地方;消毒液按有效氯 250ppm 浓度配置,至少 4 小时更换一次。

5. 每餐使用前,用紫外线消毒设施进行空气消毒 30 分钟以上;室内温度控制在 25℃ 以下;冰箱温度保持在 5℃ 以下且不滴水;冷菜间自来水经检测合格。

6. 凉菜间内不得加工、存放生食海水产品。

(八)面食点心制作环节控制要点

1. 检查待加工食品原料安全质量。

2. 严格按 GB2760《食品添加剂使用标准》使用食品添加剂。

3. 裱花蛋糕等冷加工糕点在裱花间制作,裱花间的工用具、容器、环境及个人卫生要求与冷菜间相同。裱浆和经清洗消毒的新鲜水果应当天加工、当天使用;裱花蛋糕等冷加工糕点储藏温度在 3±2℃,存放时间不超过 24 小时。

4. 烘烤、蒸煮面制品要烤熟蒸透,中心温度不低于 70℃。

5. 未用完的点心馅料、半成品点心应冷藏,并在规定存放期限内使用。

(九)餐饮具、即食食品容器、工用具控制要点

1. 餐饮具和盛放即食食品的容器必须洗净、消毒,应采用热力消毒,消毒温度符合卫生规范要求,消毒后的餐用具应无水渍、干燥光亮。

2. 消毒后的餐饮具、即食食品容器用具应存放到洁净密闭的专用保洁柜内,已消毒和未消毒分开存放,即食食品容器与半成品、原料容器分开存放,均有明显区分标识。

3. 做好制冰机、榨汁机的清洗、消毒和保洁工作。

(十)备餐及供餐环节控制要点

1. 食品当餐制作、当餐供应,剩余食品不得作重大活动用餐。

2. 在烹饪后至食用前需要较长时间(超过 2 小时)存放的食品应当在高于 60℃ 或低于 10℃ 的条件下存放。

3. 自助餐供应:当供餐时间超过 2 小时时,改刀冷荤凉菜应放置在冷柜上供应且温度低于 10℃,热菜肴应加温供应且温度高于 60℃。

4. 外送盒饭:改刀冷荤(凉菜)不得作盒饭供应,更不能与热菜肴放置同一容器中供应;如无保温设备,烹饪后至食用时一般不超过 3 小时。盒饭应盛装在专用清洁密闭容器,运送盒饭的车辆应为专用封闭式,车辆内部结构应平整、清洁,宜设有温度控制设备。

(十一)食品留样要求

每餐次的食品成品应留样。留样食品应按品种分别盛放于清洗消毒后的密闭专用容器内,并放置在专用冰箱内,在冷藏条件下存放 48 小时以上,每个品种留样量不少于 100g,并记录留样食品名称、留样量、留样时间、留样人员、审核人员等。

(十二)从业人员个人卫生控制要点

1. 食品从业人员身体健康,无职业禁忌证;实行健康申报制度,出现腹痛、腹泻、发热等症状或化脓性皮肤病时,应主动报告主管,单位应及时采取控制措施。

2. 食品从业人员应穿戴清洁的工作衣帽(专间内操作戴口罩),头发不外露,无长指甲,不涂指甲油,不戴戒指、佩戴饰物等;工作服保持清洁,定期换洗,一旦脏污,随时更换;凉菜间工作服专用且每天更换;脱去工作服后上厕所;个人衣物及私人物品不带入食品处理区。

3. 严格执行洗手制度,接触直接入口食品时,还应进行手消毒、戴一次性手套。

4. 在接触即食食品时,避免用手梳理头发、触摸嘴巴、挖鼻子;不得面对食品打喷嚏、咳嗽等可能污染食品的行为,禁止在烹饪场所吸烟、吃东西、吐痰、更衣;厨师不得用炒菜勺子直接品尝菜肴。

(十三)有毒有害物品安全控制要点

1. 杀虫剂、鼠药等有毒有害化学品必须存放在食品处理区以外的单独区域带锁的橱柜内,有明显标识,并由专人上锁保存。

2. 各种有毒有害物的采购及使用应有详细记录。使用后应进行复核,剩余药物按规定进行存放、保管。

3. 食品处理区不得使用鼠药。除虫灭害工作不得在生产加工过程中进行。除虫灭害实施时对各种食品(包括原料)应有保护措施,不得污染食品、食品接触面及包装材料,使用后应将所有设备、工具及容器彻底清洗。

三、重大活动公共场所卫生控制要点

(一)集中式空调通风系统卫生控制要点

1. 新风直接来自室外并远离污染源;新风口设防护网和过滤器,离地面 2m 以上;设有可控制关闭回风等应急处理设施或设备。

2. 送风口和回风口应设置防鼠装置,定期清洗,保持风口表面清洁。

3. 空调机房内保持清洁、干燥,不存放无关物品。

4. 按卫生规范要求对冷却水、冷凝水、送风、风管、净化消毒装置及其它相关部件进行清洗、消毒、检测和评价。

5. 室内合理开窗通风,加强室内外空气交换,保持良好室内空气。

(二)客房、会议室、酒吧、舞厅、美容美发、桑拿等公共场所卫生控制要点

1. 生活饮用水符合 GB5749《生活饮用水卫生标准》。

2. 室内空气质量符合卫生标准要求;空气调节设备运转正常,送风口、回风口滤

膜清洁;公共场所禁止吸烟,设明显的禁烟标识。

3. 有独立的杯具洗消间以及清洗、消毒和保洁专用设施,杯具采用热力消毒;旅店、桑拿场所设有顾客拖鞋的清洗消毒间,拖鞋采用消毒液浸泡消毒,无拖鞋消毒设施的需使用一次性拖鞋。

4. 旅店有独立布草间及密封布草柜,干净布草与脏布草分开存放,布草间清洁无杂物;美容、桑拿等公共场所设专用毛巾保洁柜。

5. 床单、被套、毛巾、浴衣等公共用品一客一换一消毒,旅店长住七天一换或随脏随换。

6. 有清洁洗漱池、浴盆、便器的专用清洁工具,且每日清洗消毒。

7. 理发场所的理发工具、剃刀和毛巾等公用物品一客一消毒,设头皮癣病人专用理发工具盒;美容用唇膏、唇笔等一次性使用,美容场所的美容工具及用具应消毒,未经许可禁止开展医学美容项目;卡拉 OK 场所的麦克风套一客一换。

8. 浴室、桑拿场所入口处有禁止性病、皮肤病人就浴的标识;有水质过滤设施且运转正常;浴池每晚清洗、消毒、换水,池水至少每日补充两次新水,每次补充量不少于池水量的 20%。

9. 洗发、沐浴、护肤等客用化妆品标签标识应符合卫生标准要求,索证资料齐全;使用的消毒剂、净水剂应索取相应的卫生许可批件。

10. 提供的食品应符合食品安全标准要求;水果在专间加工,专间符合卫生要求。

11. 从业人员持有健康证明及卫生知识培训合格证明,穿戴整洁的工作衣帽,工作人员清洁作业时戴口罩,保持个人卫生。

12. 日常卫生检查记录、二次供水设施清洗消毒记录、公共用品清洗消毒记录、集中式空调通风系统清洗消毒记录等卫生管理工作资料符合要求。

(三)游泳场所卫生控制要点

1. 配备池水消毒设备,且运转正常,池水游离性余氯含量保持 0.3—0.5mg/L。

2. 具有池水循环净化设备,且运转正常,每日进行反冲洗。

3. 设置强制性通过式浸脚消毒池且符合卫生要求,浸脚消毒池池水消毒液至少每 4h 更换一次,余氯保持 5—10 mg/L;设置淋浴室。

4. 入口处和场所内有禁止性病、皮肤病病人游泳的标志,严禁患有肝炎、心脏病、皮肤病、重症沙眼、急性结膜炎、中耳炎、肠道传染病等患者进入游泳池游泳。

5. 禁止提供公用毛巾及游泳衣裤、泳帽、泳镜。

6. 提供的饮料及其他食品符合食品安全标准要求。

7. 使用的消毒剂及净水剂应提供相应的卫生许可批件。

8. 保持室内外环境卫生;淋浴室、公共卫生间每日清洗、消毒、保洁;每日开放结

束做好更衣柜清洁消毒工作

9. 从业人员持有健康证明及卫生知识培训合格证明。

10. 日常卫生检查记录、池水消毒记录、池水监测记录等卫生管理工作资料符合要求。

四、重大活动饮用水卫生安全控制要点

(一)重大活动服务用生活饮用水是市政集中式供水单位的供水,水质符合生活饮用水卫生标准并定期检测。

(二)保持二次供水设施周围环境清洁,做好防蝇、防鼠和防止各种昆虫孳生工作,排水口、溢水口、排气口、检查口应加防护网;采取必要的安全防范措施,对二次供水设施加盖、加锁;水箱周围 2m 内不得有污水管线。

(三)二次供水设施每年清洗、消毒 2 次,对二次供水水质进行检验;清洗消毒人员经专业培训且有有效健康证明及卫生知识培训合格证明;建立清洗消毒记录档案。

(四)水质处理器运行正常,净水设施根据净水效果及时维护、保养及更换过滤材料,并有档案记录,处理后的净化水符合相应卫生标准。

(五)水箱洗涤剂符合卫生标准要求;消毒剂有相应的卫生许可批件;水质处理器有涉水产品卫生许可批件。

(六)瓶(桶)装饮用水的采购符合食品安全要求;接待前对饮水机进行清洗消毒;管道直饮水供水单位应持有卫生许可证及近期卫生检测合格报告。

五、重大活动卫生监测

在对接待单位资质审查的过程中及在重大活动运行期间,公共卫生监督机构均应对食品及原料、公共场所、生活饮用水进行安全卫生监测。监督人员根据监测工作的实际情况,采用抽取样品送实验室检验以及现场快速监测两种方式。

(一)食品安全监测

1. 送实验室检验的主要样品及检验项目

(1)冷荤凉菜、冷加工糕点检验菌落总数、大肠菌群。

(2)凉菜间用水检验菌落总数、大肠菌群。

(3)餐饮具大肠菌群定性检验。

(4)根据情况对重大活动采购的重点食品及其原料进行抽样检验。

2. 现场快速监测的主要项目

(1)凉菜间等洁净专间紫外线消毒效果。

(2)食品中心温度测量。

（3）果蔬等产品农药残留。

（4）餐饮具、食品加工工具、用具、从业人员手等表面洁净度快速测定。

（5）环境湿度测量。

（6）有条件的可采用食品微生物快速检测设备测定食品中微生物。

（二）公共场所卫生监测

1. 送实验室检验的主要样品及检验项目

（1）公共场所空气细菌污染指标检测。

（2）公共场所毛巾、茶具、拖鞋等公共用品中细菌总数、大肠菌群、霉菌和酵母菌检测。

（3）理发、美容工具中金黄色葡萄球菌、大肠菌群检测。

（4）游泳场（馆）泳池水质中细菌总数、大肠菌群、尿素检测。

（5）集中空调通风系统检测指标有嗜肺军团菌、细菌总数、真菌总数、β溶血性链球菌、积尘量、可吸入颗粒物（PM10）、新风量。

2. 现场快速监测的主要项目

（1）空气质量（包括温度、湿度、甲醛、二氧化碳、一氧化碳、可吸入颗粒物等）现场快速检测。

（2）游泳池水质（余氯、浊度、pH 等）。

（3）游泳场（馆）浸脚池余氯。

（三）生活饮用水卫生监测

1. 抽样后送实验室检验的重点品种是凉菜间、裱花间、水果间、客房的用水，主要检测大肠菌群、菌落总数。

2. 现场快速监测项目主要是生活饮用水余氯、浑浊度、色度等快速检测。

第三节　保障方案

案例：某运动会卫生监督保障工作总体方案（节选）

为确保运动会期间公共卫生安全，保障参会人员的身体健康，根据《传染病防治法》、《公共场所卫生管理条例》、《生活饮用水卫生监督管理办法》等法律、法规，结合本省工作实际，特制定本方案。

【工作目标】

加强监督执法与指导，促使被保障单位管理措施到位、卫生达标，确保运动会顺利举行，力争使比赛期间不发生生活饮用水、公共场所健康危害事故等公共卫生危害事件。

【工作原则】

以"统一领导、分工协作、属地管理、分级监督、确保重点,兼顾一般、动态监测、快速响应"为卫生监督保障工作原则,切实推动保障工作有效开展,确保公共卫生安全。

【组织框架】

在卫生行政部门统一领导下,组织建立运动会卫生监督保障组织框架,成立指挥决策组、综合信息组、宾馆及场馆保障组、定点医院保障组,各司其职,分工负责。各涉赛地市成立相应的卫生监督保障工作组织机构。

(一)指挥决策组

1. 成员:由省级卫生行政部门卫生监督处主要负责人任组长,成员由各涉赛地市卫生局监督处及卫生监督机构负责人等成员组成。

2. 职责:统一领导卫生监督保障工作,对重大保障事项进行决策,并组织、协调、督导完成各项工作任务。

(二)综合协调组

1. 成员:由省卫生监督机构应急办负责人任组长,成员由各涉赛地市级卫生监督机构应急办负责人等成员组成。

2. 职责:负责各项综合工作的协调以及信息分析、汇总与上报,为领导决策提供参考信息。

(三)宾馆及场馆保障组

1. 成员:由省卫生监督机构环境卫生监督科负责人任组长,成员由各涉赛地市级卫生监督机构相关科室负责人等成员组成。

2. 职责:负责接待宾馆、比赛训练场馆及周边的宾馆的室内环境卫生、空气质量、集中空调通风系统、生活饮用水、游泳池水等卫生状况的卫生监督;负责接待宾馆、比赛训练场馆的空气质量、生活饮用水、游泳池水动态监测;负责接待宾馆、比赛训练场馆突发公共卫生事件应急处置。

(四)定点医院保障组

1. 成员:由省卫生监督机构传染病管理监督科和医疗卫生监督科负责人任组长,成员由各涉赛地市级卫生监督机构相关科室负责人等成员组成。

2. 职责:负责对定点和训练比赛场馆周边医疗机构传染病防治、实验室生物安全、放射卫生监督保障以及卫生监督应急处置。

【保障对象】

(一)重点保障对象

1. 训练比赛场馆。

2. 接待宾馆酒店。

3. 定点医疗机构。

4. 供应比赛训练场馆以及定点宾馆酒店的集中式供水单位。

(二)一般保障对象

1. 训练比赛场馆、接待宾馆周边宾馆。

2. 训练比赛场馆周边的医疗机构。

3. 涉赛县(市、区)范围内集中式供水单位。

【工作内容】

(一)准备阶段

1. 制订并完善保障工作方案和应急预案。

2. 开展游泳比赛场馆预防性卫生审核,完成游泳比赛场馆改建项目的竣工验收手续,消除该项目潜在的公共卫生安全隐患。

3. 收集训练比赛场馆、接待宾馆、定点医疗机构以及集中式供水单位等信息资料,开展卫生现况分析和危险因素评估,全面掌握卫生状况,全面开展监督监测与指导,及时消除卫生隐患。对经复查仍存在卫生安全隐患的单位,指导并督促其落实公共场所卫生管理措施,问题严重的,及时上报组委会,确保消除隐患。

4. 完善训练比赛场馆、周边医疗机构以及比赛场馆和接待宾馆、周边宾馆的监管档案,开展公共场所卫生、二次供水卫生、传染病管理、实验室生物安全和放射源安全管理的监督检查和指导工作,及时发现、消除安全隐患。

5. 根据承担保障任务的特点,有针对性地开展卫生监督保障人员的培训。

6. 组织开展卫生监督保障人员以及训练比赛场馆、接待宾馆等单位负责人及从业人员的培训。

(二)保障阶段

1. 落实分层监督。第一层面是对训练比赛场馆、接待宾馆、定点医疗机构、供应比赛训练场馆以及定点宾馆酒店的集中式供水单位实施重点监督,必要时实施驻点保障。开展现场快速检测,并定期对公共场所及饮用水卫生状况进行实验室检测;第二层面是对训练比赛场馆、接待宾馆周边宾馆,训练比赛场馆周边的医疗机构以及涉赛县(市、区)范围内集中式供水单位实施强化监督,落实巡查责任。

2. 做好突发公共卫生事件的应急处置。

3. 做好相关投诉举报处置工作。

(三)总结阶段

1. 做好重大活动保障卫生监督工作总结和评估。

2. 做好卫生监督保障现场监督、监测和突发事件处置资料归档。

【职责分工】

(一)省级卫生监督机构

1. 制订运动会卫生监督保障工作方案,落实监督保障队伍和突发事件应急处置队伍。

2. 建立工作网络,明确各项工作职责和责任人员。

3. 开展培训指导,组织对各涉赛市、县(市)区卫生监督机构分管领导及相关科室负责人培训。

4. 负责指导运动会期间各地卫生监督保障工作,组织对涉赛地市卫生监督保障工作开展情况的督查活动。

5. 建立和完善信息通报制度,确保信息通畅,及时掌握和上报全省工作动态信息。

6. 负责重大突发公共卫生事件处置。

(二)涉赛市、县(市、区)卫生监督机构

1. 制订本辖区运动会卫生监督保障工作实施方案,建立相应的保障和突发事件应急处置队伍,明确对各保障场所的监管责任人及职责。

2. 开展对比赛场馆、接待单位资质审查工作。对拟定的比赛场馆、接待场所、定点医疗机构逐家进行卫生现况分析和危险因素评估,指出相应的安全隐患及防范措施。对无法消除隐患的接待单位,提请组委会及时更换。

3. 组织对比赛场馆、接待单位从业人员的公共卫生法规和重大活动公共卫生管理工作要求以及突发公共卫生事件防范技术措施的宣传培训工作。

4. 重点加强本辖区训练比赛场馆、接待宾馆的现场卫生条件、室内空气质量、公用物品和生活饮用水的监督监测,加强本辖区定点医疗机构的传染病防控、实验室生物安全、放射诊疗的监督检查工作,指导、督促相关单位全面落实卫生管理措施,确保达到卫生要求。

5. 掌握辖区训练比赛场馆、接待宾馆周边宾馆,训练比赛场馆周边的医疗机构以及本辖区集中式供水单位的基本情况及其卫生状况,落实巡查责任。

6. 市卫生监督所负责指导辖区内各县(市、区)卫生监督保障工作,组织对涉赛县(市、区)卫生监督保障工作开展情况的督查活动。

7. 县(市、区)卫生监督所负责辖区内一般突发公共卫生事件处置,并参与较大及以上突发公共卫生事件处置。市卫生监督所负责较大突发公共卫生事件处置,并参与重大突发公共卫生事件处置。

8. 建立和完善信息通报制度,确保信息通畅,及时掌握和逐级上报本辖区公共卫生监督保障工作动态信息。发生公共卫生突发事件,必须在第一时间赶赴现场处置并及时报告省、市卫生行政部门和监督机构。

【保障措施】

（一）人员保障

组建卫生监督保障和应急处置队伍,配备相关专业的卫生监督员。有针对性组织开展卫生监督保障人员重大活动卫生监督保障相关知识培训工作,并组织突发公共卫生事件应急处置演练,提高卫生监督重大活动保障能力;落实卫生监督保障队伍分层监督监测机制;完善卫生监督应急处置机制,建立 24 小时值班制度,保持通讯畅通,确保应急处置工作能够快速启动,及时、有效处置突发事件。

（二）设备保障

配备公共场所空气质量、生活饮用水水质、游泳池水质及放射防护等方面必要的现场快速检测仪器设备、突发公共卫生事件调查处理现场取证工具,以及通讯工具和现场应急处置车辆等,必要的检测设备如下：

1. 微小气候、空气质量现场快速检测仪:包括温度、湿度、甲醛、二氧化碳、可吸入颗粒物等。

2. 游泳池水质现场快速检测仪:包括余氯、浊度、pH 等。

3. 集中空调通风系统监测和采样设备:包括积尘采样仪、风管微生物和冷却水等。

4. 生活饮用水快速检测仪:包括余氯、浑浊度等。

5. 放射防护检测仪器设备。

6. 现场快速检测车。

在配备必要设备同时,要加强对仪器设备的维护,准备和试运行期间每周巡检一次,保障期间每日巡检一次,确保仪器设备处于良好状态,随时可以投入使用。

（三）经费保障

保证充足的卫生保障经费,满足现场快速检测、采样送检、卫生监督检查、宣传培训、应急演练等工作的需要。

思考题

1. 简述重大活动监管部门工作要点。

2. 接待单位承担重大活动接待任务的必备条件是什么？

3. 重大活动禁止及不宜供应的食品类别有哪些？

4. 凉菜加工环节食品安全控制要点有哪些？

5. 食品、饮用水、公共场所现场快速监测项目主要有哪些？

（孙 亮）

第十二章　卫生经济学评价

【学习目的】

1. 了解卫生领域经济学评价的框架及常用的概念与方法,了解经济学评估方法应用在卫生技术评估方面的可行性与难点。

2. 熟悉常用的成本与效果分类方法。

3. 掌握贴现的原理与方法及成本与结果货币化方法,掌握在何种情况下使用最小成本分析或成本分析、成本效果分析、成本效益分析和成本效用分析。

第一节　概　述

卫生经济学评价(health economic evaluation)是将经济学评估原理应用在卫生技术(项目)的评估中。它是卫生技术评估(health technology assessment)的一个部分,是对两个或两个以上的卫生技术(项目)进行投入与产出的比较;并且通过比较,评估出具有成本有效(cost-effective)的技术或项目。卫生技术评估是一种多学科领域的政策分析方法,它研究卫生技术的开发、传播和使用及在医学、社会、道德以及经济上的牵连关系。卫生技术评估是以研究为基础、以实用为导向,运用相关且可及的知识,对某项或多项技术的直接和预期影响以及间接和意料之外的影响开展的评估。卫生技术评估是对卫生技术的属性、作用及其他影响开展的系统评估。评估内容包括:卫生技术的技术属性,安全性,效率,效果,经济影响,社会、法律、道德和政治影响。

由于卫生技术(包括药品、医疗器械、治疗与管理方法与程序等)的发展迅速、卫生保健费用高昂(图 12-1)、占 GDP(国内生产总值)的比重越来越大,以及资源的有限性,许多国家,特别是一些发达国家在卫生技术评估中都加强了卫生技术经济学的评估,力求卫生资源使用效率的最大化。通过卫生技术经济学的评估,其信息可以帮助我们确定卫生服务的重点和优先发展项目,有利于帮助我们选择成本有效的卫生服务内容与技术;使有限的卫生资源得到相对合理的配置与利用,最大限度地满足人民群众对卫生服务的需求,产生最大的效益,包括经济效益和社会效益。

一般情况下,卫生经济学评估是对两种或两种以上的卫生技术(项目)进行比较分析,对成本和效果进行评价,从中做出选择。常用的经济学评估方法有最小成本分析(cost-minimization analysis)或成本分析(cost analysis)、成本效果分析(cost-effectiveness analysis)、成本效益分析(cost-benefit analysis)和成本效用分析(cost-utility analysis)。

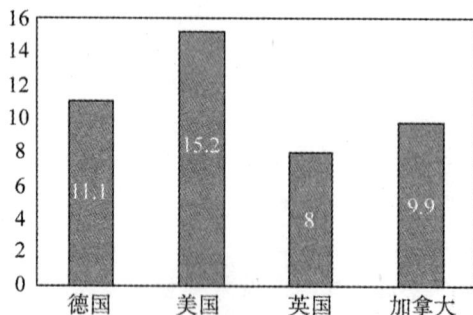

图12-1　卫生费用占GDP的比重(%,2003年)

经济学评估是指鉴别、测量、估值并比较所考虑的各备选方案的成本与结果。图12-2显示了经济学评估的经典框架。鉴别是指根据评估观点找出各备选方案所有的成本与结果的内容;测量是指将成本与结果的内容用合理的方法数量化;估值是指将量化的成本内容用合理的方法价值化(进行成本效益分析时,也应将量化的结果内容价值化),如成本的内容可能有人力、物力与财力,人力消耗可以用小时数进行量化,并用小时工资率使人力价值化;比较是指对所研究的卫生技术(项目)或称为备选方案进行成本和效果方面的综合评价,从中做出较佳选择。

第二节　经济学评估的步骤

为了更好地做好经济学评估,遵循一定的步骤是有帮助的。下面列举了一些步骤,但很多步骤都是可以同时进行的,并不一定需要遵循如下的顺序。

一、确定评估的"听众"

确定评估的"听众"就是要解决我们为哪一方或哪些方评估的问题。评估的"听众"可以是政策决定者(如卫生行政机构),项目决定者(如医务人员等),健康保险部门(如我国的新型农村合作医疗、城镇居民医疗保险、城镇职工保险),其他相关方等。评估的"听众"在一定程度上可影响评估观点的确定。

二、确定评估的观点

确定评估的观点就是要明确评估与分析的立场。评估与分析的立场可能是社会、政府、医保机构、患者或个人、医疗服务人员或其他方面的立场。从大多数发达国家的卫生技术评估指南来看,它们都采用了社会观点,从社会的立场来进行经济学评估。因为一项干预措施的成本与结果都会涉及整个社会的方方面面。评估观点的确定是相当重要的,因为它不仅影响到成本内容的确定,同时也影响到结果内容的确定。因而在进行研究设计与资料收集之前就必须确定好评估与分析的立场。

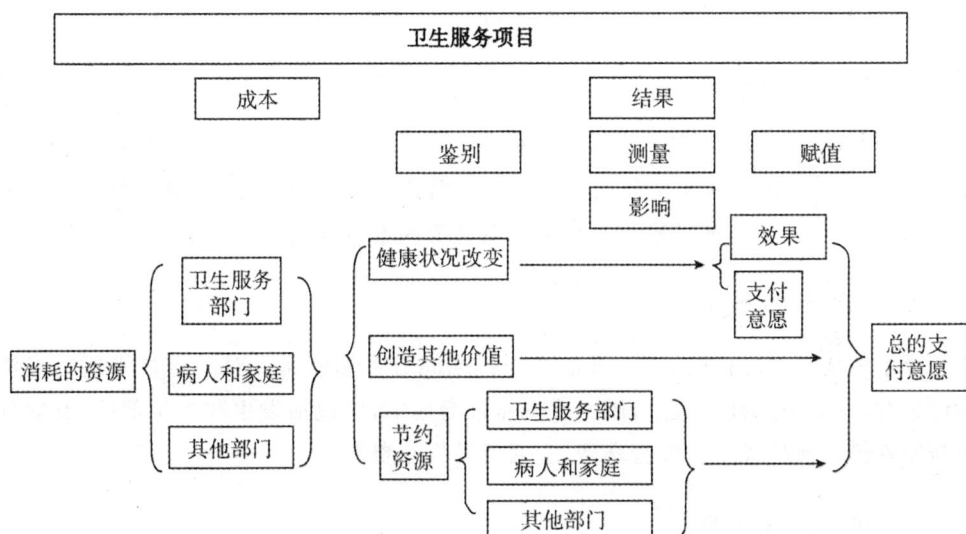

图 12-2　卫生服务领域经济评估的构成

三、确定评估的期间

评估的期间对结果的影响是很大的,因为有些干预措施的效果或效益在干预措施实施以后的一段相当长时间后才能体现出来,例如戒烟活动对降低肺癌发生率的作用。确定评估的期间就是要确定相关的时间框架和分析范围。分析的时间框架特指真正实施干预的时期;而分析范围是考虑了干预产生的成本和效果或效益的时间段。评估的期间也影响到成本内容的确定及比较结果的定性结论,因而在进行研究设计与资料收集之前就必须确定。

四、确定干预措施与比较对象

干预措施就是要评价的对象,例如 CT,MRI 等等。但评估时需要进行比较,只有比较才能反映出优劣。因而需要选择比较对象。比较对象通常是目前临床上或工作上最常用与最有效的措施。

五、确定研究设计类型

研究通常分为横断面研究、回顾性研究与前瞻性研究。简单地说横断面研究是指在某一时点的研究,如人口普查。回顾性研究是指从某一时点到过去一段时间的研究,如我们经常使用的家庭访问形式的卫生服务研究。前瞻性研究是指从某一时点到将来一段时间的研究,如临床试验通常属于此类。相对于其它研究设计类型来说,前瞻性研究的质量最好,因为它避免了回顾性偏差。

六、确定分析方法

如上所述,常用的经济学评价方法有最小成本分析、成本-效果分析、成本-效益分析和成本-效用分析。具体见第三节的介绍。但具体选用何种方法进行评估,要根据评估的目的、干预措施的性质及资料的可及性等因素来确定。

七、确定相关成本

成本的确定与分析的观点、听众及分析期间有密切联系。对卫生技术进行经济学评估时,一般采用社会观点,因而成本是社会成本,应包括发生在卫生部门、其它部门与家庭等方面的成本。如医药费、交通费及误工费等。

八、确定健康结果

健康结果通常用 Quality-adjusted life years(QALY,质量调节生命年)来表示。由于实施某项卫生项目或干预措施时,拯救了人的生命,也不同程度地延长了人的寿命与改善了人的生存质量。但不同的人在其延长的生存期间其生存质量有可能不同,因而有必要将生存质量进行调节后,在同等生存质量的情况下进行比较。将不同生存质量的生存年数换算成生存质量相当于完全健康的人的生存年数,称之为质量调整生命年。健康水平的不同,用效用值(utility)来表示。效用值的范围通常为 0～1,0 表示死亡,1 表示完全健康。

效用值可以通过 EQ-5D 方法来计算(表 12-1)。这里将此方法称为 EQ-5D 系数计算法。EQ-5D 系数计算法将健康分为行动、自我照顾、日常活动、疼痛或不舒服、焦虑或抑郁等 5 个机能方面(一定要按照此顺序排列),每一方面分成三个水平:水平 1(level 1)表示没有任何问题,水平 2(level 2)表示有一些问题,水平 3(level 3)表示有严重问题。水平 1 的系数定为 0。表 12-1 中的系数是欧洲国家的研究结果,是否适用于中国还有待于进一步证实,因为这 5 个机能水平的判断有很多主观成分,主观的判断可能会受到来自社会与文化背景等因素的影响。

EQ-5D 指标计算公式

健康指数(效用值)＝1.0－常数项－各维度不同水平相应的标准系数－附加项。常数项＝0.081,当全部选项均为"完全没有问题,level 1"时,则不减常数项。附加项＝0.269,当其中任一项选"有严重问题, level 3"时,则减去一个附加项。

例如,当一个人的健康状况为 11223,其健康指数＝1.0－0.081－0－0－0.036－0.123－0.236－0.269＝0.255。这个数字(11223)的顺序是根据健康的五个机能排列顺序来确定的,第一个数字表示行动的健康水平,第二个数字表示自我照顾的健康水平,第三个数字表示日常活动的健康水平,第四个数字表示疼痛或不舒服的健康水平,第五个数字表示焦虑或抑郁的健康水平。

表 12-1　EQ-5D 系数

维度	系数	维度	系数
常数项	0.081		
行动		疼痛或不舒服	
Level 2	0.069	Level 2	0.123
Level 3	0.314	Level 3	0.386
自我照顾		焦虑或抑郁	
Level 2	0.104	Level 2	0.071
Level 3	0.214	Level 3	0.236
日常活动		附加项	0.269
Level 2	0.036		
Level 3	0.094		

另一种方法为 EQ-5D 视觉模拟评分法。如图 12-3 所示,它是根据个人对自己的健康状况在 100 至 0 中间进行选择。100 为最好健康状况,0 为最差健康状况。EQ-5D 系数计算法与 EQ-5D 视觉模拟评分法都是根据个人的主观判断而定的,因而在同一客观健康状态下,肯定存在着个体之间的主观判断差异。

九、结果与敏感性分析

结果的表达视分析方法的不同而不同。最小成本分析仅列出最佳项目的成本数,成本-效果分析常用成本-效果比或增量成本-效果比表示,成本-效益分析常用每个项目的净效益表示,成本-效用分析常用成本-效用比或增量成本-效用比表示。在一些研究中,效果也广义地代替效用。

敏感性分析是一种分析不确定参数或称为不确定变量对评估结果产生影响的技术。当参数的赋值是不确定时需要进行敏感性分析。它的目的是研究备选方案的比较结果怎样受参数数值变化的影响。其分析步骤首先要识别不确定的参数,然后通过文献回顾法、专家咨询法等方法确定每个参数的数值的合理范围。可以用单向、多向、阈值或情景分析等方法进行敏感性分析。即:对每个参数分别进行估计的单因素分析法;对多个参数同时进行估计的多因素分析法;将情景分为最佳情景与最糟情景的情景分析法;对参数赋予域值的临界分析法等。最佳情景是指所有不确定参数都在最佳的赋值情况下进行比较分析;最糟情景是指所有不确定参数都在最差的赋值情况下进行比较分析。敏感性分析操作起来较复杂,如感兴趣,可寻找其他参考文献。

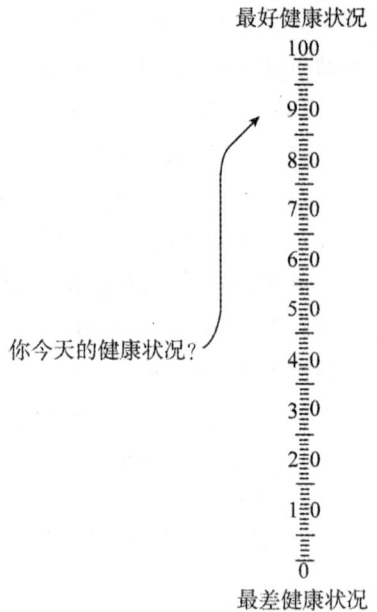

图 12-3　EQ-5D 视觉模拟评分法

第三节　经济学评估的基本类型

经济学评估的基本类型有成本分析或最小成本分析(CMA),成本-效果分析(CEA),成本-效用分析(CUA),成本-效益分析(CBA)。选择哪种方法将有待于研究的目的、资料的特征等。

表 12-2 总结了不同类型经济学评估方法的特征。表中的 QALYs 为 Quality-Adjusted Life Years,健康质量调节生命年。可以看出在这 4 种经济学评估方法中,其成本的概念都是一致的,所有成本的内容都要用不同技术进行货币化。而评估方法之间不同的是在结果的测量与形式上。例如:成本-效益分析中的结果用货币表示,成本-效果分析中的结果用自然单位表示,成本-效用分析中的结果用健康寿命或 QALYs 表示。下面对成本分析或最小成本分析、成本-效果分析、成本-效益分析与成本-效用分析进行适当的描述。

表 12-2　经济学评估方法的特征

类型	成本的测量	结果的鉴别	结果的测量
CMA	货币	所有相关方面	不测量

续表

类型	成本的测量	结果的鉴别	结果的测量
CEA	货币	感兴趣的单个方面,两方案统一,但达到的程度不一	自然单位
CUA	货币	单个或多个效果,不一定两方案统一	健康寿命或 QALYs 等
CBA	货币	与 CUA 的相同	货币的

一、成本分析

(一)成本的定义与分类

成本是在项目中所使用的全部资源。成本的范围受以下因素影响:观点与评估的时间范围。例如,病人的交通成本,从病人角度上看,可以认为是看病的间接成本。而从社会角度或从医疗机构的角度上看,它算什么呢? 又例如,如果评估的时间范围仅仅局限于病人的住院期间,那么出院后的成本就可能不包括在评估中。

成本根据其变动性质可以分为总成本、固定成本、可变成本;根据研究分析的需要也可分成平均成本与边际成本。总成本是为达到特定产出的所有成本。固定成本是在短期内不随产出的数量而发生变化的成本,不过随着时间的推移可以发生改变。可变成本是随着产出数量的变化而发生变化的成本。平均成本为每单位产出的成本。边际成本是每再生产一单位产出时而产生的额外成本。它们的关系表述如下:

总成本(TC)=总固定成本(TFC)+总可变成本(TVC)

平均固定成本(AFC)=TFC/产量(Q)

平均可变成本(AVC)=TVC/Q

平均总成本(ATC)=TC/Q

边际成本(MC)=ΔTC/ΔQ

根据与项目的关系,成本也可分类为直接成本、间接成本与无形成本。直接成本是指与项目直接相关的成本。它包含所有直接用于项目的或处理项目造成的副作用的人力、物力与财力。项目直接成本可以是医学有关成本,也可以是非医学成本。直接医学成本指支付医生、护士、后勤及管理等人员的工资、材料、设备的折旧,管理及水电等成本。间接医学成本包括到医院的交通费、陪护费、增加的营养费、在住院与看病期间小孩的托管费等。

间接成本是指与项目间接相关的成本,主要指由于疾病、提早死亡及降低工作效率造成的国民经济损失。其经济损失可用如下公式进行计算:

生产率损失=由于疾病造成的不能工作的天数×平均每天国民总收入。

无形成本是指与项目相关,但不易测量的成本。它是指由于疾病及医学治疗等造成的痛苦、焦虑和其它类型的健康状况恶化的生命质量的降低。由于它的不易测量,故在经济学评估中往往把它列出来,而不加以评估。无形成本也可分成直接无形成本与间接无形成本。直接无形成本与卫生服务利用联系在一起,间接无形成本则与健康相关生命质量的损失联系在一起。

根据会计准则,成本可分为固定成本与运行成本。固定成本是采购项目所需的主要资产的成本,如一般设备、房屋和土地等。运行成本是周期性成本,包括工资、交通和差旅、运转和维护(如电力)、办公用品、药品和疫苗、租金和培训等等。

(二)机会成本

在成本分析与经济学评估中,常常用到两个最主要的基本概念:机会成本(opportunity cost)与贴现(discounting)。这两个概念相当重要,因为它们体现在经济学评估的全过程中。

机会成本是指一项资源或者更广泛地说一个选择,在被使用在当前的项目时就必须放弃使用在其它估值最高的机会。其它使用机会的最高估值就是这项资源使用在目前项目的机会成本。因而机会成本也可定义为使用这些资源在最好的备选方案时产生的价值。在经济学评估中,如何决定间接成本时,机会成本起着很重要的作用。例如从国民经济的观点来看,一个为病人家庭提供免费服务的志愿者,虽然没有直接的市场价格,但其成本是他或她做其它工作时产生的潜在价值。

(三)成本的贴现

另一个重要概念是贴现。由于一个项目的时间跨度往往有好几年,这就导致了同等数量的货币在不同时间的价值问题。例如,今天 100 元人民币的价值与明年今天的 100 元人民币的价值相等吗?贴现是一种解决这个问题的方法。贴现的理由有多种,可能源于对时间的偏好,生命短暂,未来不可确定等等因素。将不同年份的货币贴现到同一年份的价值(通常是项目开始年的价值)可以利用贴现方法(类似于利滚利的方法)来进行计算。这样可以用贴现后的价值进行不同项目之间的比较。

贴现后的总成本(C)为:

$$C = \sum C_n (1+r)^{-n}$$

$(1+r)^{-n}$:贴现系数

r:贴现率

n:项目时间(年),为:$0,1,2,3,\cdots,n$

C_n:第 n 年的成本。

贴现率(r)的选择:对于所有公共投资项目,使用政府公布的贴现率,荷兰通常为 5%,美国通常为 10%。在卫生项目经济学评估中,大多数的国家都采用 3%~6%的贴现率。

例如,表 12-3 中给出的贴现系数是根据 $(1+r)^{-n}$ 计算的。项目的第一年通常计为 0 年。表中的数字表明在贴现率为 0% 时,每年同量货币的价值都是相等的,因为贴现系数每年都等于 1。在贴现率为 5% 时,项目第二年的同量货币的价值只相当于第一年的 0.952381,项目第三年的同量货币的价值只相当于第一年的 0.907029,项目第三年的同量货币的价值只相当于第一年的 0.863838,等等。在贴现率为 10% 时,项目第二年的同量货币的价值只相当于第一年的 0.909091,项目第三年的同量货币的价值只相当于第一年的 0.826446,项目第四年的同量货币的价值只相当于第一年的 0.751315,等等。

表 12-3 贴现系数

贴现率(%)	项目年数					
	0	1	2	3	4	5
0	1	1	1	1	1	1
5	1	0.952381	0.907029	0.863838	0.822702	0.783526
10	1	0.909091	0.826446	0.751315	0.683013	0.620921

(四)成本的折旧

设备折旧是成本分析中要解决的另一问题,主要针对固定成本如医疗仪器设备而言。设备折旧决定于某设备的使用年限、生理年限及有用的临床年限。可用直线折旧法(Straight line)或余额递减折旧法(Declining Balance)对设备进行折旧。直线折旧法是指某固定资产的成本根据其预期有用的使用年限,将成本平均分摊到使用期的每一年。余额递减折旧法是指一项固定资产每年按照同一比例消耗而进行折旧。图 12-4 给出了一个设备折旧的例子,从中可以看出两种方法的区别。

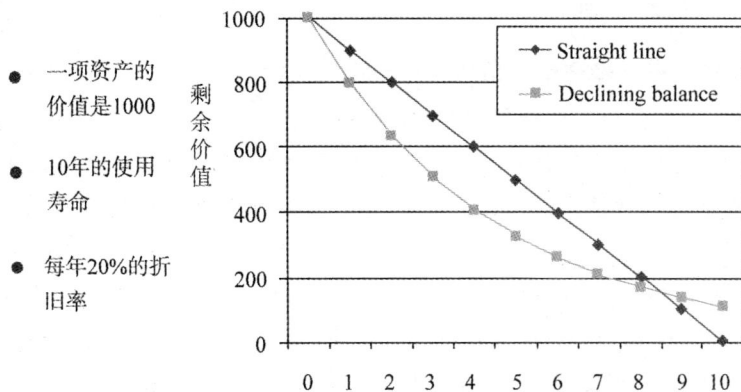

- 一项资产的价值是1000
- 10年的使用寿命
- 每年20%的折旧率

图 12-4 折旧的实例

(五)成本的货币化

在成本分析或成本-效益分析中,都会碰到非货币性质的成本或效益,如住院天数、增加寿命年数等。因此有必要将这些非货币性质的成本或效益货币化。从某种意义上也就是给生命定价。常用的方法有三种:人力资本法、意愿支付法与摩擦成本法。

人力资本法是使用市场工资率来给误工或生命定价,比较简便、易行。市场工资率也容易从官方资料中得到。但缺点是依赖于总工资率,不能测量生命的综合价值,不包括社会心理学成本(如疼痛、折磨等)。人力资本方法认为卫生服务项目可以视为对人力资本的投资,为了测量这一投资的回报与所增加的健康价值,可以通过该人在市场上增加的生产力来量化。通常使用工资率来量化。但工资率可能具有不公平性,例如对种族和性别的歧视;工资率法也只能对卫生服务措施的效益进行部分赋值。

意愿支付法是一种主观意愿法。它询问人们要避免负向结果而愿意放弃的价值,或得到正向结果而愿意支付的价值。它能测量生命的综合价值。也是一种常用的方法。但缺点是个人对调查设想的反应可能与其真实的行动相悖,个人可能在定量其意愿支付的昂贵治疗或健康状况巨大改变时出现问题。

摩擦成本法是人力资本法的一个替代方法,该方法允许更现实的生产力成本的估计。核心是误工者长期被替代的可能性。如替代的可能性低,则误工疾病导致的生产损失就高。因而,导致的生产损失的数量,取决于组织为恢复生产所花费的时间。这种方法考虑到社会在一段适应期之后,将会恢复原来的生产力水平,适应期的长度取决于劳动力的可及性和失业率。但此方法经常得到批评,因为其理论基础不牢固,视闲暇时间价值为零。

二、成本-效果分析

成本-效果分析是经济学评估的一种形式。在评估中仅仅只对成本进行货币化,而效果为非货币的项目自然结果,通过结果的自然单位来表达,例如拯救的生命年,发现的病例数,做出正确的诊断数等等。而所有评估项目的结果都应该用同一形式表达,否则不能进行评估。这也是为什么成本-效果分析不能对结果形式不同的项目进行比较的原因。

成本-效果分析常用每单位产出的成本(Cost-Effectiveness Ratio,CER)与增量成本-效果比(Incremental Cost-Effectiveness Ratio,ICER)表示。如每拯救一年生命的成本为24320元(CER)或与 A 药相比,B 药每多治愈一例病人增加的成本为13365元(ICER)。

CER＝项目的成本/项目的效果

ICER＝（B 项目的成本－A 项目的成本）/（B 项目的效果－A 项目的效果）

下面这个问题需要大家讨论一下：效果可能发生在项目的不同时期，甚至在项目结束以后的很长一段时期内。如戒烟降低肺癌发生率可能发生在戒烟活动的几年或几十年之后。对发生在不同时期的项目效果需要进行贴现吗？请列出您的理由。

三、成本-效益分析

成本-效益分析是比较贴现后项目的效益与成本。其目的是鉴别项目的效益是否超出其成本。正的净社会效益表明项目有价值。在成本-效益分析中，项目结果以货币单位赋值，成为效益。此方法适用于公共项目，如水坝建设或公路建设。其主要目的在于分析投资的经济价值。成本-效益分析应用比较广泛，被认为是一种通用方法。它在非卫生领域应用相当广泛。在卫生领域应用的难点是怎样将那些间接与无形效益货币化。所以在成本-效益分析中，通常使用支付愿意技术，使间接与无形效益货币化。

效益的测量：效益可以分为无形效益，即健康改善的价值；所避免的未来卫生服务成本及由于健康状况改善而增加的生产力。这些效益可以通过人力资本法、支付意愿法等方法来测量。

成本-效益分析的表达方式：

$$NSB_i = \sum \frac{b_i(t) - c_i(t)}{(1+r)^{t-1}}$$

式中：NSB_i＝项目 I 的净社会效益（已贴现）；

$b_i(t)$＝分配到第 t 年的效益（以货币的形式）；

$c_i(t)$＝第 t 年的成本（以货币的形式）；

$1/(1+r)$＝贴现率为 r 时的贴现系数；

n＝项目的年限（年），为：$0,1,2,3,\cdots,n$。

四、成本-效用分析

成本-效果分析通常用于同一健康问题不同方案的防治成本与结果的比较，往往难以对不同健康问题的卫生计划或方案的成本与效果进行比较分析。这时人们开始寻找可适用于不同健康问题的卫生计划或方案的评价指标，这就是质量调整生命年，其评价方法称之为成本-效用分析。像成本-效益分析一样，成本-效用分析可广泛地应用在不同性质项目的比较中；还可根据成本-效用比（例如：每一个质量调节生命年的成本）来进行项目排序，为分配卫生资源提供科学依据。成本-效用分析测量干预措施对生命质量产生影响的结果,通常用增加每个质量调整生命年的成本来表示。质量调整生命年是在一定期间内健康指数或效用与存在于此健康状况的时间的乘积总和。它综合了寿命的延长与生命质量的改善两个部分(图 12-5)。其计算公式为:

质量调整生命年＝Σ(健康指数或效用值×存在于此健康状况的期间)

图 12-5 形象地阐述了质量调整生命年的概念。A 部分代表着在干预的情况下,由于提高生命质量而增加的 QALYs;而 B 部分则代表着在干预的情况下,由于延长寿命年数而增加的 QALYs。

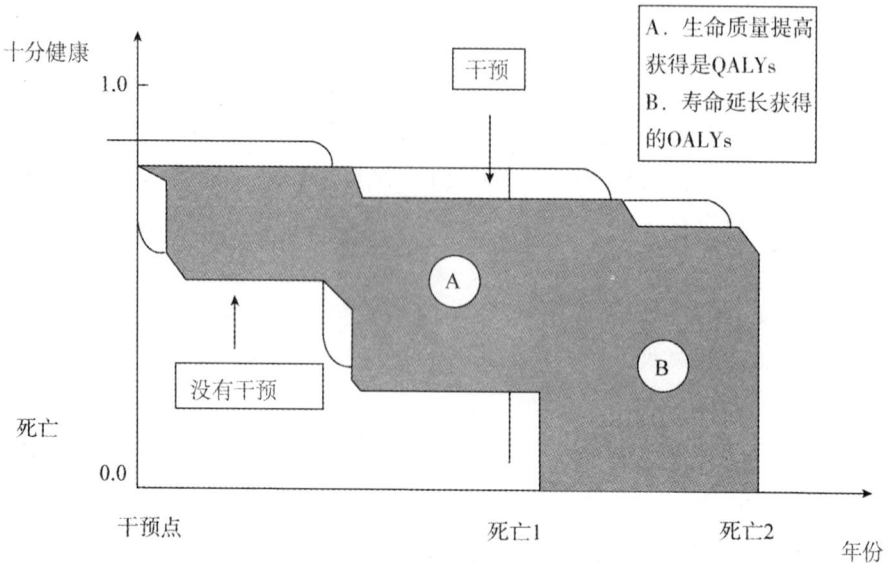

图 12-5　质量调整生命年

例如,对一些慢性病或具有死亡威胁的疾病进行控制或干预时,可采用质量调整生命年来评价。美国学者马克·汤普森(Mark Thompson)在他的《计划评价中的成本-效益分析》一书中列举了这样的例子(此例的中文版节选于魏颖,杜乐勋.卫生经济学与卫生经济管理.北京:人民卫生出版社,1998):

为了减少公路交通事故对人的生命和健康的危害,有两个方案可供选择:

方案 1　加强公路巡逻的计划,每年保护 2 条生命(意外死亡减少 2 人),所花的代价是 200 000 美元,则保护 1 条生命的代价是 100 000 美元。

方案 2　加强特种救护车的计划,用以救护因冠心病昏倒在路上的人或意外事故受伤的人。每年救活 4 条生命,成本是 240 000 美元,平均保护 1 条生命的代价是 60 000美元。

如根据保护几条生命为效果指标,成本-效果分析表明方案 2 是较好的方案,应将资金用于加强特种救护车的计划。

但是,加强公路巡逻计划保护的多为年轻人,而加强特种救护车计划保护的多为老年人或因车祸受伤致残的人。如果考虑以受保护人今后继续生存的年数即生命年为效果指标,那么:

方案1 公路巡逻所保护的每条生命平均再活 40 年。

方案2 特种救护车保护的每条生命平均再活 6 年。

从这里可以看出,较好的效果指标应该是生命年而不是几条生命。

以生命年为效果指标,如果生命年是具有"价值"的话,同样存在以后各年的生命年"价值"相当于现在生命年"价值"的多少问题,要用到贴现率。如同对成本进行贴现一样,假设贴现率为 7%,用生命的现在值来分析问题,那么:

通过避免交通事故而得到保护的 40 生命年的现在值为:

$$\sum_{n=1}^{6} \frac{1}{(1.07)^{n-1}} = 14.26(生命年)$$

通过特种救护车而获得保护的 6 生命年的现在值为:

$$\sum_{n=1}^{6} \frac{1}{(1.07)^{n-1}} = 5.10(生命年)$$

成本与效益的比率或受保护的每一生命年的成本是:

公路巡逻:200 000÷(2 条生命×14.26 生命年)＝7012.6(美元)

特种救护车:24 000÷(4 条生命×5.10 生命年)＝11 76.5(美元)

以生命年为效果指标,两个方案的比较以加强公路巡逻为佳。

上述分析考虑了受保护的人数和受保护的生命年数,如果考虑到两个方案受保护人在生命质量上存在的差异,并将这个因素在分析时包括进去,就需作进一步的计算。

由于加强公路巡逻而不丧生于交通事故的人具有正常的生病率,他的平均生命质量等于完全健康人的 0.95。特种救护车治愈的病人由于疼痛与行动受限,其平均生命质量为完全健康人的 0.65。就两者统一到相当于完全健康人的生命年年数,再进行比较,这时的生命年我们称之为质量调整生命年。

公路巡逻:200 000÷(2×14.26×0.95)＝7 381.7(美元/质量调整生命年)

特种巡护车:240 000÷(4×5.10×0.663)＝1774.5(美元/质量调整生命年)

经过生命质量的调整,相对于特种救护车计划,加强公路巡逻计划的效果进一步地被体现出来。

第四节　应用实例

计算机辅助下的膝关节全置换术的经济学评估

膝关节全置换术(total knee replacement，TKR)是一个较成熟的临床技术。这项技术有很强的市场需求，因为人类追求寿命的延长与对生存质量要求的提高。目前其病人手术时平均年龄为 70 岁左右，三分之二为女性。常规手术后，严重并发症发生率为 5%－8%，轻微并发症发生率为 20%－60%。膝关节全置换术的成功依赖于病人的选择、人工关节的设计、软组织的平衡、大腿轴线的调节与人工关节的旋转线等。

已有多项研究表明计算机辅助下的膝关节全置换术能有助于更好地调节大腿轴线，从而可以降低严重并发症的发生率。所以本研究的目的是用 Markov 模型对计算机辅助下的膝关节全置换术进行经济学评估。与常规膝关节全置换术相比，看看计算机辅助下的膝关节全置换术是否是一项较好的成本-效果技术。选择 Markov 模型主要理由是手术后的病人有不同的转归形式与转归方向，可能向好的方向发展，也可能向坏的方向发展，并且还有反复。从我们设计的 Markov 模型框架中可以理解这一点。

下面根据评估的步骤来系统地阐明此项研究。

一、确定评估的"听众"

此项研究主要为英国国家卫生服务部门、卫生行政部门、健康保险部门及生产厂家提供经济学评估信息。

二、确定评估的观点

评估是从英国国家卫生服务部门观点进行的。此观点能给予较全面的成本与效果信息，这也是国家卫生服务部门、卫生行政部门、健康保险部门及生产厂家所需要的。

三、确定评估的期间

评估的期间为 10 年。因为手术的平均年龄为 70 岁，10 年后就是 80 岁了，达到了大部分发达国家的期望寿命。

四、确定干预措施与比较对象

干预措施为计算机辅助下的膝关节全置换术，比较对象为常规膝关节全置换术。

五、确定研究设计类型

研究设计类型为回顾性研究，因为成本与效果资料都是从公开发表文献与报告中收集的。从下面的成本与效果资料来源中可以明确看出这一点。

六、确定分析方法

本研究采用了成本-效用分析,利用 Markov 模型进行经济学评价。Markov 模型的基本构成有 Markov 结及 Markov 结之间的转换概率。如果要进行成本-效用分析等经济学评估,我们必须要有与每个 Markov 结相对应的成本,与每个 Markov 结相对应的效用值(utility),干预措施与比较对象之间的成本差异与转换概率的差异。

在此项研究中,我们设定了一个 Markov 周期为一个月,进行了 120 个周期(10年)的模拟,成本与结果都用 3.5% 的贴现率进行贴现。分析结果用增量成本-效果比(ICER)表示(效果从广义上可以代替效用)。

图 12-6 是为本研究设计的 Markov 经济学分析模型,从中你可以看出此模型有 9个 Markov 结及 Markov 结之间的转换关系,有些是单向的,有些是双向的。此模型的起点是刚做好膝关节全置换术的病人,终点是死亡。此符号表明病人在下个周期还停留在这个 Markov 结上。Markov 结的解释见表 12-4。

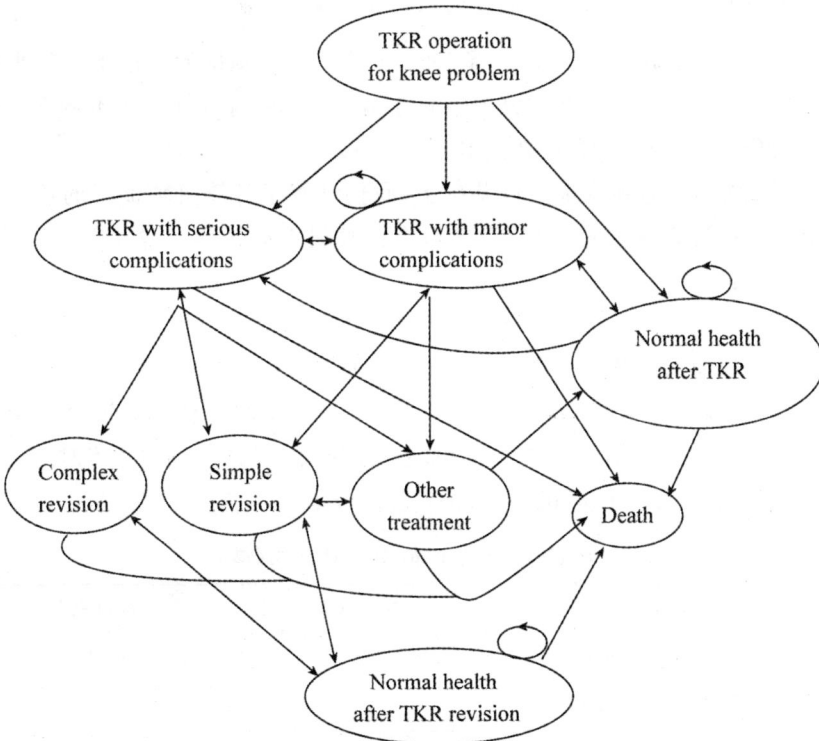

图 12-6 **Markov state transition model for TKR**

表 12-4　Markov 结的内容

Markov 结	描述
TKR operation for knee problem	刚做好膝关节全置换术的病人
Normal healthy after primary TKR	手术后,病人无明显并发症
TKR with minor complications	手术后,病人有轻微并发症
TKR with serious complications	手术后,病人有严重并发症
Simple revision	并发症病人只需要简单手术治疗
Complex revision	并发症病人需要复杂手术治疗
Other treatments	并发症病人需要其他非手术治疗
Normal healthy after TKR revision	并发症病人治疗后正常健康状态
Death	与膝关节全置换术的死亡

七、确定相关成本

常规膝关节全置换术的成本是用 2003 年的英镑为基础的。成本资料来自国家卫生服务参考价格(2003)。在国家卫生服务参考价格中有明确的成本概念与疾病及服务内容的分类,并按照分类计算成本。

在常规膝关节全置换术成本的基础上,我们计算了计算机辅助下的膝关节全置换术的成本。在计算成本时,我们设计每台计算机系统每年工作量为 250 个手术。其计算公式为:

每例计算机辅助下的膝关节全置换术的成本＝每例常规膝关节全置换术的成本＋每例计算机辅助下的膝关节全置换术的额外成本。

每例计算机辅助下的膝关节全置换术的额外成本＝每例手术分摊的计算机系统成本＋每例手术分摊的计算机保障成本＋每例废物处理成本＋每例增加的手术时间成本。

表 12-5 列出了与 9 个 Markov 结相对应的成本。

表 12-5　与 Markov 结相对应的成本

Markov 结	成本(£)	资料来源
TKR operation for knee problem	5197	Department of Health 2004
Normal health after primary TKR	0	Assumed
TKR with minor complications	0	Assumed
TKR with serious complications	0	Assumed

续表

Markov 结	成本（£）	资料来源
Simple revision	6234	Department of Health 2004
Complex revision	7326	Department of Health 2004
Other treatments	2844	Department of Health 2004
Normal health after TKR revision	0	Assumed
Death	0	Assumed

八、确定健康结果

本研究的健康结果是用质量调节生命年（QALYs）表示的。如上所述，质量调整生命年＝∑（健康指数或效用值×存在于此健康状况的期间）。每个 Markov 周期已设定为一个月，每个 Markov 结的效用值（utility）见表 12-6。

表 12-6 与 Markov 结相对应的效用值

Markov 结	效用值	资料来源	测量方法
TKR operation for knee problem	0.72	Estimated	
Normal health after primary TKR	0.78	Rorabeck and Murray 1997	Knee society score
TKR with minor complications	0.66	Jacobson, Schweitzer et al. 1991	UCLA pain-walking-function-activity scale
TKR with serious complications	0.35	Kane RL et al. 2003	Knee society score
Simple revision	0.66	Kane RL et al. 2003	Knee society score
Complex revision	0.51	Jacobson, Schweitzer et al. 1991	UCLA pain-walking-function-activity scale
Other treatments	0.72	Estimated	
Normal health after TKR revision	0.68	Rorabeck and Murray 1997	Knee society score
Death	0		

常规膝关节全置换术的 Markov 结之间的转换概率也是从文献中得来的。由于表格比较大，这里没有列出来。计算机辅助下的膝关节全置换术的 Markov 结之间的转换概率是在常规膝关节全置换术的 Markov 结之间的转换概率的基础上根据相关资料估计的。我们发现计算机辅助下的膝关节全置换术能降低 34％的术后严重并发症，因而能降低 34％的转换概率（从 Markov 结'TKR operation for knee problem'转换到 Markov 结'TKR with serious complications'）。这里，我们把计算机辅助下的膝关节全置换术降低术后严重并发症的现象称之为"计算机辅助术作用"。

通过 120 个 Markov 周期的循环，我们最终得出两种不同技术的质量调节生命年。由于程序复杂，Markov 周期的循环过程这里不做描述。

九、结果与敏感性分析

结果表示相对于常规膝关节全置换术来说，计算机辅助下的膝关节全置换术在 10 年期间内每例能降低 583 英镑，并能增加 0.0148 个质量调节生命年。其增量成本-效果比（ICER）为－£39,543。图 12-7 表示了增量成本-效果比的逐年变动情况。请同学们对下面结果认真进行思考，并根据图中结果得出本研究的结论。

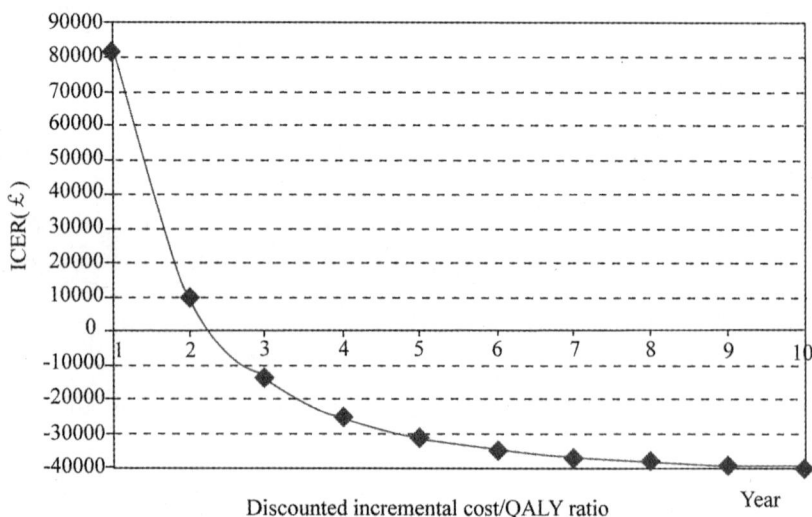

图 12-7 增量成本-效果比的逐年变动

单因素敏感性分析发现"计算机辅助术作用"、Markov 结"normal health after primary TKR"的效用值及计算机系统每年工作量对评估的结论有较大的影响。当"计算机辅助术作用"34％降低到 10.3％时，成本-效果比为 0；当 Markov 结"normal health after primary TKR"的效用值从 0.78 降低到 0.58 时，成本-效果比从负值变为正值;其他 Markov 结的效用值对定性结论无影响;当计算机系统每年工作量从 250 个手术降到 36.31 个手术时,成本-效果比也从负值变为正值。

思考题

1. 经济学评估指什么?

2. 前瞻性研究指什么?

3. 健康改善导致的生产力提高,从社会的观点来看,可以归类为什么结果?

4. 案例分析:一个病人到医院看病,用了一天时间。在医院共花费 352 元,交通费 50 元。保险公司报销医院费用的 50%。

从病人的观点来看,这次看病的成本为多少?

从医院的观点来看,这次看病的成本为多少?

从保险公司的观点来看,这次看病的成本为多少?

从社会的观点来看,这次看病的成本为多少?

5. 在经济学评价中,为什么要考虑贴现?

6. 在经济学评价中,折旧与贴现有什么区别?

7. 如果一个项目期间为 5 年,第一年成本为 500 万,第二年成本为 400 万,第三年成本为 300 万,第四年成本为 200 万,第五年成本为 200 万。请计算贴现率为 3% 与 6% 时的项目总成本。

8. 请填充下表

Q	TC	TFC	TVC	ATC	AFC	AVC	MC
1		100	30				
2		100	50				
3		100	80				
4		100	120				
5		100	170				
6		100	230				
7		100	300				
8		100	380				
9		100	470				
10		100	570				

Q	TC	TFC	TVC	ATC	AFC	AVC	MC
11		100	680				
12		100	800				
13		100	930				
14		100	1070				
15		100	1220				

9. 在经济学评价中,对项目的结果要进行贴现吗? 如需要,是用与成本相同的贴现率还是不同的贴现率?

10. 在经济学评价中,常用的将成本与结果货币化的方法有哪些? 各有什么优缺点?

(董恒进)

第十三章　健康危险因素评价

【学习目的】

1. 了解健康危险因素的概念、种类和特点。
2. 熟悉健康危险因素评价的含义、目的及其发展过程。
3. 掌握健康危险因素评价的基本步骤和方法。

第一节　概　述

一、健康危险因素的概念及其分类

健康危险因素(Health Risk Factor)是指在机体内外环境中存在的,与疾病发生、发展及死亡有关的诱发因素。通常将健康危险因素分为四类:

(一)环境危险因素

包括自然环境危险因素(物理性、化学性、生物性危险因素)和社会环境危险因素(社会制度、经济、文化、宗教等)。

(二)行为危险因素

指由于个体选择的生活方式而产生的健康危险因素。主要表现为吸烟、酗酒、饮食过量或结构不合理、不洁性行为、运动量不足及过度紧张等。

(三)生物遗传危险因素

随着分子遗传学研究进展,遗传特征、家族发病倾向、成熟老化和个体敏感差异等都有了新的科学依据。目前已发现许多疾病是遗传基因与环境、行为因素共同作用的结果。

(四)卫生服务中的危险因素

指医疗卫生服务系统中存在的各种不利于保护和增进健康的因素。如卫生资源配置不合理,公共卫生体系不健全,疫苗生产、保藏、使用不当,诊医疗技术低下,滥用抗生素和激素,医疗事故和医院内感染,医疗保健制度不完善等。

二、健康危险因素的特点

健康危险因素的作用是复杂的,了解其对健康影响的作用特点,有利于加深对危险因素的认识,对防治疾病,尤其是慢性病的预防有重要意义。

(一)潜伏期长

健康危险因素对机体产生危害的潜伏期取决于它的数量、性质和接触时间。人群长期、反复接触危险因素之后才发生疾病是慢性病的发病特点。例如肺癌患者的吸烟史往往长达数十年;青少年时期不良的饮食习惯,可能影响中老年以后心血管系统疾病的发生;放射性危害引起的癌症有时要几十年后才发生等。

潜伏期长使得危险因素与疾病之间的关系不确定,这对判定病因是不利的,但又为采取有效防治措施阻断危害提供了时机。

(二)联合作用明显

在慢性病的发展过程中,往往存在多种危险因素的联合作用,使其致病危险性增强。如吸烟者同时接触石棉或有害金属粉尘,肺癌的发生概率要比单纯吸烟者增加几倍或十几倍;冠心病的危险因素有高脂血症、高血压、吸烟和紧张刺激等。

(三)特异性弱

危险因素对健康的作用往往是一种危险因素与多种疾病有联系,也可能是一种慢性病,是多因素共同作用的结果。由于健康危险因素致病的特异性弱,往往容易引起人们的忽视,同时也不便于进行有针对性的预防。

(四)广泛存在

健康危险因素广泛存在于人们的日常生活和工作环境之中。从人类的胚胎期直到死亡的各个环节,无时不在受着健康危险因素的影响。由于其危害作用往往是潜在、非特异、潜伏期长,增加了人们认识危害因素的难度。有些不良行为已形成习惯难以改变,必须持之以恒地加强健康教育和健康促进,才能有较大的成效。

三、健康危险因素评价

健康危险因素评价(Health Risk Appraisal,HRA)是研究危险因素与慢性病的发病率及死亡率之间的数量依存关系及其规律性的一种技术,又称健康风险评估。

(一)发展历史

1940 年,Lewis C. Robbins 医生首次提出健康危险因素评价的概念。他从当时进行的大量子宫颈癌和心脏疾病的预防工作中总结了这样一个观点:医生应该记录病人的健康危险因素,用于指导疾病预防工作的有效开展。

1950 年,Robbins 担任美国公共卫生部门在研究癌症控制方面的领导者,他主持

制定了 *Tables of* 10—*year Mortality Risk*,并且在 Temple 大学的许多教学项目中,以健康危险因素评价作为医学课程的教材及运用的模式。

20 世纪 60 年代后期,随着人寿保险精算方法在对病人个体死亡危险概率的量化估计中的大量应用,为量化健康危险因素评价创造了必要条件。

1970 年,Robbins 和 Methodist 医院的 Jack H. Hall 医生共同编写了 *How to Practice Prospective Medicine* 一书,阐述了目前健康危险因素与未来健康结局之间的量化关系,并提供了完整的健康危险因素评价的工具包,包括问卷表、健康危险度计算以及反馈沟通的方法等。至此,健康危险因素评价进入大规模应用和快速发展时期。

20 世纪 70 年代中期,美国生物统计学家盖勒(Geller H.)和健康保险学家格斯纳(Gesner N.)根据各种危险因素与相应慢性病之间联系的密切程度和作用强度,采用直接评分和多元回归分析等方法,将危险因素转换成危险分数,制成 Geller-Gesner 危险分数转换表,至此健康危险因素评价方法趋于完善。

(二)评价目的

目前慢性病成为人类最主要死因,通过健康危险因素评价为慢性病防治提供预防措施,具有极其重要的意义。其目的在于促进人们对健康危险因素的认识,激发个体选择和保持有益的生活方式、促进个人行为改变;自觉避免和降低生活中危险因素的作用,从而减少疾病发生,提高健康水平,延长寿命。同时也有助于指导健康促进计划,建立人群评价的资料库。

(三)评价方法

1. 收集资料

(1)收集当地年龄别、性别、疾病别发病率或死亡率资料:可通过死因登记报告、疾病监测或死亡回顾调查等获得。

(2)收集个人危险因素资料:采用自填式问卷调查法(表 14-1),辅以一般体格检查、实验室检查手段获得。调查问卷内容包括上述四类健康危险因素,以及原有疾病史、婚姻生育史和家庭疾病史等。一般选择与当地前 10~15 位死因有确定联系的危险因素,并确定其指标(测量)值。

表 14-1　健康危险因素调查表(样表)

G:　　　　　　　　　调查对象编号＿＿＿＿＿＿			
1. 性　别	(1)男　　　　(2)女	3. 身高(净高)	＿＿＿＿＿cm
2. 年　龄	＿＿＿＿＿岁(周岁)	4. 体重(净重)	＿＿＿＿＿kg

5. 吸烟　(1)吸烟者　(2)过去吸烟　(3)不吸烟

　　吸烟者、过去吸烟者填写最近 5 年内每日吸烟数　　每日吸烟数＿＿＿支

　　过去吸烟者填写戒烟前 5 年内每日吸烟数　　每日吸雪茄或烟斗数＿＿＿支

　　戒烟者填入已戒烟年数(不满 1 年填 1 年)＿＿＿＿＿年

6. 饮酒　(1)饮酒者　(2)过去饮酒者(已戒酒)　(3)不饮酒或 1 周少于 1 次

　　饮酒者请填入每周饮酒量　每周饮啤酒杯数＿＿＿杯

　　　　　　　　　　每周饮黄酒杯数＿＿＿杯

　　　　　　　　　　每周饮烈酒杯数＿＿＿杯

7. 服用药物(服用安眠药或镇静药)

　(1)差不多每天服用　(2)有时服用　(3)偶然或不服用药物

8. 体育活动

　(1)一级　很少或没有体育活动

　(2)二级　偶然有体育活动

　(3)三级　经常有体育活动,1 周在 3 次以上

注:在工作中从事体力活动和上下班骑车、走路也应考虑在内

9. 你的双亲是在 60 岁以前死于心脏病的吗?

　(1)是,有 1 人　(2)是,有 2 人　(3)无　(4)不详

10. 你的父母兄弟姐妹有糖尿病吗?

　(1)有　(2)无　(3)不详

11. 你自己有糖尿病吗?

　(1)有,未控制　(2)有,已控制　(3)无　(4)不详

12. 肛门　　　　息肉　(1)有　(2)无　(3)不详

　　肛门出血(1)有　(2)无　(3)不详

　　每年做肛门检查(1)有　(2)无　(3)不详

13. 你的医生曾说过你有肺气肿和慢性支气管炎吗?

　　　(1)有　(2)无　(3)不详

14. 血压　收缩压:＿＿＿mmHg(1mmHg＝133.3Pa)

　　舒张压＿＿＿＿＿mmHg

15. 胆固醇数(如不详可不填)＿＿＿g/L

16. 在过去的一年中是否遭受不幸,如离婚、亲人死亡、夫妻分离、与邻居吵架、未能晋级或加工资、刑事审讯等。 (1)4 次以上　(2)2～3 次　(3)1 次以下　(4)不详
17. 是否患有血吸虫病 (1)有　(2)已治疗　(3)无
18. 直系亲属中有无自杀家族史 (1)有　(2)无　(3)不详

2. 分析资料

(1)危险因素转换成危险分数:危险因素相当于人群平均水平时,危险分数定为1.0,危险分数大(小)于1.0,则个人发生某病死亡概率大(小)于当地死亡率的平均水平。危险分数越大,死亡概率越高。查 Geller-Gesner 危险分数转换表即可将危险因素指标(测量)值转换为危险分数(表 14-2)。

(2)计算组合危险分数:综合考虑死亡中每一种有关危险因素的影响,用以说明个体死于某种原因的危险水平。当危险因素仅一项时,组合危险分数等于该项的危险分数;当危险因素有多项时,危险分数＞1.0 的各项分别减去 1.0 的余数相加,危险分数≤1.0 的各项直接相乘,两者再相加即为组合危险分数。其余的死亡原因都归入其他组,因无明确危险因素可以评价,将其组合危险分数视为 1.0。

(3)计算存在死亡危险:存在死亡危险是平均死亡率与组合危险分数的乘积,是指因某一种疾病发生死亡的可能性。各种死亡原因的存在死亡危险相加得总存在死亡危险(表 14-3)。

(4)计算评价年龄:由总存在死亡危险查健康评价年龄表(表 14-4)得出。评价年龄是依据年龄与死亡率之间的函数关系,按个体预期死亡概率推算得到的年龄值。

(5)计算增长年龄:指通过努力降低危险因素后可能达到的预期年龄。根据个体存在的危险因素,由医生有针对性地提出降低危险因素的建议。被评价者如能遵医嘱采纳建议,危险因素将减少,危险分数也将相应下降。由此可根据新的危险分数,按与上述相同步骤重新计算得出新的评价年龄,即增长年龄。

(6)计算危险降低程度:采用存在死亡危险降低的百分比表示,即根据医生建议改变了危险因素,死亡存在危险降低量占总死亡存在危险的百分比。

表 14-2　Geller-Gesner 危险分数转换表（男性，45～49 岁）

危险因素	测量结果	危险分数	危险因素	测量结果	危险分数
1. 冠心病			4. 自杀		
收缩压(mmHg)	200	3.9	压抑	常有	2.5
	180	2.7		无	1.0
	160	1.6	家族史	有	2.5
	140	1.0		无	1.0
	120	0.7	5. 车祸		
舒张压(mmHg)	105	2.7	饮酒	1 周 12 杯	5.0
	100	1.4		1 周 6 杯	2.0
	95	1.2		少量	1.2
	90	1.0		不饮	1.0
	85	0.9	6. 脑血管病		
	80	0.8	收缩压(mmHg)	200	3.3
胆固醇(g/L)	2.80	1.5		180	2.2
	2.20	0.7		160	1.4
	1.80	0.5		140	0.9
糖尿病	有	5.4		120	0.6
	已控制	2.7	舒张压(mmHg)	105	2.0
	无	1.0		100	1.6
体育活动	静坐作业	1.3		95	1.3
	少活动	1.1		90	1.0
	适当活动	0.9		85	0.8
	经常活动	0.8		80	0.7
家族史	父母亲 70 岁前死于心脏病	1.6	胆固醇(g/L)	2.80	1.5
	有 1 人死于心脏病	1.2		2.20	1.0
	无心脏病家族史	0.8		1.80	0.5
吸烟(每日)	40 支以上	2.0	糖尿病	有	3.0
	20～39 支	1.5		有控制	2.5
	10～19 支	1.1		无	1.0
	1～9 支	0.8	吸烟	有	1.2
	无	0.7		无	1.0
体重	超过正常 60%	1.4	7. 肠癌		

续表

危险因素	测量结果	危险分数	危险因素	测量结果	危险分数
	超过正常40%	1.2	肠息肉	有	2.5
	超过正常20%	1.1		无	1.0
	正常	1.0	肛门出血	有	3.0
	低体重	0.8		无	1.0
2. 肺癌			每年直肠镜检	有	1.0
吸烟(每日)	40 支	2.0		无	2.0
	20～39 支	1.9	8. 凶杀		
	10～19 支	1.3	拘留史	有	2.0
	1～9 支	0.8		无	1.0
	无	0.6	凶器携带	有	2.5
3. 肝硬化				无	1.0
饮酒	1周12次	5.0	9. 肺炎		
	1周6次	2.0	饮酒	频繁	1.5
	少量	1.0		适度或不饮	1.0
	不饮	0.2	肺气肿	有	2.0
肝炎史	有	2.0		无	1.0
	控制	1.5	既往肺炎史	有	1.5
	无	1.0		无	0.8
血吸虫病史	有	2.0	10. 糖尿病		
	已控制	1.5	体重	超过正常体重	2.0
	无	1.0		正常	1.0
			家族史	有	2.5
				无	1.0

表 14-3　健康危险因素评价表

死亡原因	10万人口死亡率	危险因素	测量结果	危险分数		组合危险分数	存在死亡危险	医师建议改变的危险指数	新危险分数		新组合危险分数	新存在死亡危险
				+					+		
1	2	3	4	5	6	7	8	9	10	11	12	13
冠心病												
肺癌												
肝硬化												
自杀												
车祸												
脑血管病												
肠癌												
肺炎												

表 14-4　健康评价年龄表

实际年龄最末一位数							实际年龄最末一位数						
男性存在死亡危险	0	1	2	3	4	女性存在死亡危险	男性存在死亡危险	0	1	2	3	4	女性存在死亡危险
	5	6	7	8	9			5	6	7	8	9	
530	5	6	7	8	9	350	4510	38	39	40	41	42	2550
570	6	7	8	9	10	350	5010	39	40	41	42	43	2780
630	7	8	9	10	11	350	5560	40	41	42	43	44	3020
710	8	9	10	11	12	360	6160	41	42	43	44	45	3280
790	9	10	11	12	13	380	6830	42	43	44	45	46	3560
880	10	11	12	13	14	410	7570	43	44	45	46	47	3870
990	11	12	13	14	15	430	8380	44	45	46	47	48	4220
1110	12	13	14	15	16	460	9260	45	46	47	48	49	4600
1230	13	14	15	16	17	490	10190	46	47	48	49	50	5000
1350	14	15	16	17	18	520	11160	47	48	49	50	51	5420
1440	15	16	17	18	19	550	12170	48	49	50	51	52	5860
1500	16	17	18	19	20	570	13230	49	50	51	52	53	6330
1540	17	18	19	20	21	600	14340	50	51	52	53	54	6850
1560	18	19	20	21	22	620	15530	51	52	53	54	55	7440
1570	19	20	21	22	23	640	16830	52	53	54	55	56	8110
1580	20	21	22	23	24	660	18260	53	54	55	56	57	8870
1590	21	22	23	24	25	690	19820	54	55	56	57	58	9730
1590	22	23	24	25	26	720	21490	55	56	57	58	59	10680
1590	23	24	25	26	27	750	23260	56	57	58	59	60	11720
1600	24	25	26	27	28	790	25140	57	58	59	60	61	12860
1620	25	26	27	28	29	840	27120	58	59	60	61	62	14100
1660	26	27	28	29	30	900	29210	59	60	61	62	63	15450
1730	27	28	29	30	31	970	31420	60	61	62	63	64	16930
1830	28	29	30	31	32	1040	33760	61	62	63	64	65	18560
1960	29	30	31	32	33	1130	36220	62	63	64	65	66	20360
2120	30	31	32	33	34	1220	38810	63	64	65	66	67	22340
2310	31	32	33	34	35	1330	41540	64	65	66	67	68	24520
2520	32	33	34	35	36	1460	44410	65	66	67	68	69	26920
2760	33	34	35	36	37	1600	47440	66	67	68	69	70	29560
3030	34	35	36	37	38	1760	50650	67	68	69	70	71	32470
3330	35	36	37	38	39	1930	54070	68	69	70	71	72	35690
3670	36	37	38	39	40	2120	57720	69	70	71	72	73	39250
4060	37	38	39	40	41	2330	61640	70	71	72	73	74	43200

3. 评价结果

（1）个体评价

健康危险因素评价一般通过比较实际年龄、评价年龄、增长年龄三者之间的差异，了解危险因素对寿命的影响程度及降低危险因素之后寿命可能延长的程度，为有针对性的个体健康教育和健康促进提供依据。

评价年龄是衡量个人存在危险因素高低的指标，与实际年龄相比得出危险水平高于或低于平均水平的结论。评价年龄高于实际年龄，说明被评价者存在的死亡危险因素高于平均水平，即死亡概率高于当地同年龄、同性别组的平均水平。

评价年龄与增长年龄相比说明个体危险因素对寿命可能的影响。评价年龄与增长年龄之差大，说明个体危险因素较高，且这些危险因素多是可变因素，通过采取降低危险因素的措施后，可能明显延长寿命。增长年龄与评价年龄之差值，说明个体在降低危险因素后，可能延长寿命的多少。

根据评价结果可将个体健康类型分为健康型、自创性危险因素型、历史危险因素型、一般性危险型（表 14-5）。

表 14-5　个体健康类型分类

个体健康类型	特点	可降低危险程度
健康型	评价年龄＜实际年龄	有限
自创性危险因素型	评价年龄＞实际年龄，评价年龄－增长年龄＞1 岁	较大
难以改变危险因素型	评价年龄＞实际年龄，评价年龄－增长年龄≤1 岁	不易降低
一般性危险型	评价年龄≈实际年龄	少量

（2）群体评价

按个体评价的 4 个健康类型，可将某一人群划分为健康组（健康型）、危险组（自创性危险因素型、难以改变的危险因素型）和一般性组（一般性危险型）等三组；也可按不同性别、年龄、职业、文化和经济水平等人群特征分组进行危险度分析。

根据不同组别人群所占比重大小，可以发现高危人群及确定人群中应重点干预的危险因素。

第二节　案例分析

一、案例材料

从某地人群死因登记报告资料中，获得该地区 45～49 岁男性主要疾病别死亡概率分布情况(1/10 万)：冠心病 2567、肺癌 675、肝硬化 398、自杀 265、车祸 242、脑血管病 238、肠癌 161、肺炎 675、糖尿病 675、其他 1525。

个体危险因素资料问卷调查结果：某男性 46 周岁，身高 173cm，体重 84kg，每日吸烟 20 支，每周饮酒 6 次，无抑郁症，无自杀家族史，血压 180/94mmHg，胆固醇 220mg/dl，无糖尿病；体力活动为坐着工作、有定期锻炼，无冠心病家族史，驾车路程 3 万公里、安全带使用使用时间＞80%，肛门曾有原因不明出血、无肠息肉、从未做直肠镜检，X 光胸片显示无肺气肿、无既往肺炎史。

注：标准体重计算公式为标准体重(kg)＝身高(cm)－100。

二、具体评价过程

1. 收集资料

根据评价目的和要求，首先收集评价对象所在地年龄别、性别、疾病别发病率或死亡率资料；其次编制《健康危险因素调查表》，实施问卷调查、体格检查、实验室检查等，获取个人健康危险因素资料。

本案例已经提供了当地前 10 位死因概率数据，以及某 46 岁男性的问卷调查结果、体检数据、疾病史和家庭疾病史等。将死亡率、危险因素及其测量结果分别填入表 14-6 的第 2、3、4 列。

2. 转换危险分数

选择 Geller-Gesner 危险分数转换表(男性，45～49 岁)，将该男性危险因素指标(测量)值转换为危险分数。将危险分数≤1.0 填入表 14-6 第 5 列，危险分数＞1.0 填入表 14-6 第 6 列。

3. 计算组合危险分数

当危险因素仅一项时，组合危险分数等于该项的危险分数，如本例肺癌仅考核吸烟一个因素，其组合危险分数为 1.9；当危险因素有多项时，危险分数＞1.0 的各项分别减去 1.0 的余数相加，危险分数≤1.0 的各项直接相乘，二者再相加即为疾病的组合危险分数(见表 14-6 第 7 列的其他各行)。其他死因组无具体危险因素可以评价，将其组合危险分数视为 1.0。

4. 计算存在死亡危险

存在死亡危险＝平均死亡率×组合危险分数，将各死因的存在危险填入表 14-6 的第 8 列。各死因的存在死亡危险相加得总存在死亡危险为 16082.87。

5. 计算评价年龄

根据上面计算得到总存在死亡危险，查健康评价年龄表(表 14-4)介于 15530 和 16830 两组之间，前者评价年龄为 52 岁，后者为 53 岁，故得出该男子的评价年龄为

52.5 岁。

6. 计算增长年龄

根据医生建议,该男子遵医嘱减少了若干危险因素,危险分数也相应下降。由此重新计算新的危险分数和新组合危险分数,填入表 14-6 的第 10、11、12 列。同时计算新存在死亡危险(表 14-6 第 13 列)。各死因新存在死亡危险相加得新总存在死亡危险为 5434.13。重新查表(表 14-4)得出增长年龄为 40.5 岁。

7. 计算危险降低程度

$$冠心病危险降低百分比 = \frac{存在死亡危险 - 新存在死亡危险}{总存在死亡危险} \times 100\%$$
$$= \frac{8240.67 - 955.95}{16082.87} \times 100\% = 45\%$$

即通过控制血压、增加体力活动、戒烟等措施,该男子的冠心病危险降低程度可达 45%。其他死因的危险降低程度计算依次类推。

8. 结果评价

该男子的实际年龄 46 岁、评价年龄 52.5 岁、增长年龄 40.5 岁,评价年龄＞实际年龄,评价年龄 - 增长年龄 = 12 岁(＞1 岁),按表 14-5 判断他的健康类型为"自创性危险因素型",如能遵医嘱改变自身存在的健康危险因素,则可较大程度地降低危害因素的损害,改善和提高健康水平。

三、注意事项

1. 研制适合本国居民的危险分数转换表

20 世纪 80 年代初期,我国引入 Geller-Gesner 危险分数转换表,开始了健康危险因素评价的研究和应用。由于该表主要根据美国白人中产阶层的死亡率资料和流行病学资料而制定,各年龄组人群的主要死亡原因、危险分数与我国的具体情况有一定的差异,可能会过高或过低估计某些疾病的死亡危险性。因此有必要根据我国的人口学资料、死亡率资料及流行病学研究资料等,制定适合中国人群的危险因素定量评价标准。

健康危险因素评价是健康教育的重要工具,也是慢性病管理的重要措施。为了促进该技术在我国的应用和发展,提高人群的健康水平,目前已有国内学者制订了几种区域性的疾病别危险因素定量评价标准,这是一个重要的研究方向。

表 14-6　某 46 岁男性的健康危险因素评价表

死亡原因	10万人口死亡率	危险因素	测量结果	危险分数 -	危险分数 +	组合危险分数	存在死亡危险	医嘱建议改变的危险指数	新危险分数 -	新危险分数 +	新组合危险分数	新存在死亡危险
1	2	3	4	5	6	7	8	9	10	11	12	13
冠心病	2567	收缩压	180mmHg		2.7	3.21	8240.07	140mmHg	1.0		0.37	955.95
		舒张压	94mmHg		1.1			88mmHg	0.95			
		胆固醇	220mg/dl	0.7				—	0.7			
		糖尿病	无	1.0				—	1.0			
		体力活动	坐着工作有定期锻炼		1.3			增加体力活动	1.0			
		家族史	无	0.8					0.8			
		吸烟	20支/日		1.5			戒烟	0.7			
		体重	增加15%		1.05			降到正常体重	1.0			
肺癌	675	吸烟	20支/日		1.9	1.9	1282.5	戒烟	0.6		0.6	405
肝硬化	398	饮酒	6杯/周		2.0	2.0	796	3杯/周	1.0		1.0	398
自杀	265	肝炎史	无	1.0		1.0	265		1.0		1.0	265
		抑郁	无	1.0				治疗抑郁	1.0			
		家族史	无	1.0					1.0			
车祸	242	饮酒	6杯/周		2.0	2.0	484	3杯/周		1.2	1.2	290.4
脑血管病	238	收缩压	180mmHg		2.2	2.6	618.8	140mmHg	0.9		0.81	192.78
		舒张压	94mmHg		1.2			88mmHg	0.9			
		胆固醇	220mg/dl	1.0				—	1.0			
		糖尿病	无	1.0					1.0			
		吸烟	20支/日		1.2			戒烟	0.6			
肠癌	161	肛门出血	有		3.0	4	644			3.0	2.0	322
		肠息肉	无	1.0					1.0			
		直肠镜检	无		1.5			—	1.0			
肺炎	675	饮酒	6杯/周	1.0		1.3	877.5	3杯/周	1.0		0.6	405
		肺气肿	无	0.6					0.6			
		既往肺炎史	无									
糖尿病	675	体重	增加15%		2.0	2.0	1350	降到正常体重	1.0		1.0	675
		家族史	无		1.0			—	1.0			
其他	1525				1.0		1525		1.0		1.0	1525
小计	7421						16082.87					5434.13

2. 危险分数的计算方法

危险分数是衡量个体危险因素不同于同种族、性别、年龄人群平均水平危险特征的指标。计算危险分数是健康危险因素评价过程中一个关键环节。

危险分数计算方法一般是通过文献调查（meta 分析或大样本研究资料）、专家咨询或生物统计学家及临床医生共同讨论，并经过一定统计演算而得到。常见数学模型有：经验统计模型（Gesner 提出）、聚类模型、Spasoff 模型、对数线性模型、Logistic 模型等，可以参照有关文献选择使用。

3. 健康管理相关概念

健康管理（Managed Care, Health Management），是一种对个人或人群的健康危险因素进行监测、分析、评估、预测、预防和维护的全过程。其关键技术是健康危险因素评价（健康风险评估）。健康管理一般由第三方服务机构——健康管理公司操作和提供服务。2007 年 4 月我国出台了健康管理师国家职业标准。

健康管理的宗旨是调动个人、集体和社会的积极性，有效地利用有限的资源来达到最大的健康效果。目前健康管理产业发展异常迅速，已形成了一定规模的健康管理产业链。

思考题

1. 名词解释：健康危险因素（health risk factors）、健康危险因素评价（health risk appraisal）、评价年龄（appraisal age）、增长年龄（achievable age）。

2. 举例说明健康危险因素的种类和作用特点。

3. 简述健康危险因素评价的基本步骤和方法。

4. 健康危险因素评价的目的是什么？

5. 简述慢性病的自然进程。

6. 在健康危险因素评价中，如何收集当地性别、年龄别的疾病死亡率资料？其目的是什么？

（叶怀庄）

第十四章 社会卫生状况评价与卫生策略

【学习目的】

1. 了解社会卫生状况、卫生策略的概念。
2. 熟悉社会卫生状况评价的指标体系。
3. 掌握社会卫生状况评价和卫生策略制定的程序。

第一节 概 述

一、社会卫生状况评价

(一)社会卫生状况的概念

社会卫生状况(social health condition)是指人群的健康状况以及影响人群健康的社会因素状况。

(二)社会卫生状况评价

社会卫生状况评价包括人群健康状况评价和影响健康的社会因素评价。通过评价某地区的人群健康状况,发现影响人群健康的主要社会因素,识别政策干预的目标人群和重点防治的对象,动员有限的卫生资源,有针对性地制定社会卫生策略,最大限度地促进人群的健康。

(三)社会卫生状况评价指标

社会卫生状况评价难以确定统一标准,其评价指标一直处于不断发展和完善之中,包括人群健康状况评价和健康影响因素评价指标。指标的选择应遵循资料易得、高敏感性、易操作性、可重复测量的原则。

1. 人群健康状况评价指标

目前常用的人群健康状况评价指标分单一型和复合型两种。

(1)单一型健康评价指标

新生儿低体重百分比 新生儿出生体重低于 2500 克的人数/同期活产婴儿总数×

100%。

发病率 该期间新发生的某病病例数/一定时期内(年、月或周)可能发生某病的平均人口数×100%。

患病率 检查时发现某病现患病例总数/某时点(期间)受检人口总数×100%。

疾病构成 指在观察期间内,人群中某种疾病在总病例数中所占的比例。

疾病顺位 按疾病种类或系统,依据构成比的大小排出顺序。

死亡率 同年死亡人口数/某年平均人口数或年中人口数×1000‰。

婴儿死亡率 同年不满1周岁婴儿死亡数/某年活产数×1000‰。

新生儿死亡率 同年不满28天新生儿死亡数/某年活产数×1000‰。

5岁以下儿童死亡率 同年5岁以下儿童死亡数/某年活产数×1000‰。

孕产妇死亡率 同年孕产妇死亡数/某年活产数×100000/10万。

平均期望寿命/预期寿命 依据年龄别死亡率计算,不受人口年龄构成的影响,地区间可直接比较。

死因别死亡率 死因分析的重要指标,反映各类疾病对人群健康的危害程度。

死因构成比和死因顺位 各种疾病死亡的人数占总死亡人数的比重,反映人群的主要死亡原因。

(2)复合型健康评价指标

减寿人年数(potential years of life lost,PYLL)亦称死亡损失健康生命年。指某一人群在一定时间内(通常为1年),在目标生存年龄(通常为70岁或出生期望寿命)内提前死亡而使寿命损失的总人年数。

无残疾期望寿命(life expectancy free of disability,LEFD)以残疾作为观察终点,代替普通寿命表中的死亡。

活动期望寿命(activity life expectancy,ALE)以日常生活自理能力的丧失作为观察终点,代替普通寿命表中的死亡。

伤残调整生存年(disability adjusted life year,DALY) 疾病死亡损失健康生命年与疾病伤残(残疾)损失健康生命年相结合的综合性指标。

生命素质指数(physical quality of life index,PQLI) 主要用于评价人口的综合素质,是一个综合的健康评价指标,由婴儿死亡率、1岁组平均期望寿命和15岁及以上人口识字率等指标计算而成。

社会卫生综合评价指标(ASHA) 美国社会卫生协会提出的评价人口健康状况和衡量社会卫生发展的综合指标,能反映人口的社会状态、文化状态、人口变化状态及身体素质状况。

2.健康影响因素评价指标

(1)人口学指标

人口自然增长率一定时期内人口自然增长数(出生人数减死亡人数)与该时期内平均人口数之比,通常以年为单位计算,用千分比来表示。

出生性别比是指某人群出生时的性别比。正常值在 102—107 之间(女性为比较对象)。

年龄中位数是指将全体人口按年龄大小排列,位于中点的那个人的年龄。

人口负担系数也称抚养系数,抚养比。指人口总体中非劳动年龄人口数与劳动年龄人口数之比,即 0—14 岁和 65 岁及以上的人口数量与 15—64 岁人口数量的比值。

粗出生率是指某一人群在一定时期内(通常是一年)活产婴儿数与同期总人口的生存人年数之比,一般用千分比表示。

总生育率是指某一人群在一定时期内(通常是一年)活产婴儿数与同期育龄妇女(15—49 岁)的人数之比,一般用千分比表示。

粗死亡率是指某一人群在一定时期内(通常是一年)死亡人数与同期总人口的生存人年数之比,一般用千分比表示。

死因别死亡率是指某一人群在一定时期内(通常是一年)死于某种特定死因的人数与同期内该地区的平均人口总数之比。

(2)自然环境指标

年空气污染天数比例在一年当中空气污染超过三级的天数所占的比例。

人均占有公共绿地面积城区绿地总面积(m²)/同期人口总数(人)。

人均居住面积实际的居住面积(m²)/同期常住人口数(人)。

卫生厕所普及率指厕所有墙、有顶,厕坑及贮粪池无渗漏,厕内清洁,无蚊蝇,粪便定期清除并进行无害化处理。

安全饮用水普及率饮用水达到饮用安全标准的比例。

(3)社会环境指标

人均国内生产总值(GDP)该国家核算期内(通常是一年)实现的国内生产总值/某国家常住人口(目前使用户籍人口)。

劳动人口就业率是指就业人口与劳动力人口的百分比。

恩格尔系数是食品支出总额占个人消费支出总额的比重。

15 岁以上人口识字率又称成人识字率,是指 15 岁及以上人口中识字 500 以上的人数占 15 岁以上总人口的比例。

(4)卫生保健服务指标

包括卫生服务需要指标、卫生服务利用指标和预防保健服务指标。

卫生服务需要依据人们的实际健康状况与理想健康状态之间存在的差距而提出

的对医卫生服务的客观需要,包括个体察觉到的需要和由医疗卫生专业人员诊断的需要。常用指标包括:两周每千人患病人(次)数、两周每千人患病日数、慢性病患病率、两周每千人因病伤卧床人数、每人每年因病伤卧床日数、每人每年因病伤休工日数、每人每年因病伤休学日数。

卫生服务利用是需求者实际利用卫生服务的数量,是人群卫生服务需要量和卫生资源供给量相互制约的结果,直接反映卫生系统为人群健康提供卫生服务的数量和工作效率,间接反映卫生系统通过卫生服务对居民健康状况的影响。常用指标包括两周每千人就诊人数(两周就诊率)、一年内每千人住院次数(住院率)、一年内每千人住院日数、每人每年就诊次数、每人每年住院日数。

预防保健服务包括计划免疫、健康教育、传染病控制、妇幼保健等。我国常用的预防保健服务指标包括:一岁以内儿童计划免疫率、孕产妇系统管理率、儿童系统管理率、产前检查覆盖率、产后访视率、住院分娩率、婚前检查率等指标。

(5)卫生保健资源指标

包括人力资源指标、物质资源指标和财政投入指标。人力资源指标包括每千人口医师数、每千人口护士数、每千人口卫生技术人员数等。物质资源指标包括每千人口病床数、每千人口医疗机构数等。财政投入指标包括人均医疗卫生经费、医疗卫生经费占国内生产总值的百分比、政府卫生投入占财政支出比等。

(四)社会卫生状况评价的步骤

可分为四个步骤:(1)确定评价的项目及内容;(2)确定适宜的评价指标;(3)开展资料收集工作(文献法、调查法);(4)分析指标与归纳结果。

二、社会卫生策略

1. 策略

策略(Strategy)是政策的一种,指行为主体在一定时期为实现特定目标所采取的一系列方针政策、条例办法、目标体系、评价指标和具体措施的总称。

2. 社会卫生策略

社会卫生策略(Social Health Strategy)是指卫生发展的战略、政策、目标和指标、对策和措施,包括一系列相互联系的医学、公共卫生学和改善人群健康有关的措施和技术,是维护和促进人群健康的行动方针和方法。既包括卫生领域内的策略,如医疗保健制度、卫生服务体系、医疗卫生技术等,也包括卫生相关领域内的策略,即与保护人群健康相适应的政治、经济、法律和文化教育等。

3. 社会卫生策略的制定程序

(1)通过社会卫生状况评价,发现健康问题。

（2）寻找健康问题的原因。

（3）确定需要优先解决的问题。该问题应具备"符合客观实际、有解决的可能性、符合政治事件发展的规律"等特点。

（4）制定社会卫生策略：包括卫生目标确定和卫生策略方案拟订。卫生目标是政策制定者要实现的一种理想状态和衡量目标实现的一系列指标。目标与要解决的卫生问题密切相关。卫生策略方案的拟订包括设计、论证和合法化等阶段。

第二节　案例分析

案例一：某贫困地区的社会卫生状况评价

【案例资料（摘录）】

1. 社会人口学特征

教育水平：在 15 岁及以上人口中，平均受教育年限仅 0.9 年。受教育少于 1 年的占 82.7%，1—3 年的占 8.4%，4 年及以上者占 8.3%；职业构成：某地区居民以从事农业为主，占 85.3%；家庭规模：某地区家庭规模较大，平均每户家庭 5.7 人，5—10 人的家庭的有 1109 户，占 69.3%。人均年收入为 631.8 元（人民币），每年有 33.9% 家庭缺粮，其中缺粮 2 个月以内的占 12.8%，缺粮 3—4 个月的占 9.6%，缺粮 5 个月以上占 11.5%。人均年支出 459.6 元（人民币），其中食物支出平均值为 253.8 元（人民币），药品、医疗服务及用品支出为 103.6 元（人民币）。

2. 自然环境

饮用水类型：有 61.8% 家庭使用管道水，25.7% 使用山泉水；厕所：83.0% 的家庭所在村寨没有公共厕所，53.5% 的家庭没有私人厕所，40.6% 的家庭既没有公共厕所，也没有私人厕所；54.9% 的家庭经常使用厕所，3.3% 的家庭有时使用厕所，而仍有 41.2% 的家庭从来不使用厕所。家畜饲养方式：57.5% 的家庭采用圈养方式，22.5% 的家庭采用放养方式。

3. 就诊距离和时间

只有 41.2% 的家庭离最近医疗单位的距离在 5 公里之内，14.0% 的家庭在 5—10 公里之间，14.0% 的家庭在 10—15 公里之间，12.7% 的家庭在 15—20 公里之间，20 公里及以上的家庭占 18.1%。以最便捷的交通工具到达最近医疗单位的时间在 1 小时以内的占 57.7%，1—5 小时占 35.2%，5 小时以上占 7.1%。

4. 居民卫生服务需求

两周患病率为 127.5‰，其中：上呼吸道感染占 34.8%，痢疾占 14.0%，急慢性胃肠炎 10.7%，疟疾 8.6%，关节炎 7.6%，脱位扭伤劳损 6.7%，肺结核 5.6%，皮肤病

4.0%,其他疾病8.0%。

居民传染病和慢性疾病年发病率为125.84‰。其中传染病(疟疾、肠道传染病、肺结核)占60.21%,前十位的疾病依次是:疟疾(36.15%)、肠道传染病(15.08%)、风湿性关节炎(12.84%)、老年慢性支气管炎(9.31%)、结核(8.98%)、胃部疾病(5.24%)、病因不明(4.28%)、高血压(3.74%)、皮肤病(2.35%)、椎间盘突出(2.03%)。

人口死亡率为14.54‰,死亡原因前三位依次是传染病(46.19%),呼吸系统疾病(12.46%)和消化系统疾病(8.99%);传染病中肠道传染病、疟疾和结核是造成死亡的最主要病因,分别占总死亡率的26.64%、9.86%和8.30%。死亡居民中,96.5%未接受过教育;且97.3%死前未经治疗,在家中死亡。

婴儿死亡率为117.92‰。从疾病系统来分析,死亡的第一位原因是传染病(肠道传染病、疟疾和麻疹),死亡率为46.49‰,占39.42%。从具体疾病来看,前五位的疾病依次为肠道传染病(29.71%),肺炎(11.43%),疟疾(7.42%),营养不良(5.71%)和寄生虫病(5.39%)。98%死亡的婴儿未经治疗,死亡在家里。

5岁以下儿童死亡率为191.37‰。死亡原因占前5位的依次为肠道传染病(34.2%),疟疾(18.66%),肺炎(10.56%),营养不良(8.80%),寄生虫病(7.75%)。95.2%死亡儿童未经治疗,死亡在家中。

孕产妇死亡率为741.2/10万。死亡的主要原因为产后出血,难产,产后感染及胎盘早剥(1人)。90.0%的死亡孕妇未采取高危转诊,在家中死亡。

5. 居民卫生服务利用情况

某地区居民的两周就诊率为63.1‰,平均医疗服务费用为152.6元。两周患病未就诊比例为60.8%,其中:39.4%的居民患病后自己买药,33.9%未采取任何处理,6.8%自己用草药,2.8%刮痧和2.3%采取其它方式。未采取任何治疗措施的原因构成由高到低依次为经济困难55.2%、自感病轻/没必要26.8%、神灵保佑6.5%、自己用草药能治好4.5%、医院就诊太贵2.8%、交通不便2.2%及其它原因2.0%。

年住院率为8.6‰,平均住院费用为1406.9元。在出院病人中,28.3%是病未痊愈医生要求出院,32.6%的出院者是自己要求出院。在自己要求出院的患者中,因经济困难所占比例高达53.3%,其次是久病不愈为20.0%。应住院而未住院的比例高达50.8%,其中自己认为没有必要住院的占12.4%;经济困难原因占75.2%;没有时间占5.9%;其它原因占6.5%。

6. 妇女保健

在15—49岁的已婚育龄妇女中,平均怀孕5.56次。怀孕1次的占8.7%,怀孕2次的占9.2%,怀孕3次的占10.6%,孕次4次的最多占13.5%,怀孕10次及以上的比例也不小,占 10.1%。平均每个妇女生育 4.98 次。其中产次为 1 次的占 10.7%,产次为 2 次的占 11.5%,产次为 4 次的比例最多占 14.1%。

已婚育龄妇女产前检查率为 38.4%,平均产前检查次数为 0.98 次。产后访视率为 8.4%,人均访视次数为 0.14 次。90.8% 的产妇在家分娩,在医院/诊所的仅占 9.5%。在家分娩的主要原因依次是经济困难(46.5%),没有必要去医院(37.1%),急产(9.8%)和交通不便(2.8%)。在家分娩的接生者主要是家人(58.9%),其次是传统接生婆(17.1%)、接受过培训的接生员(婆)(12.1%)。

妇女患过生殖道感染症状的比例为 57.2%。常见的生殖道感染症状主要表现为下腹部疼痛(33.1%);尿痛、尿急(22.1%);月经异常(18.8%);外阴瘙痒(13.6%);异常阴道分泌物/异味(12.4%)。而仅有 20.6% 的妇女进行了治疗。

该地区家庭具有较强的生育意愿,40.6% 的已婚家庭希望能生育 5 个及以上的孩子,41.5% 的家庭希望生育 3—4 个孩子,只有 17.9% 的家庭希望生育 1—2 个孩子。只有 15.8% 的被调查育龄夫妇采用避孕措施,主要的避孕方法包括避孕针(33.8%)、放环(31.8%)、口服避孕药(14.6%)、女扎(10.0%)、皮埋(4.0%)。在尚未采取避孕措施的夫妇中,有 76.3% 的人表示将来不愿意采取避孕措施。对于 23.7% 想避孕而未避孕的主要原因分别是:不知道去哪里做(30.2%)、不知道那种方法好(21.6%)、价钱太贵(17.8%)、可能对身体有害(11.8%)、没有时间(7.3%)、家人不同意(4.8%)和其它(6.7%)。

7. 儿童保健情况

为了初步了解该地区儿童的生长发育状况,采用儿童的身高与体重两个基本指标来评价该地区的儿童生长发育及营养情况。WHO 指出儿童体重是代表儿童体格发育尤其是判断其营养状况的重要指标。同龄同性别小儿体重波动在 10% 左右,若体重低于 WHO 标准 15% 为体重不足,可判断其营养不良。同样,WHO 也给出了各年龄段不同性别儿童的身高标准,若身高低于标准值的 30% 即为身材矮小,可判断其营养不良、佝偻病、软骨发育不全等。采用 WHO 推荐的按个年龄身高体重计算 Z 评分。Z 评分=(测量值-中位数)/标准差,包括年龄别体重 Z 评分(WAZ)、年龄别身高 Z 评分(HAZ)、身高别体重 Z 评分(WHZ)。以 WHO 推荐的 0—6 岁儿童身高体重参考值及评价标准,又可以把儿童营养不良分成体重低下、生长迟缓及消瘦。

表 15-1 和表 15-2 给出了该地区及 WHO 推荐的 0—5 岁女童及男童的标准身高与体重。数据表明,该地区各年龄组儿童的身高体重均低于世界卫生组织推荐的标准。如 0—4 岁女童的体重均低于 WHO 标准体重的 27% 左右。

表 15-3 列出了男女儿童各年龄组营养状况,有 53.2% 男童营养不良,其中体重低下占 78.0%,生育迟缓占 15.7%,消瘦占 6.3%;58.0% 女童营养不良,其中体重低

下占 71.9%,生育迟缓占 18.0%,消瘦占 10.1%。

表 15-1　被调查家庭 0—5 岁女童的身高和体重

年　龄	平均身高	标准身高	差(%)	平均体重	标准体重	差(%)
0—1 岁	62.4	74.0	15.7	6.6	9.0	26.7
1—2 岁	71.5	86.0	16.8	8.3	11.5	27.8
2—3 岁	78.1	95.0	17.9	10.1	13.9	27.3
3—4 岁	84.5	103.3	18.2	11.7	16.0	26.9
4—5 岁	90.9	109.0	16.6	13.5	18.2	25.8

表 15-2　被调查家庭 0—5 岁男童的身高和体重

年　龄	平均身高	标准身高	差(%)	平均体重	标准体重	差(%)
0—1 岁	63.1	76.0	16.9	7.1	9.6	26.0
1—2 岁	72.6	87.0	16.6	9.2	12.1	23.9
2—3 岁	80.9	96.0	15.7	10.8	14.3	24.5
3—4 岁	86.8	103.0	15.8	12.6	16.3	22.7
4—5 岁	92.3	110.0	16.1	14.1	18.3	22.9

表 15-3　　男女儿童各年龄组营养状况

年龄组	男				女			
	例数	低体重(%)	生育迟缓(%)	消瘦(%)	例数	低体重(%)	生育迟缓(%)	消瘦(%)
0—1 岁	254	93(36.6)	25(9.8)	16(6.3)	255	89(34.9)	37(14.5)	18(7.1)
1—2 岁	176	85(48.3)	7(4.0)	2(1.1)	161	69(42.8)	15(9.3)	9(5.6)
2—3 岁	142	60(42.2)	11(7.7)	2(1.4)	143	77(53.8)	8(5.6)	7(4.9)
3—4 岁	137	59(43.1)	17(12.4)	5(3.6)	143	58(40.6)	14(9.8)	8(5.6)
4—5 岁	69	26(37.7)	5(7.2)	1(1.4)	65	27(41.5)	6(9.2)	3(4.6)
合计	778	323(41.5)	65(8.4)	26(3.3)	767	320(41.7)	80(10.4)	45(5.9)

　　2006 年 1 月 1 日至 2007 年 12 月 31 日间出生的 733 名儿童的"四苗"基础免疫接种率,接种人数 337 人,接种率为 45.9%;全程接种人数为 235,全程接种率为 32.1%;从未参加过疫苗接种的人数为 396 人,占 54.1%。本次调查还针对未进行免疫接种的原因进行了调查。数据显示:其主要原因是家长不知道要进行接种,占

48.5%；其次是没有接到接种的通知，占 18.4%。

表 15-4　2006 年、2007 年儿童四苗接种率(%)

疫　苗	2006			2007			合计		
	调查人数	接种人数	接种率	调查人数	接种人数	接种率	调查人数	接种人数	接种率
卡介苗	330	159	48.2	403	176	43.7	733	335	45.7
脊灰第一次	330	159	48.2	403	177	43.9	733	336	45.8
脊灰第二次	330	145	43.9	403	148	36.7	733	293	39.9
脊灰第三次	330	136	41.2	403	111	27.5	733	247	33.7
白百破第一次	330	156	47.3	403	169	41.9	733	325	44.3
白百破第二次	330	141	42.7	403	138	34.2	733	279	38.1
白百破第三次	330	133	40.3	403	104	25.8	733	237	32.3
麻　疹	330	134	40.6	403	107	26.6	733	241	32.9
全程接种	330	132	40.0	403	103	25.6	733	235	32.1
未接种疫苗	330	170	51.5	403	226	56.1	733	396	54.1
总的接种情况	330	160	48.5	403	177	43.9	733	337	45.9

8. 健康知识知晓情况

居民对艾滋病各传播途径的知晓率，38.3%的被调查者不知道艾滋病传播途径，三种传播途径的知晓率分别为：性传播（22.8%）、血液传播（19.3%）、母婴传播（18.9%）。

疟疾传播途径和症状的知晓情况：仅有 26.7%人知道疟疾是通过蚊子传播，48.8%的人不知道传播途径，仍有 24.4%的人对疟疾传播途径存在错误认识；76.0%的被调查群众正确说出疟疾的主要症状，但仍有 24.0%的人不知道疟疾的症状及对疟疾的症状有错误的认识。

结核病传播途径的知晓情况：对结核病的传播途径的正确认识非常低，仅占 5.3%；不知道传播途径的占 59.4%，错误认识的占 35.3%。

9. 政府财政收入和卫生投入情况

2006 年财政收入平均为 139.3 万元，总卫生投入平均为 5.7 万元，卫生投入占财政收入比例位于 3.0%—6.2%，平均比例为 4.0%；2007 年财政收入平均值为 141.6 万元，总卫生投入平均为 5.5 万元，卫生投入占财政收入比例位于 3.0%—5.0%间，平均比例为 3.9%。

该地区政府财政收入低，卫生投入占财政收入的比例不到 4%，占总卫生投入的

20％左右,大部分的卫生投入依靠国际卫生组织的援助。

10. 医疗机构数量和分布情况

某地区北部各有卫生机构 174 家,95％以上的医疗机构都分布在县、乡两级,在偏远农村几乎没有医疗机构。其中:医院 13 家(7.4％),卫生所/室 46 所(26.4％),诊所 115 家(66.1％);政府及国际卫生组织办的医疗机构占 32.2％,私人办医疗机构占 67.8％。所有的医疗机构中仅有 3 台 X 光机,6 台 B 超及 3 台心电图机。到目前为止,没有一家医疗机构能开展剖宫产和痰结核检查服务,绝大多数机构还不能开展人流、阑尾切除术,血、尿、大便三大常规等服务;对于传染病、慢性病以及其他医疗卫生基本信息的收集、报告和管理等工作的开展还几乎处于空白状态,且健康教育和突发公共卫生事件的调查处理等工作也未能开展。

该地区共有卫生人员 572 人,其中:小学文化程度的占 45.4％,初中文化程度的占 27.2％,高中/中专文化程度占 23.6％,大学文化程度仅占 3.8％。平均每千人口卫生人员为 1.88,并且不同地区间卫生人员分布极其不均衡。

【社会卫生状况评价结果】

1. 卫生环境恶劣,传染病的预防和控制不足

由于政府对公共卫生投入几乎空白,公共卫生服务网络缺失,加上某地区居民落后的健康观念和不良的生活习惯,导致传染病发病率居高不下。2008 年该地区管道水的可获得率不到 65％,与 2008 年全球平均水平的 95％相差甚远,远低于低收入国家的 87％和非洲区域的 84％;2007 年某地区居民传染病发病率为 75.77‰,疟疾(发病率 45.49‰)、肠道传染病(发病率 18.98‰)、肺结核(发病率 11.31‰)的发病人次占所有疾病的 60.21％。肠道传染病(死亡率 3.87‰)、疟疾(死亡率 1.43‰)和结核病(死亡率 1.21‰)的死亡率占居民死亡率构成的 46.19％,婴儿肠道传染病(死亡率 35.04‰)、疟疾(死亡率 8.76‰)和麻疹(死亡率 2.69‰)占婴儿死亡率的 39.4％。

2. 孕产妇死亡率和婴儿死亡率居高不下

2007 年该地区孕产妇死亡率高达 741.2/10 万,高于 2005 年世界平均值 400/10 万及低收入国家 650/10 万,略低于非洲区域的 900/10 万。某地区婴儿死亡率高达 117.92‰,远高于 WHO"2000 年人人享有卫生保健"标准的 50‰。是 2006 年柬埔寨(65‰)、老挝(59‰)婴儿死亡率 2 倍左右。5 岁以下儿童死亡率高达 191.37‰,明显高于 2006 年世界平均水平 72‰,高于 2006 年东/南非的 131‰,与莫桑比克(219‰)、赞比亚(197‰)等国家 5 岁以下儿童死亡率接近。

3. 居民健康观念落后,求神驱鬼治病盛行

因长期受封建部落制度的束缚,神鬼思想一直支配着某地区人民的头脑。加上长期的战乱,某地区几乎处于群盲的状态,成人识字率不到 20％,甚至低于最不发达

国家的成人识字率的 28%。健康观念落后,求神驱鬼治病盛行。在 2008 年某地区北部卫生现况调查中发现,仅有 26.7% 的居民知晓疟疾的传播途径,5.3% 的居民知晓结核病的传播途径。

4. 居民卫生服务利用水平低下

2008 年某地区居民两周患病率 127.5‰,两周就诊率为 63.1‰,两周未就诊比例高达 60.8%,其中 33.9% 的未就诊患者未作任何处理。未采取任何治疗措施的主要原因是经济困难(占 55.2%)。某地区北部居民年住院率为 8.6‰,平均住院费用高达 1406.9 元。在被调查的出院病人中,28.3% 是病未痊愈医生要求出院,32.6% 的出院者是自己要求出院。自己要求出院的患者中,因经济困难所占比例高达 53.3%。应住院而未住院的比例高达 50.8%,其中经济困难原因占 75.2%。

5. 妇幼保健服务提供利用不足

2008 年该地区居民孕妇产前检查率为 38.4%,远低于 2007 年世界孕产妇产前检查率的平均水平(77%)、非洲地区的 73% 和低收入国家的 66%;产后访视率为 8.4%,人均访视次数为 0.14 次。90.8% 的产妇在家分娩,没有去医院分娩的主要原因是家庭困难(占 46.5%),在家分娩的接生者主要是家人(占 58.9%)和传统接生婆(占 17.1%),接受过培训的接生婆/员只占 12.1%,远远低于世界卫生组织最低限标准的 85%。57.2% 的育龄妇女在调查前半年内患过生殖道感染症状,但仅有 20.6% 的妇女进行了治疗。

营养不良的儿童比例占一半以上(男童 53.2%,女童 58.0%)。儿童"四苗"免疫接种率为 45.9%,全程免疫接种率只有 32.1%。

6. 医疗机构城乡分布不均,农村居民就医可及性

某地区医疗机构分布极不均衡,95% 以上的医疗机构都分布在县、区、乡级,在偏远农村几乎没有医疗机构;私人诊所占 65% 以上,且绝大多数医疗机构不能开展基本医疗服务,公共卫生服务工作的开展也近乎空白。农民就诊不方便,将近一半的家庭离最近的医疗单位的距离在 10 公里以上。

7. 医务人员严重不足,并且素质低下

该地区共有卫生人员 572 人,每千人口卫生人员不到 2 人,低于 2006 年世界平均水平的 4.1 人。各县/特区卫生人员分布不均衡,首府所在地每千人口卫生人员高达 11.63 人,而人口众多的偏远县每千人口卫生人员仅有 1.02 人;且卫生人员技术水平低,小学学历的比例过高。

8. 政府卫生投入严重不足,过度依赖外来援助

政府财政收入低,卫生投入占财政收入的比例不到 4%,低于世界卫生组织 5% GDP 的要求;大部分的卫生投入仍然依靠国际卫生组织的援助。

【卫生策略的制定】

系统评述该地区的社会卫生发展现况,在社会卫生状况评价的基础上,提出相应的卫生发展策略与规划。

案例二:某市"十二五"卫生规划(摘录)

【发展基础】

"十一五"期间,某市坚持以科学发展观统领卫生事业发展全局,卫生事业得到长足发展,为促进全市经济社会和谐发展发挥了重要作用。在防控甲型 H1N1 流感疫情、应对重大冰雪灾害等突发公共卫生事件中,完善预案,健全网络,联防联控,科学处置,有效减轻了突发公共卫生事件对人民群众健康的危害,显著提升了突发公共卫生事件应对能力。在面对国际金融危机,中央做出"扩内需、保增长、惠民生"的重大战略部署中,把握机遇,主动对接,全力谋划卫生发展项目,加快卫生基础设施建设步伐,全市医疗机构硬件设施、就医环境大幅度改善,城乡社区卫生服务网络进一步健全,"20 分钟医疗卫生服务圈"已基本建成,城乡居民在家门口就能享受到方便、快捷、价廉的医疗卫生服务。在面对"保基本、强基层、建机制"为原则的新一轮医改中,稳步实施国家基本药物制度,实行药品零差率销售;深入开展"双百师带徒"活动和市乡托管改革,逐步形成以城带乡结对帮扶机制;健全公共卫生服务网络,全面落实公共卫生服务项目;新型农村合作医疗制度覆盖面不断扩大,保障能力不断提高,群众"看病难、看病贵"问题得到有效缓解。

1. 城乡居民健康水平逐步提高

2010 年,全市人均期望寿命为 76.8 岁,达到省平均水平;5 岁以下儿童死亡率为 7.76‰,比 2005 年(9.60‰)下降了 1.84‰;"十一五"期间孕产妇死亡率为 4.06/10 万,比省平均水平低 3 个十万分点。2007 年 1 月,某市通过省级卫生城市复查验收。2008 年 1 月,国家中医药管理局命名某市为全国农村中医工作先进县(市)。

2. 卫生基础设施建设成果显著

"十一五"期间,某市紧紧抓住中央保内需扩增长的机遇,精心谋划项目,积极向上争取建设资金,适当引进社会力量,大力整合卫生资源和社会公共资源,显著加快卫生基础设施建设步伐。五年来累计筹措资金 1.2 亿多元,新建了公共卫生中心、市人民医院感染病房、市中医院医技综合楼,迁建了第四专科医院,新建或改建了 13 家标准化社区卫生服务中心住院楼或综合楼,建成 68 家一体化管理的社区卫生服务站。另外,市人民医院住院综合楼从 2010 年 4 月正式开工建设,中医院扩建、××街道和××镇社区卫生服务中心新建等项目已立项,即将开工建设。各社区卫生服务中心均配备了 B 超机、X 光机、血球计数仪、心电图机、半自动生化仪、尿生化分析仪等社区医疗常用基本医疗设备,并装备了新型农村合作医疗、健康档案管理、计免接种等信息化管理系统。

3. 医疗卫生服务能力快速提升

2010年,全市每千人口执业(助理)医师数1.84人、注册护士数1.03人、实际开放床位数2.71张,诊疗人次148.18万人,分别比"十五"期末增加21.5%、55.6%、29.1%和33.7%,城乡医疗卫生服务可及性和公平性明显改善。完善了以市属医疗卫生单位为中心,各乡镇卫生院(社区卫生服务中心)为枢纽,村卫生室(社区卫生服务站)为基础的三级医疗卫生服务网络,初步构建了布局合理、分工明确、均衡发展的"20分钟医疗卫生服务圈"。全市现有各类医疗机构387家,其中市级医疗单位4家,疾控中心1家,民营医疗机构3家,标准化社区卫生服务中心20家,一体化管理的社区卫生服务站68家,个体诊所和单位医务室73家,村卫生室217家,各级医疗机构现有床位数1625张。市人民医院于2006年1月成功升格为二级甲等综合性医院,3家中心卫生院先后通过省农村中心集镇卫生院200强验收。卫生系统在职人员1431人,其中卫生技术人员1357人,高级职称117人。

4. 公共卫生保障水平不断增强

全市疾病预防控制网络不断健全,卫生应急、医疗救治和采供血体系基本建立。新建公共卫生中心和人民医院感染病楼,迁建第四专科医院,提升了公共卫生服务能力和突发公共卫生事件应急能力。市疾控中心完成了实验室计量认证复审,检测项目由原来的237项提高到305项,实验室检验检测能力有新的提升。市卫生监督所建立了5个卫生监督分所,卫生监督服务水平不断提高,职业卫生监督工作得到卫生部、省卫生厅的充分肯定。血吸虫病、结核病、艾滋病、麻疹、手足口病和甲型H1N1流感等重大传染病防控取得重大成果,传染病发病率为436.02/10万,处于历史较低水平,有螺面积从"十五"期末的15.84万平方米下降到2010年的1.58万平方米。乙肝疫苗补种等13项重大公共卫生服务项目和建立居民健康档案等三大类12项基本公共卫生服务向城乡居民免费提供,基本公共卫生服务朝着均等化迈进。

5. 基本医疗保障制度全面覆盖

城镇职工基本医疗保险制度不断完善,城镇个体从业人员、无单位退休人员全部纳入参保范围,市属定点医疗机构实现联网结算。"十一五"期末,某市城镇职工基本医疗保险参保总数已达5.8万人,基金累计结余5846万元。新型农村合作医疗制度已深入人心,参合率从"十五"期末的83.3%提高到2010年的95.5%,筹资总额从50元/人提高到185元/人,门诊报销比例和住院补偿率逐步提高到2010年的35%和44.5%。五年来,全市新型农村合作医疗共筹集资金2.6亿多元,为参合农民就医报销240多万人次,报销金额达2.4亿多元,农民医药负担明显减轻。城镇居民医疗保障制度稳步推进,"十一五"期末,全市参保人数达到3.6万人,累计基金结余500万元。城镇居民医疗保障制度的施行,标志着覆盖全市城乡居民的基本医疗保障制度已经建立。

6. 卫生体制改革取得初步成效

2010年开始,某市坚持政府主导,强化政府在基本医疗卫生制度中的责任,全面启动卫生体制改革。完成了基层医疗卫生机构定性定编改革,将城乡社区卫生机构定性为公益性事业单位;稳步推进城乡卫生一体化管理改革,推动了农村医疗卫生事业健康持续发展;全市20个政府办社区卫生服务中心和58个一体化管理的社区卫生服务站全部实施国家基本药物制度,实行药品零差率销售;启动3家市级医院分别托管3家乡镇卫生院试点,建立市级医院与乡镇卫生院的纵向资源整合机制;筹建卫生财会管理中心,实现了基层医疗单位药品统一结算、工资统一发放;启动"双百师带徒"活动,提高了农村医疗机构卫生技术人员的业务水平。医改实施一年多来,群众已逐步享受到越来越多的实惠。

7. 药品安全监管体系进一步完善

药品安全监管队伍进一步壮大,市、乡、村三级药品安全监管体系初步形成;药品安全责任进一步落实,政府、部门和企业责任安全意识不断加强;药品生产企业 GMP 认证率、药品经营企业 GSP 认证率达 100%,医疗机构药房规范化创建率达 90%,药品市场规范化程度进一步提高;药品打假治劣继续保持高压态势,"十一五"期间共立案查处各类药品违法案件 213 件,没收假劣药品 30.9 万元,提高了市民的用药安全保障水平。

【发展环境】

"十一五"期间某市卫生事业发展取得了明显成效,显著改善了居民卫生服务利用的可及性和公平性,有效缓解了群众"看病难、看病贵"问题,但现有的医疗卫生资源还难以满足群众日益增长的医疗服务需求。同时,随着经济社会的发展,人民群众生活水平的不断提高,群众对医疗卫生服务质量也有了更高的要求,对医疗保健的需求更加多样化,现有的医疗卫生资源已难以有效满足多样化、多层次的医疗卫生需求。"十二五"是经济发展方式转型的关键时期,也是医药卫生体制改革的关键时期,但医改既是一项重大民生工程,也是一道世界性难题,要从根本上解决群众的看病就医难题,是一个长期、艰苦而复杂的过程,不可能一蹴而就。在深入推进"十二五"时期卫生事业的改革发展进程中,必须高度重视和着力解决一些长期存在的矛盾和问题。

1. 居民医疗服务需求快速增长

随着某市经济社会的发展、医疗保障水平的提高、国家基本药物制度全面实施后门急诊及住院均次费用的明显下降,居民的医疗服务需求将逐年提高,从 2006－2010

年,门诊服务需求量平均每年增加 16.5％,住院服务需求量平均每年增加 11.6％,市人民医院、中医院出现住院医疗服务供不应求的局面,2010 年实际开放的病床使用率分别达到 107％和 105％,医师日均担负住院床日分别达到 2.7 和 2.3,高于××省县级医院的平均水平(2.1)。按照各级政府的要求,到 2015 年新农合的住院补偿率将提高到 75％,居民的住院医疗服务需求将进一步提高,目前的医疗机构数量和规模将难以满足群众的需求。

2. 医疗卫生资源总量明显不足

2010 年底,全市共有执业(助理)医师数 1102 人,注册护士 619 人,实际开放床位 1625 张,平均每千人口 1.84 个医生、1.03 个护士和 2.71 张(省平均水平为医生 2.34 人/千人口、护士 1.97 人/千人口、床位 3.78/千人口)。市级医疗机构高层次卫技人才不足,正高职称和研究生学历比例不到 5％。乡村医生年龄严重老化,素质低下,53％的乡村医生年龄在 50 岁以上,仅有 19％的乡村医生拥有中专及以上学历。重点学科建设有待加强,人才培养机制有待完善。

3. 城乡医疗卫生发展差距较大

近几年,某市医疗卫生事业得到了较快发展,但在城乡卫生发展中尚不均衡,突出表现在:一是医疗资源大多集中在城区。全市医疗设备存量 1.24 亿元,农村卫生院仅占 23％;二是农村卫生院人才紧缺。某市农村卫生院现有在编人员 595 人,缺编 287 人,且农村高学历、高层次卫生人才不足,农村卫生技术人员中具备高级职称的只有 7 人,仅占全市的 6％;具备本科学历的 169 人,占 33％。

4. 慢性病已成为健康主要威胁

某市慢性非传染性疾病患病率前五位依次为高血压、糖尿病、慢性阻塞性肺病、胃肠炎和心脑血管病。慢性非传染性疾病已成为某市居民的主要疾病负担,2010 年仅高血压、糖尿病及其并发症的住院费用占居民住院总费用和新农合报销资金总额的 10％以上。慢性非传染性疾病的预防、管理、治疗和康复已成为百姓关注的焦点和卫生工作的重点。

5. 公共卫生应急保障压力不减

现阶段某市正处于工业化、城镇化快速发展时期,自然灾害进入多发期,公共卫生事件防控难度增大,卫生应急指挥平台仍未建立,卫生应急保障面临新的挑战。如艾滋病、结核病、血吸虫病等重大传染病的威胁依然存在,新发传染病不断出现;食品安全、职业病防治、精神卫生等问题已成为公众关注的焦点;重大节日、大型活动、抢险救灾等安全保障压力有增无减。

6. 医疗卫生体制改革任重道远

2010 年某市开始已全面启动了农村卫生体制改革,但一些深层次矛盾和问题一时还难以得到根本的改变。如国家基本药物制度的覆盖面还局限在社区卫生服务机构；乡村卫生一体化管理的路子还需进一步探索和完善；医务人员素质还不能完全适应当前群众的医疗卫生服务需求；公立医院改革还没有正式启动；长效性的多渠道投入机制尚未有效形成等。

【卫生策略制定】

系统评述该地区的社会卫生发展现况。在社会卫生状况评价的基础上，结合我国当前医改，提出该市相应的卫生发展策略。

思考题

1. 社会卫生状况、社会卫生策略的含义是什么？
2. 社会卫生状况评价的意义是什么？
3. 评价社会卫生状况的指标有哪些？
4. 试述社会卫生状况评价和卫生策略制定的步骤。
5. 试分析我国社会卫生状况存在的问题，并提出改善对策。

（周旭东）

第十五章　健康教育理论的应用

【学习目的】

1. 了解保护动机理论、计划行为理论等一些扩展理论的相关概念。
2. 熟悉合理行动理论、行为分阶段改变理论的相关概念及其实际应用。
3. 掌握健康信念理论、创新扩散理论的相关概念及其实际应用。

第一节　健康信念理论

一、概念和理论框架

健康信念理论模式(health belief model,HBM)是20世纪世纪50年代由美国公共卫生领域的一些社会心理学家提出,是用于解释人们体检和预防行为的理论。目前的研究已涉及很多问题,它不但被用于解释行为的发生、维持和改变,而且也被用来指导行为干预。

HBM的形成主要受两个理论的影响,其一为刺激反应理论,即行为结果对行为的影响;其二为价值期望理论,即行为由行为结果的价值和实现的可能性来决定。其实,在第二个理论中时间变量不应该被忽略,因为现实生活中的人易于"急功近利"(尤其是在农耕文化影响下),所以我认为这一理论应该修正为时间价值期望理论。

价值期望概念用于健康行为方面研究的含义有两方面:①渴望避免疾病和得到好的结果(价值);②某些特殊的行动将会预防疾病(期望)。这些概念进一步被描述为个体对疾病的危险性和严重性的避免和个人的行动能够减少威胁的可能性,由此发展为HBM。HBM的核心概念是感知(perception),指对疾病威胁的感知和对行为的评估,前者依赖于对疾病易感性和疾病后果严重性的认识,后者包括对行为改变的有效性、行为改变的投入和收益及行动实施的障碍等的评估。

(一)行为健康后果信念

(1)危机感(perceived susceptibility)。系指人们对行为健康后果危险性的主观知觉。一般而言,人对急性问题比较容易引起警觉,而对慢性持久性的问题则容易麻木。吸烟等很多行为问题易于被人们忽略,关键在于其致病是一个慢性过程。

(2)严重感(perceived severity)。系指对行为健康后果的主观评价,包括对健康后果(死亡、残疾、疼痛等)和社会后果(家庭关系、工作等)影响程度的估计。人的健康行为的采取与维持往往与对疾病后果严重性的感知有关,比如,同样是多性伴无保护的性行为,罹患艾滋病后果对人的威胁要比罹患一般性病的威胁大得多,因此,在西方某些国家,罹患一般性病的威胁并未使这种性危险行为得到有效遏制,但自从出现艾滋病后该行为者大为减少。要注意的是,有关严重性的宣传过度可能会使问题走向反面。

(二)行为效果信念

(1)益处感(perceived benefit)。仅仅知道不良行为后果的危害性和严重性来促进良好的健康行为发生是不够的,人只有同时还知觉到良好的健康行为能够带来足够益处,才会采取行动。如戒烟的益处在于维护自己和他人的健康、节约开支和在某些文化中改善自我形象等,这些理由对不同的人有不同的作用。

(2)效果感(perceived effect)。对行为效果的感知是采取行动的另一个条件。在控烟教育中为了使顾客相信所实施的方案和方法是有效的,需要结合实例进行耐心解释。

(3)障碍感(perceived barrier)。"凡事预则立,不预则废",研究表明,只有对行为改变过程中存在的困难有足够的认识,才能做好思想上和策略上的充分准备,这样成功的把握才大。在戒烟的过程中,人们可能会遇到毅力、情境诱惑和社交等问题的干扰,对这些问题的预料和应对方法的准备显然对行为改变有好处。

在以上基础上,笔者加入行动线索(cues to action)的概念,系指促成采取行动的刺激或暗示。人们对行为健康后果和行为效果期望的感知往往要受制于线索,如身体、环境事件和媒体信息等。一般认为线索可能对感知起着一个"板极"作用。行动线索可分为外部线索和内部线索,戒烟的外部线索如家人或亲友的疾病经验,内部线索如自觉身体不适或得病等。HBM模型结构如图 16-1 所示。

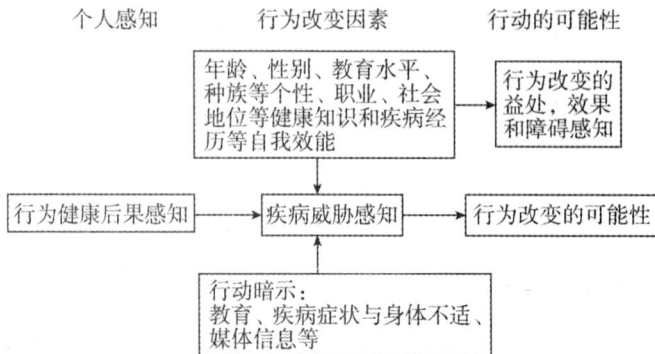

图 16-1　健康信念理论模式

图中涉及一些人口学、社会心理等变量,这些变量可能会影响人们的感知,从而间接影响到行为,特别是人口学因素中的教育背景很重要。如对农民吸烟问题的干预,很多人认为农民吸烟干预很难,农民也认为"我们就这么一点嗜好,戒了烟我们去干什么"。但我们发现农民吸烟者中确实有些人戒了烟,其原因就是感知到身体不适或得病,这种现象可以用健康信念理论来解释。利用这一理论可以设计农民吸烟问题的干预方案,我们的一个研究就是这样开展,将行动线索作为干预的切入点,外部线索实施的是经济激励策略,内部线索让其发现和感知到吸烟对自己构成问题,再从理论的基本方面通过健康服务的方式让其进行体验,以达到减少吸烟或戒烟的目标。

二、理论的扩展

有一些研究显示威胁感不足以激发行为的改变,这使健康信念模式受到了挑战。Becker 等人之后不少学者在健康信念基本模式基础上进行了拓展研究,如健康信念扩展模式(expanded health belief model,EHBM),预防性健康服务行为模式(preventive health care behavior model,PHBM)及保护动机理论(protection motivation theory,PMT)等,目前保护动机理论受到更多人的重视。

保护动机理论的核心概念是恐惧诉求(fear appeal),由两部分构成,其一是威胁感,其二是效能感(perceived efficacy)。前者与基本模式中的有关概念一致,包含危机感和严重感。效能感也包含两个方面:①自我效能感(perceived self-efficacy),是对自己完成某个目标行为的能力所持的信念,所关心的不是具有什么技能,而是个体拥有的技能可以做什么。吸烟行为是经长期反复强化而形成的习惯,改变非轻而易举,往往需要一个长期艰难的过程,没有足够的信心难以成功;②反应效能感(perceived response efficacy),指一个人对于自身行动是否能有效减轻风险的信心。

由此可见,保护动机理论包含了评价的内容,使整个理论构建更趋于完善。

三、应用及相关问题

(一)对模型结构的理解

HBM 及其扩展模式是一个结构模型,而非交互操作的权重变量的集合体。结构的思维要求整体、系统地看待诸变量关系,不但要看各变量与行为改变的关系,而且要考虑各变量之间的关系及它们如何交互地与目标变量发生关系。如,严重感和危机感并非平行的单独作用于行为改变,严重感往往是危机感的前提条件,在严重感的条件下的危机感是行为改变意向的强预测指标而不是实际行为的强预测指标。其他情况也是如此,在感知威胁处于高的情况下,益处感和障碍感是行为改变良好的预测指标;行动线索在威胁感高的情况下才对行为改变有大的作用等。

(二)模型的解释力问题

信念和行为改变之间的关系基本上是普遍的,这是 HBM 存在并且不大发展的理由。但行为的发生、维持和改变往往要受到信念之外的其他条件的制约,如个体的个性类型、技巧和支持条件等。由于这些条件的不同,故不同的研究模型的解释力不同。如,一般而言,吸烟者感知到吸烟的健康威胁有利于抑制吸烟行为,但在实际中引起过分恐怖的感知威胁却可能导致增加吸烟和减少戒烟的可能性,因为吸烟常与负性情绪问题相关。为了有较好的解释力,模型中包含了人口学变量,并且后来还加进了自我效能变量,但要做到条件完全满足不是一个简单的事情。有些研究模型的解释力差的原因可能在于技术方面,如对变量概念认识的不准确和操作上的问题都会带来麻烦,最常见的莫过于对测量条目的表述。

(三)干预模式的使用

在将 HBM 用于行为干预时,一般分成两个阶段进行。第一阶段树立行为健康后果信念,使干预对象感知到问题所在和问题的严重性,开始有行动的打算;第二阶段促使干预对象感知到干预措施的效果和可能带来的益处,同时也估计到干预实施过程中可能遇到的困难及如何应对,在适当的时机或事件的引发下,启动行为改变。行为改变的成功,应建立在良好的自我效能(self-efficacy)和方法之上。如对二手烟污染的干预,首先要建立"二手烟健康后果威胁"的信念,在此基础上要让被干预者感知到自己处于相当危险的境地。要达到行为目标所持的策略应该是教育,要让干预对象确信避免二手烟可以有效地预防疾病,回避行为可以带来多方面的益处,同时也让他们了解做到挑战传统并非容易的事情,这种情况下让干预对象进行充分的讨论是必要的。

综上可见,HBM 中所包括的要素其实都是行为目标,但对各环节之间如何过渡却有些忽略。如第一阶段(威胁知觉)和第二阶段(行为效果知觉)是如何过渡的,受哪些因素的影响,这些都须认真考虑。

最后要说明的是,健康信念模式中的"健康信念"本质上来说是一种行为认知信念,而不是一般意义上的健康信念,一般意义上的健康信念是人们对健康所持的理念。众多的研究表明健康信念能较好的预测健康状况,具有良好健康信念的人会将自己的健康看得比较重要,就会以实际行动追求和保持自己的健康状况,避免不利于健康的行为和生活方式。健康信念决定着人们的各种健康行为,是人们改变行为的关键。

四、应用实例

婚前医学检查是预防和减少出生缺陷和残疾发生的重要措施之一,同时还具有常见病筛检功能和早发现、早诊断、早治疗的作用。2003 年新《婚姻登记条例》将"强制婚检"改为"自愿婚检"后,各地婚检率急剧下滑。针对这一现象,有学者在某省有代表性的 12 个县(市、区)进行了有关自愿婚检的影响因素的调查研究。该研究在健康信念理论的基础上,提出了适合我国婚检依从行为的若干政策建议。现以婚检行为为例,具体阐述如何在实际中运用健康信念理论。

(一)婚检行为健康后果信念

(1)危机感。若尚未婚检的新人感知到自己患遗传和生育相关疾病的可能性也是存在的,则采纳婚检行为的可能性大。相反认为自己身体很健康没必要检查,则可能会拒绝婚检。

(2)严重感。若尚未婚检的新人感知到婚检相关疾病(如血友病等遗传病,乙肝、性病等传染病,包茎、阴道炎等生殖系统疾病,先天性心脏病、智力障碍、唇裂等下一代出生缺陷疾病)是个很严重的问题,则更有可能采纳婚检行为。但是当人们认为婚检相关疾病只是个一般的问题,那么往往会阻碍婚检行为的发生。

(二)婚检行为效果信念

(1)益处感。当人们感知到婚检行为对婚后生活美满起到很大的作用,有着了解男女双方的健康状况,预防出生缺陷,指导优生和新婚避孕,进行计划生育等益处时,则容易促成婚检行为的发生。而那些婚前保健意识淡薄,对婚检重要性认识不足的人,则容易拒绝婚检。

(2)障碍感。在婚检行为的过程中存在着各种各样的困难,例如交通不方便,路途遥远;工作忙,没时间,怕麻烦;担心万一查出疾病影响婚姻;部分女性对妇科检查怀有恐惧感;担心暴露婚前性行为、未婚先孕等"性隐私";婚检要收费或收取其它诊治费用(搭车收费);不信任婚检机构,认为婚检机构存在服务质量问题和医生素质不高等。当人们感知到以上种种障碍时,则会阻碍婚检行为的采纳。

(三)提出政策建议,以提高婚检率

该研究结果发现,婚检行为与危机感、严重感无关;与益处感、障碍感相关,OR 值分别为 2.32(95%CI:1.18-4.60)、0.71(95%CI:0.57-0.90),从而提出以下针对性强的政策建议:

(1)从正面引导和宣传婚检的知识和好处。

(2)努力消除婚检行为的障碍,如合理布局婚检点和婚检项目,优化婚检流程,保护婚检对象的相关隐私,充分宣传免费婚检的政策,倡导"婚登与婚检一条龙"服务模式,优化各类体检和婚检的合理衔接,提供温馨就诊环境,强化人性化服务和个体化服务。

第二节 合理行动及其扩展理论

合理行动及其扩展理论——计划行为理论,目前已被广泛地用于对健康行为的认识和干预,其假设的前提是:人们的行为实施是以其所认为的"合理"思考为基础,一系列的理由决定人们行为的动机,而个体的动机因素又决定特定的行为实施。

一、合理行动理论

合理行动理论(theory of reasoned action,TRA)是由美国学者 Fishbein 和 Ajzen 于 20 世纪 70 年代首次提出。这一理论假设的前提是:人的行为是在其主体意识支配下发生的,各种行为发生前要进行信息加工、分析和思考,一系列的理由决定了人们实施行为的动机,人们所认为的"合理性"是行为发生和维持的主要原因。该理论针对人的认知系统,阐明了行为信念、行为态度和主观规范之间的因果关系。

要说明的是,行为的"合理性(reasoned)"和"理性(rational)"是有区别的。前者系指人的认知系统对行为的决定过程和作用,而后者是指人们依据一定原则进行的行为选择。理性行动理论(theory of rational action)是 Coleman 在经济学"理性选择理论(rational choice theory)"的基础上发展起来的,是从社会学的角度来研究行为的另外一种理论。该理论以"理性"(rationality)概念为基础来解释人的行动,它假设不同的行动具有不同的"效益",行动者的行为原则是获取最大的"效益"。

合理行动及扩展理论已经在饮食行为、艾滋病预防行为、锻炼、吸烟、饮酒等健康行为研究中得到了广泛的应用和成功的尝试。该模型的基本理论框架见图 16-2。

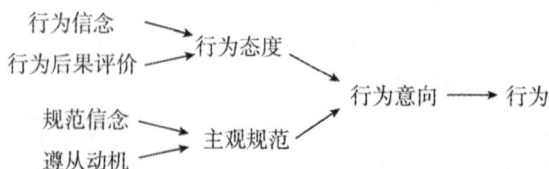

图 16-2 合理行动理论构架图

由此可见,行为由行为意向来决定,行为意向又由行为态度和主观规范来决定;行为态度由行为后果评价权重的行为信念所决定,这样如果一个人对行为结果有阳性的信念,其对行为会有一个阳性的态度。同样,主观规范由遵从动机权重的规范信念所决定,如果一个人认为某些对他有影响的人认为他应该实行这个行为并且他有满足他们期望的动机,他将有阳性的主观规范。

模型中的每一概念,Fishbein 和 Ajzen 都给出了明确的定义和测量方法。行为信念(behavioral beliefs):行为主体对目标行为结果的信念。行为结果评价(evaluations of behavioral outcomes):行为主体对行为所产生结果的评价。行为态度(attitude toward behavior):行为主体对某种行为所存在的一般而稳定的倾向或立场,由每个行为信念乘以相应的结果评价之积总和作为间接指标。规范信念(normative beliefs):对行为主体有重要影响作用的人对其行为的期望。遵从动机(motivation to comply):行为主体服从于这种期望的动机。主观规范(subjective norm):由他人的期望而使行为主体做出特定行为的倾向程度,由每个规范信念乘以相应遵从动机之积总和作为间接指标。行为意向(behavior intention):行为趋向的意图,做出行动之前的思想倾向和行动动机。

二、计划行为理论

事实上,合理行动理论的设计是对人们意志控制下的实际行为的预测。当一些行为不完全在意志的控制下时,该模型的解释力就会出现不足,例如,偶尔吸烟在有些情境下就不完全由个人意志来控制,因此,需要在模型中引入一些外在变量,如情境变量和自我控制变量等,以适合对这些行为的研究。Ajzen 等在原模型中引入了行为控制变量,发展为合理行动扩展理论模型,或称为计划行为理论(theory of planned behavior,TPB)。显然,将控制力作为一个变量,可以增加模型对习惯性行为或自动性行为的解释力。感知的控制力与行为态度和主观规范共同决定行为意向,同时,感知的控制力可直接作用于行为。在这里,控制信念(control belief)是指对行为控制可能性的知觉;知觉力(perceived power)是指对行为控制难易程度的感知;感知行为控制(perceived behavior control)概念与自我效能的概念很相似,但两者操作有所差别,控制信念和知觉力权重形成感知行为控制指标。TPB结构见图 16-3。

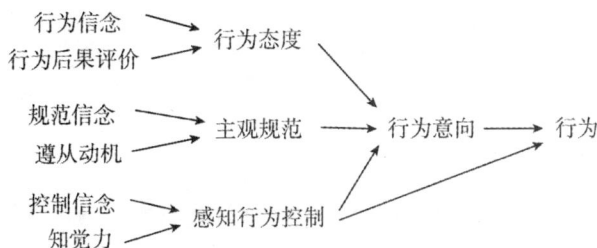

图 16-3 计划行为理论构架图

如:用这一理论来分析一个人的吸烟或酗酒行为,其决定的因素有:①对这一行动的认知和判断;②他心中的重要人物的态度和做法;③他认定的实施难易度或可行性。

三、合情合理行动理论

从一般的行为学理论出发,人有血有肉、有思想、有情感,人对外界刺激的理性反应不是机械和被动的。从理性行为理论的视角来审视,人的行动或是依据效用最大化(理性)或是被感情因素所支配(非理性的)。传统的理论对人的行动持效用最大化假设,认为人会按照最有利于自身利益的目标进行行为选择,以获得最大的效用。传统理论同时也考虑到"社会规范"的作用,承认人的行动要受到社会制度、道德、伦理等制约。这些方面在我国传统文化中是存在的,"亲兄弟明算账"、"划得来或划不来"都是理性的生动写照。但同时我国文化也非常重视"情",在人们的行为选择中"情"往往与"理"有着同等重要的作用,现实生活中有"重利忘义"者,同时也不乏"重义忘利"者。

从合理行动理论来看,人的一切行为由主观意识支配,人的行为选择要经过理性思考和推理,有了"合理"理由后才去行动。但很多时候并不是这样,现实生活中人更多地"跟着感觉走",本来认为完全有理由不去做的事情,有了"情"的介入情况可能就会变得不一样。显然,人的行为选择不但要人"合理",而且要"合情"。这是本人构建合情合理行动理论(theory of reasoned action with affection)的假设依据,其结构见图16-4。

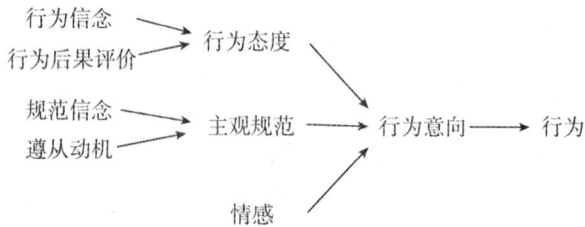

图 16-4 合情合理行动理论结构图

结构中的情感变量应用本人设计的情感问卷来测量,包括八个条目,涉及亲情观、友情观和爱情观等。

四、评述

人的行动由两方面要素构成,其一是个人行为的态度或内心认同程度,其二是社会规范即他人的看法。个人行事究竟是依据个人喜好还是按大众规范与文化关系密切。在强调个体主义的文化背景下,如美国、加拿大、澳大利亚等国家,多数人会以个人的态度决定行为;而在强调集体主义(个人与他人联系)的国家,如中国、日本、韩国等,多数人则会以社会规范来决定行为。

实际上,社会的进步既需要"理性"方面的内容,也需要"非理性"方面的内容。西方国家崇尚科学和理性,同时其非理性方面的价值和信仰也对社会的文明做出了巨大贡献。而我国在农耕文化背景影响下,人的行为容易被暗示、受他人影响,加之我国公民的文化素质普遍不高,缺乏"理性"和"独立"思考的能力,因而较容易形成社会的"追风"或"思潮",比如炒股、购房、购买私人小汽车等行为的选择无不是在社会压力的作用下而发生的。这种现象提示我们,基于主观规范方面的控烟干预研究值得重视,如,培养"领袖人物",利用行为"感染"等举措。与此同时,我国文化所重视的"情"还存在局限性,常仅局限于人际交往方面,在社会更广泛的领域(如同情弱者、捐助慈善等)反而缺失,其原因值得深思。

合理行动理论及扩展模型的局限性,除了它忽略了"情"外,也忽略了情境、个人行为标准、习惯、行为承诺、责任等在行为发生、维持和消退中的作用;同时,当遇到既无动机又无机会去做推理决策的情况时,该理论的解释性也受到了挑战。

合理行动理论在过去的使用多见于模型拟合与解释,以致有人将其称作"解释"模型。其实不然,这个理论也可以用于行为干预,如,"同伴教育"就有"主观规范"的视角,利用和培养"领袖人物"改变社会规范、如何在行为干预中介入"情"等都是其在行为干预中的应用。

TRA像其他理论模型一样,只能从某一角度来阐明行为改变的规律,不可能解决行为干预的所有问题,需要具体问题具体对待,灵活地使用这一模型。在应用中注意到干预时应该交互使用模型中的各种成分,不同行为的干预策略应有所侧重。同时在进行模型拟合时应注意外在变量的控制。统计分析的两阶段策略无法对整个模型进行拟合优度检验,建议应用结构方程模型方法。

五、应用实例

如今,医疗费用的急剧上涨已经是一个颇为棘手的国际性难题.各国政府都在努力控制医疗费用的上涨速度。笔者应用合理行动理论,以602名杭州市城镇居民为研究对象,深入探讨了居民医疗消费行为的发生规律和内在机制。该研究对控制医疗费用有着重要的理论和现实意义。

以最常见的医疗消费行为方式之一,即首选的治疗方式为研究目标构建模型。模型中各个变量的测量方法如下。

(1)行为信念。患病后去医疗机构就诊的可能性。从极有可能到极不可能,分五个等级进行测量。得分越高则表示去就诊的信心越低。

(2)行为后果评价。对去医院就诊的满意度如何,包括效果、服务质量和态度、费用等。也分为五个等级,从非常满意到非常不满意,得分越高则表示对行为后果的评价越不满意。

(3)行为态度。行为信念和行为后果评价的乘积。分数越低表示去医院就诊的态度越强烈。

(4)规范信念。家人主张其患病后是否应该去就诊。分三个等级测量,赋值如下:"1"代表主张,"2"代表中立,"3"代表不主张。得分越高表明越不主张其选择就诊的方式。

(5)遵循动机。个体对家人建议的遵从情况。分5个等级,从非常愿意到非常不愿意,得分越高表明遵循意识越差。

(6)主观规范。规范信念和遵循动机的乘积。分数越低表示主观规范越强。

(7)首选治疗方式分为3个等级。赋值如下:"1"代表去医院就诊,"2"代表自己买药,"3"代表忍耐。

在对首选治疗方式产生影响的路径中,行为态度的路径系数为 0.138($P <$ 0.01),主观规范的路径系数为 0.110($P <$ 0.05)。行为态度和主观规范对居民首选的治疗方式均有影响。就诊的行为态度和主观规范越强烈,居民就越容易选择去医院就诊,基本符合我们合理行动理论的模型假设。通过2个路径的标准参数比较得出,行为态度的作用要略大于主观规范。

以上研究结果显示了合理行动理论这一理论框架能够解释一部分医疗消费行为,证实了行为态度和主观规范对居民的医疗消费行为均有显著的作用。由此还可以设计出干预策略。

第三节　行为分阶段改变理论

行为分阶段改变理论模型(the transtheoretical model and stages of change, TTM)是由 Prochaska 在20世纪80年代初提出,目前在国际上已成为应用十分广泛的行为改变理论模型之一。由于它整合了若干个行为干预模型的基本原则和方法,故又称为行为分阶段转变交叉理论模型。

提出 TTM 的依据是:

(1)任何单一的理论无法解释行为的复杂性,应该使用综合理论模型来进行行为干预。

(2)行为变化的阶段既是稳定的又是可以改变的。

(3)行为改变并非一次性的,需跨越一系列阶段。正如马克·吐温所言,习惯就是习惯,不能被任何人扔出窗外,只能一步一步地引它下台阶。

(4)不进行干预,大多数人会停留在早期的行为改变阶段;没有计划的干预,就不会获得良好的干预效果。

(5)传统的行为干预方法作用极其有限,将一次性行动模式转变为阶段性行动模式对健康促进有很大影响。

(6)有效的行为改变应该是一个渐进的过程。

(7)针对行为变化的特殊阶段应用行为改变特殊的原则和方法,有助于其在不同阶段过渡,TTM范式要求干预方法必须与变化阶段匹配。

(8)慢性行为模式是生物、社会和自我控制诸因素结合形成的,阶段匹配干预策略应重视自我控制。

TTM最初用于对吸烟行为的干预研究,以后便涉及极其广泛的领域,包括酒精和物质滥用、饮食行为、不良生活方式、艾滋病预防、遵从医嘱、非计划妊娠干预等行为问题的研究。鉴于这一理论在国际学术界得到了普遍认可和广泛应用,并且实践证明具有良好的效果,我们认为很有必要在本书中将其作一介绍。

一、理论模型结构及成分

行为变化阶段、行为改变过程和模型的假设是 TTM 的核心,决策均衡和自我效能是 TTM 的强化部分。

(一)行为变化阶段

TTM模型认为,人的行为变化不是一次性的事件,而是一个渐进的和连续的过程,是由5个不同阶段构成的过程。

(1)无意图阶段(pre-contemplation)。在这一阶段人们没有改变行为的想法,通常测量指从开始起至未来6个月内。人之所以处于这一阶段是因为对他们的行为结果不知道或感知麻木,或他们已试图多次改变行为但最终失败而心灰意冷。这些人属于无动机群体,他们常会提出一些理由来对行为干预进行抵触,不愿意参加健康促进或治疗。传统的健康促进的方法往往忽略了这一群体的特殊情况,因而对其所实施的方案针对性差,效能低。

(2)意图阶段(contemplation)。处于这一阶段人们打算改变行为,但却一直没有任何行动和准备行动的迹象,通常测量指从开始起至未来6个月内。这时候他们会意识到改变行为的益处,同时也会意识到改变行为的代价。利益和代价的均衡常使人处于极度的矛盾之中,导致他们在很长时间内停留在这一阶段。如戒烟,他们一方面考虑戒烟会带来健康利益,同时也担忧戒烟会影响社交。我们特称这一现象为慢性意向阶段或行为拖延现象。传统的方法同样也忽略了这一人群的特殊情况。以上两个阶段合称为准备前阶段。

(3)准备阶段(preparation)。处于这一阶段的人们倾向于在近期采取行动,并在过去1年中已逐渐采取了一些行动步骤,通常测量指从开始起至未来1个月内。如制订行动计划、参加健康教育课程、购买有关资料、寻求咨询、摸索自我改变方法等。

(4)行动阶段(action)。处于这一阶段的人们在过去已做出了行为改变,通常测量指在过去 6 个月内。要强调的是这与传统的看法有区别,它只是 5 个阶段之一,不是所有的改变都称之为行动改变,行动改变应该有明确标准,如戒烟应为完全戒除。

(5)维持阶段(maintenance)。处于这一阶段的人在保持已改变了的行为状态。减少诱惑和增加信心有利于保持这一状态,如果人们禁不住诱惑和没有足够的信心和毅力,他们就可能返回到原来的行为状态,即终止阶段(termination),这种现象称为复返(relapse)。

(二)行为改变过程

这是人在改变行为的过程中所进行的一系列活动,它帮助人从不同的行为变化阶段过渡,共有 10 个步骤和方法,对行为干预有着良好的指导作用。

(1)意识提高(conscious raising)。包括提高对不良行为及其结果的感知,对消除不良行为的意义和有关问题的认识,以及发现和学习改变行为的新思路和方法等。应用健康咨询、媒体宣传等办法都有利于达到这一目的。

(2)情感激发(dramatic relief)。危险行为常常与不良情绪相关联,感情激发类似于"宣泄",通过情绪激发可使负性情感下降,有利于行为改变。要善于让顾客对于自己所存在的问题吐露心声并表达对解决问题的希望。感情激发可以通过自己的经历,也可以是发生在他人身上的某些事件,如,讲述自己对所经历的不安全性行为的恐惧,对有人因艾滋病死亡的感触等。心理剧、角色扮演、成功实例等都是可用的技术。

(3)自我再评价(self-reevaluation)。指从认知和情感方面评估自己有某种不良习惯和没有某种不良习惯。自我价值认定、健康角色模式和心理想象等技术有助于完成这一过程。

(4)环境再评价(environmental reevaluation)。指从认知和情感方面评估某些习惯对社会的影响,也包括对他人所起到的好的或不好的角色示范的感知,如吸烟对他人的影响及不吸烟对他人的行为示范。同情训练和家庭干预等有助于完成这一过程。

(5)自我决意或承诺(self-liberation)。指建立改变行为的信念,并且做出改变行为的抉择和许诺。选择重要的日子许诺、当众许诺是重要的,如,相信自己减肥能够获得成功,许诺在生日开始行动。

(6)关系借助(helping relationships)。指为行为的改变寻求和使用社会支持。我们曾设计了"妻子帮助戒烟方案"来改变丈夫的吸烟行为,实验证明效果良好。家庭支持、同伴帮助、电话咨询等均为获得社会支持的有效手段。

(7)抗条件化(counter-conditioning)。学习用健康的行为替代不健康的行为。可使用放松、厌恶和脱敏疗法或尼古丁替代等策略。

(8)权变管理(contingence management)。指及时地在一定的行为改变方向上进行结果强化,即,增加对正性行为变化的奖励和减少对负性行为变化的奖励。尽管权变管理也包括惩罚,但研究发现行为的改变主要依赖于奖励而不是惩罚。行为契约是常用的策略。

(9)刺激控制(stimulus control)。指去除强化不健康行为的暗示线索,增加有利于健康行为的线索。我们研究显示,戒烟失败的诱惑情境,第一为社交,第二为庆幸,第三为压力。戒烟者在戒烟期间回避或解决这些情境或心态对于成功是至关重要的。通过环境再造、自我帮助小组可实现这一目的。

(10)社会改变(social liberation)。良好的社会规范使所有人行为的变化都向着有利于健康的方向上发展,社会改变的目的是为人们营造一种保持健康行为、消除不健康的危险行为的机会和条件。宣传鼓励、合适的政策等都有利于健康促进,如设立禁烟区、广泛提供避孕套等可帮助所有人改变不健康行为。

(三)决策平衡

决策平衡(decisional balance)。指个体对行为改变的利益和代价的权衡。如果前者大于后者就会对行为改变有正强化作用。

(四)自我效能

自我效能(self-efficiency)。由两部分构成。其一为信心,系指人们处理高危情境而不返回到不健康行为的情境特异性信心;其二为诱惑力抵制,诱惑力是指当人们在危险的情境中渴望从事某种特殊行为的程度,有三种最常见的诱惑力,它们是负性情绪、阳性社会场合和欲望渴求。自我效能主要作用于行为改变的后阶段。这一思想在以后章节将详细介绍。

二、实际支持

(一)变化阶段分布

良好的干预应该将措施与顾客的需求相匹配,了解其行为变化所处的阶段是必要的。国外有研究者分析了吸烟者的行为阶段,显示40％为无意图戒烟阶段,40％为意图戒烟阶段,20％为准备戒烟阶段。我们对杭州1922例男性常住居民进行了调查,从中得到904名吸烟者,其中201名为曾经戒过烟者,占吸烟者比例为22.24％。在曾戒过烟的吸烟者中,38.81％为无意图戒烟阶段,36.27％为意图戒烟阶段,24.88％为准备戒烟阶段。这一数据尽管与国外相差不大,但所比较的对象不同,如果同为普通吸烟者,估计我国人群处于行为前阶段的比例要高于西方国家。

我们对两个市的外来打工人员进行了艾滋病相关性危险行为研究。首先分析他们为缓解性压抑而寻求性工作者的行为阶段,结果显示处于无意图阶段的为 25.5%,意图阶段为 32.4%,准备阶段为 20.6%,行动阶段为 21.6%。然后针对行为前阶段滞留原因进行分析,有该行为的念头但未实施行动有两种情况:其一是仅有这样的念头,滞留原因为:1.4% 为害怕得病,33.2% 为经济条件所限,10.2% 为没有机会,50.9% 为道德约束,26.5% 为法律恐惧;其二是有念头同时有一定行为上的探索,滞留原因为:74.1% 为害怕得病,39.6% 为经济条件所限,13.3% 为没有机会,47.0% 为道德约束,29.5% 为法律恐惧。两种情况基本一致,可见约束该人群的艾滋病相关性危险行为有多方面的条件,害怕得病和道德约束最为重要,其次为经济条件,再次为法律恐惧。

(二)行为改变的利益和代价分析

综合戒烟、体重控制、性安全、锻炼和太阳浴等行为的研究可发现,在无意图阶段,顾客对行为改变的代价看得较重;从这一阶段到意图阶段,对益处认知增加而代价认知则无差别;意图阶段与行动阶段相比,益处认知低而代价认知高,在个体采取行动前,益处和代价认知交替,如果益处认知大于代价,顾客的行为就处于准备行动。这样在无意图阶段,应该主要针对增加益处认知的干预,而在意图阶段应主要针对减少代价认知的干预。

(三)行为变化阶段和改变过程的关系

研究显示,为了获得较好的干预效果,在行为变化的早期阶段应使用认知、情感和评价策略,而在行为变化的晚期阶段应使用行为许诺、抗条件化作用、权变管理和环境控制等策略。具体而言,在第 1、2 阶段,使用意识提高、痛苦减轻、环境再评价、自我再评价方法;在第 3 阶段使用自我决意方法;第 4、5 阶段使用权变管理、抗条件化作用、关系帮助和社会改变方法。

三、评述

TTM 有合理的理论建构和实际支持,它是一个动态综合的行为改变理论模型。这个模型把传统的一次性行为事件干预模式改变为分阶段干预模式,根据行为改变者的需求提供有针对性的行为支持技术,已成为临床和社区行为干预广泛应用的有效策略和方法。然而,在应用中应该注意其他理论变量的作用,如知觉危险性、主观规范等,应考虑到这些变量是否与行为阶段相关及其对不同阶段行为改变进程的影响。例如,由于妇女的社会地位低,男女关系不平等,导致并非所有的妇女都能自主地决定自己的安全性行为,如使用安全套。该模型主要针对慢性行为,显然对于吸烟问题的处理应用这一理论是可行的。这个模型在个体层面上描述、解释和预测行为的改变是很好的,但在面对群体时,有不少问题须考虑,如,当我们试图使用同一个易于实施的方法去改变许多人的行为,但这些人却处于不同的行为变化阶段时应当如何处理;个体之间行为的相互作用对行为改变有何影响;某些公共卫生措施在社区人群行为干预中的作用如何等。近年来,这个理论在群体行为干预的应用方面进行了很多努力,并且也得到了成功的尝试。策略是在普遍性原则和方法的基础上,针对群体中的个体裁制出的特异性方案,可以说是一种群体和个体融为一体的方法。不同的人群对阶段匹配干预会有不同的应答,需要研究文化对干预方案的影响。

四、应用实例

现以戒烟为例来说明这一行为不同的变化阶段和相应阶段的治疗策略。

(1)未考虑过在未来六个月内戒烟(无意图阶段)。在这一阶段期望顾客会突然感到吸烟是个严重危害健康的问题,但并不想戒烟,对此我们不应操之过急,而应在信息沟通基础上提出建设性的建议。首先需要让顾客了解吸烟危害健康的有关信息,如香烟中的有害物质、吸烟与疾病的关系等,重要的不是让其知道什么,而是产生认同感,而其中的关键则在于让其有所感知(perception),需要结合顾客的实际状况让其感知到问题的严重性和危险性,由此产生一种意识(awareness),意识到的确需要戒烟。

一般来说,意识到对于确立行为意向只是初步的,需要进一步进行认知重建,让顾客分析自己吸烟的原因,帮助他认清戒烟的好处。下面是关于吸烟的误解与思辨:①吸烟有利于社交,其实,这种社交往往只在一个特定的吸烟者的社交圈子中,在更广泛的层面上却影响着社交;②吸烟才像个男子汉,其实,这是对男子汉的一种误解,男子汉的标志绝对不是一副病态、满口烟味、满嘴黄牙;③吸烟是一种享受,其实,恰恰是吸烟妨碍着人的很多乐趣,吸烟会使人的味觉变得迟钝,使之不能很好享受食物的美味,吸烟也降低男人的性欲等;④吸烟能使人放松,消除烦恼,这种作用有多种原因,其一是吸烟暂时转移了人的注意力,同时深呼吸本身就是一种放松紧张情绪的方法,当然,香烟中的尼古丁具有短暂的神经兴奋作用,但从根本上来说香烟无法使人放松,事实是人们在成功戒烟后变得更为轻松。

(2)正在考虑如何改变自己的吸烟习惯(意图阶段)。此阶段顾客知道吸烟是个问题,也有打算戒烟的可能,但又有一种矛盾心理,不愿在近期付诸行动。对这种矛盾心理医生应予以认同,重要的是了解顾客对吸烟和戒烟的看法,进行循循诱导,观察其转变,适时提供帮助。

矛盾心理的解决需要对戒烟的益处和坏处进行罗列和权衡。如,为了享受所谓的吸烟乐趣,而值得去冒患肺癌的风险吗?你也愿意你的孩子成为一个吸烟的"男子汉"吗？……

也需要来访者不断地对自己的吸烟行为进行反思，坚定信念。掌握一些坚定信念的方法颇为重要，替代经验、健康状况自我感知等都是有效的方法。

(3)想在未来一月内戒烟并已在过去一年中做了一些准备工作（准备阶段）。这一阶段的顾客倾向于愿意沟通，并愿意讨论吸烟对他们和家人的影响，这时向他们提出一些建议是必要的。

需要分析戒烟中可能发生的问题和障碍，如戒断症状的出现等。判断戒断症状需测量烟瘾。关于烟瘾的测量国际上已经发展出若干种工具，使用最广的莫过于FTND(fagerstrom test for nicotine dependence)测量问卷。在中国大陆我们已经将这个问卷发展为中文形式。我们最近分别对城市人群、农民进行了研究，显示城市人口目前吸烟者尼古丁依赖测量问卷的均分为 2.89，农村人口的均分是 3.27。尼古丁依赖测量问卷见表 16-1。

表 16-1 尼古丁依赖测量问卷

问题	分类	赋值
1.一般来说，你早晨醒来后多长时间吸第一支烟	≤5 分	3
	6—30 分	2
	31—60 分	1
	>60 分	0
2.早晨醒来后第一个小时内的吸烟是否多于其他时间？	是	1
	否	0
3.最不愿意放弃哪种情况下的吸烟？	早晨第一支烟	1
	其他情况	0
4.你在禁止吸烟的场所如图书馆、电影院时是否会感到不吸烟难以坚持？	是	1
	否	0
5.你是否在患病卧床期间仍在吸烟？	是	1
	否	2
6.你每天吸多少支烟？	≤10 支	0
	11—20 支	1
	21—30 支	2
	≥30 支	3

将表 16-1 赋值分加起来为量表所得分。我们的研究验证,总分在 4 分及以上为尼古丁依赖。城市男性人口中,目前吸烟者中有 27.1％为尼古丁依赖。有尼古丁依赖得吸烟者,在戒烟中就会出现戒断症状。需要引导来访者做的是把握时机、做出承诺、选择合适的方式、寻求支持等。

(4)正在采取行动戒烟(行动阶段)。如自己戒烟、参加戒烟活动、使用一种戒烟产品等。这一阶段的顾客很愿意接受戒烟信息,并听从治疗的建议。医生应不失时机地向他们提供治疗计划和指导。如果顾客以前曾经戒过烟,要了解清楚导致复吸的原因并采取相应的对策。一些顾客喜欢阅读戒烟的信息,包括一些行为矫正方法等,医生应该满足其需求。

这个时候来访者具体需要做的事情是:

①戒烟后的应对与适应,克服头疼、紧张不安等问题。

②掌握一些替代性的行为技术,如,特别想吸烟时张大口吸气和呼气,还有很多放松技术,从事一些有乐趣的活动等。

③克服环境情境诱惑。研究表明:导致戒烟失败的情境依次为社交(34.33％)、正性情绪(13.43％)、负性情绪(13.43％)、孤独(8.46％)和饭后(7.46％)。应对环境情境诱惑是戒烟成功的一个主要方面,如,社交情境是戒烟面临的最大挑战,可以有以下几点应对方法:事先打招呼,把自己戒烟的消息传出去,这样别人就会体谅地不再向你敬烟;戒烟期间远离吸烟者,避开那些容易吸烟的场所;清除家里所有的香烟和吸烟工具,招待客人用茶;对难以拒绝的"铁哥们",先以身体不适谢绝香烟,等他们稍微习惯后再告诉他们你已经戒烟了。

(5)戒烟成功并保持戒烟状态(维持阶段)。戒烟成功一般认为应保持 6 个月以上不吸烟,这一阶段治疗的主要目标是防止复吸。医生应与顾客保持联系以使其可获得及时的帮助和支持,有时可以通过电话联系;还要观察戒断症状的发生,与他们一道讨论如何应对面对的困难,及时调整治疗方案和方法,给予必要的关心和帮助。如果得不到良好的支持,有 70％的戒烟者在戒烟 3 个月内恢复吸烟。

对很多戒烟者来说开头的几个星期最难熬,尤其第 1 周是最困难的,很多人会感到烦躁不安、注意力不集中。这时候的行动方法有:明白烟瘾的解除需要很大的毅力;减轻苦恼,向家人和朋友倾诉;开心的方法很多,打球、聊天等;尽量不让自己闲下来,克服烟瘾需要分散对香烟的注意力;可以使用一些戒烟药物等。行为强化也很重要,具体方法在此不多赘述。

(6)对复吸的来访者要有同情心,将复吸当做是一种普通的现象来看待,要与来访者一道讨论导致复吸的原因。了解过去的戒烟尝试和戒烟模式的最大好处在于可以制订有针对性的计划,以增加成功的机会。还应帮助来访者树立信心,鼓励其重新回到行动阶段。

第四节　创新扩散理论

创新扩散理论是从群体层面分析和解释创新事物被传播和采纳过程的一种理论模式,在国际上这一理论已在不同的学科得到广泛的应用。科学一直致力于不断的研究、创造出对健康有用的新知识、技术和产品,然而,在知识的产生和普及应用之间存在着一道鸿沟,因此,需要将创新向目标人群进行传播。控烟是一项全社会的事业,需要将控烟知识、技术和产品的转化向社会推广。而从创新扩散的角度来分析、解释一种新的事物被采纳的过程和规律,恰恰可以指导我们将控烟知识、方法和技术向目标人群传播并得以采纳。

一、概念与理论要素

(一)概念

创新(innovation)。是指被认为是一种新的思想、技术、事物或行为方式。创新是当今世界的一个潮流,各种新思想和新事物每时每刻都在涌现,推动着社会的发展和进步,表现在健康和行为领域的创新也十分活跃,控烟的新思想、新方法和新技术也在不断问世。

创新扩散(diffusion of innovation)。指一种新的思想、事物、技术与方法在一定的时间内经过一定的渠道在某个社会系统中的传播。创新扩散研究的发展可以追踪到早期的乡村社会学研究,Ryan 和 Gross 从 20 世纪 20 年代杂交玉米种在美国爱荷华州农民中普及应用的实例中受到启发,对这一新技术的传播现象进行了一系列相关研究,最终形成了创新扩散的经典模式。

经典的创新扩散理论主要研究创新事物的传播过程和特性方面,它涉及创新事物在一个社会系统内的传播过程、传播渠道和社会系统成员对创新事物的采纳状况等。

(二)创新扩散过程

Rogers 提出了在一个社会系统的人采纳创新事物需要五个步骤:其一是了解阶段,人刚刚接触创新事物,但对此知之甚少;其二是兴趣阶段,他们对创新事物发生兴趣,并寻求更多的信息;其三是评估阶段,根据自身的需求,考虑是否采纳;其四是试验阶段,观察是否适合自己的情况并且进行尝试;其五是采纳阶段,大范围地决定实施。吸烟行为无论是启动还是戒除都符合这一过程。

不同学科的研究表明,几乎大部分新思想、新事物在一个系统内扩散的过程通常呈

"S"型曲线：开头采纳的人数很少，扩散的进程很慢，当人数增加到人群的一定的比例时会突然加快，曲线呈迅速上升趋势，而在接近于最大饱和点时再次慢下来（图 16-5）。

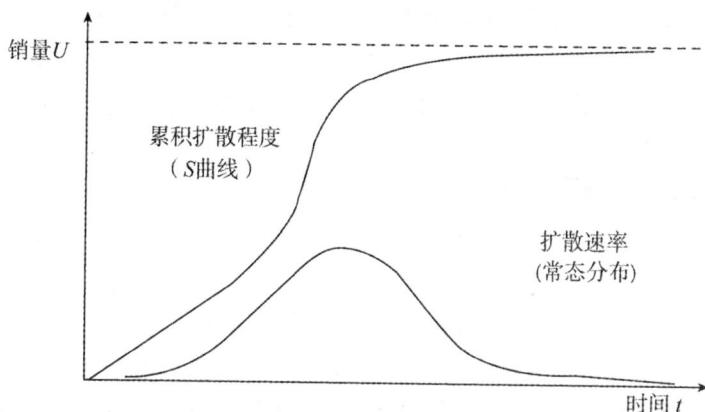

图 16-5　创新扩散理论（Rogers，1995）

这个曲线表明，创新新事物的扩散过程要经过起步期、缓慢增长期、迅速上升期、稳定期和缓慢下降期的过程。Rogers 指出，创新事物在一个社会系统中要能继续扩散下去，首先必须有一定数量的人采纳这种创新事物，通常这个数量是该系统人口总数的 10%～20%，创新扩散的比例一旦达到临界数量，就进入快速扩散阶段。饱和点（saturated point）的概念是指创新事物在社会系统中扩散到每个人。

（三）传播时间与采纳者的类型

一项新事物的扩散需要时间，人对新事物的采纳要经历一系列的心理过程，包括目标人群对创新事物的感知、兴趣、体验、决策和尝试等。一项新事物扩散的时间周期与采纳者人数增长的关系呈现一定的规律，以时间为横坐标，以采用者的人数为纵坐标，呈现正态分布（图 16-5）。

根据采纳者的分布，可以将其分为 5 种类型：

（1）领头人是社会系统中最早采纳创新事物的人。在 Rogers 看来，早期采用者就是愿意率先使用新技术、新产品等新事物并甘愿为之承担风险的那部分人。这些人一般见多识广，承担风险能力强，善于创新和冒险。他们不仅自己能够接受新事物，还经常通过口头传播和劝说，使他们所处群体的"领袖人物"相信并且采纳。之后，"领袖们"又向处在他们人际传播范围中的接收者扩散影响，于是更多的人采纳创新事物。创新事物开始的传播常局限于小圈子内，是领头人突破这种限制向不同地方传播。

（2）早期采纳者作为行动楷模，对他人起着角色示范的作用，他们对周围人传达自己对创新事物的观点和评价，影响他人的行为。

(3)早期多数人在完全采纳一个新事物之前，往往要深思熟虑，他们位于早期和晚期采用者之间，在播散过程中具有承前启后的作用。

(4)后来多数这些人慎思多疑，他们感到新事物是安全的才会采用，群体规范的力量对他们的采纳起了很大作用。

(5)滞后者是社会系统中的少数保守者，他们对创新事物持怀疑态度，甚至持反对意见。

(三)创新事物能够扩散的条件

创新扩散是一个过程，它涉及创新事物的自身特性、传播渠道、时间、社区人群心理行为特征和社会系统等诸要素。

(1)创新事物的特性。社会对创新的接受程度与创新事物本身的特性有关。如果一个创新事物被认为具有很大的相对优势、兼容性好、经得起实验检验、结果可见和复杂性小，就会被较好地采纳。吸烟之所以能够流行是因为其具备了这种特性。

(2)传播渠道。传播是为了相互理解而制作、传递和分享信息的过程，传播渠道主要包括大众媒体和人际交流。创新事物的扩散总是借助一定的社会网络进行的，在创新事物向社会推广和扩散的过程中，大众媒体能够有效地提供相关的知识和信息，但人际交流在说服他人接受和使用创新事物方面则显示出更为直接的作用。因此，大众媒体渠道在知识传播、广而告之方面最为有力，而人际交流对改变态度和行为决策则效果更佳，这种规律可以应用制定到控烟措施之中。

(3)社会网络。创新事物的传播总是在社会网络中进行的，每个社会网络都具有其结构，这种非正式的结构将网络内成员连接起来，决定在何种情况下人们如何互相影响，不同的结构意味着对创新事物有不同的采纳行为。研究表明，在一个特定社会系统中，创新事物的较早采用者一般具有较高学历、较高的社会地位、较高的社会参与程度、较紧密的人际网络及较多的人际传播渠道(杨伯淑 2000)。在我国，单位的领导吸烟周围就会有很多人跟着吸，这种现象可以用"圈子"文化来解释。同样，领导对控烟的态度决定着单位控烟的效力，开发领导对控烟的重要性已为人们所共识。

二、实际应用

创新扩散理论近 10 年来在国际上已广泛应用于健康研究和实践领域，国内在这方面也得到了应用。在创新发展、传播、采用、实施和维持诸多方面都显示出了强大的生命力。

(一)行为规律描述

烟草使用的传播很像传染病的流行方式，可以看作"感染"，通过"传染源"、"传播途径"和"易感者"3 个环节来实现。这种流行模式已用于吸烟行为启动的研究，有研究发现 40％的吸烟者说他们吸烟是由于受到其他人的影响。笔者曾用数学模型对学生中吸烟行为的"感染"过程进行了描述,得到了不同年龄人群的"感染"速率,并针对"感染"的 3 个途径提出了控烟对策,其中针对易感人群的预防措施与 Pfau 等的思想一致。笔者又对农村流动人群的性危险行为进行了分析,发现商业性危险行为的48.9％是在进城后的第一个月内发生的,早期采纳者已结婚者多发,具有较高的享乐价值观。

Von 分析了吸烟行为在全球的流行过程,发现完全符合创新扩散模式。1900 年到 1978 年香烟在北美的消费过程验证了假设的"S"曲线。加拿大和美国实际上早就能制造香烟,但香烟的迅速流行是在第一次世界大战期间,是战争的气氛强化了香烟的优势。吸烟行为的兼容性和结果可见性是导致传播的主要条件。

(二)干预研究

创新扩散理论向我们提供了一种考虑和解决问题的理论框架和方法,有利于思考控烟策略和方案。如,应用社会有影响的人物发表"领袖观点",对他人产生作用;在社区或社会组织中选择有影响的人物作控烟行为表率;研究符合创新事物特性的控烟方案;为了便于信息传播需对创新的知识和技术进行选择,对于不同采用者采取相应的促进措施,充分利用和开发社会系统中利于传播的条件,等。这些在以上已经有不少叙述。当然作为一种理论,其只能从创新扩散的角度来研究事件的规律,是一种宏观研究方法,不可能涉及所有的因素,解决与之相关的所有问题。

在控烟中需要有很多方法创新,并且需向目标人群进行推广。近年来已有不少研究用于行为干预。SMART 方案是一个以学校为基础的烟草干预方案,它联合应用了传播理论和社会认知理论,研究发现其中所采用的传播策略显著增加了干预方案的采用率,教师的态度和行政组织是影响采用率的主要因素。尼古丁替代产品包括尼古丁口香糖和贴片是广泛使用的戒烟产品,目前在美国和加拿大已作为非处方药,由于购置方便和付费打折使其使用者大为增加。Pankratz 和 Hallfors 对这一联邦药物预防政策的传播规律进行了研究,发现尼古丁替代产品的相对优势和兼容性促进了人们对政策的采纳。最近,全球控烟运动组织发展了控烟运动工具包并向世界推广(http://www.stopsmokingcampaigns.org)。

(三)评述与研究拓展方向

1. **评述**

目前的创新扩散理论也有一些问题需要完善,在应用中应加以注意。创新不管其科学性和价值如何,个体和组织总是按照其自己的体验和环境来采用。如上所述尼古丁口香糖和贴片在西方被认为是有效的和广泛采用的戒烟产品,我们曾按照西方的传播策略在上海推行,采用者却很少,原因在于人们缺乏戒烟动机。由此看来文化的差异对创新扩散至关重要,因此我们提倡创造性地应用这一理论,根据我国的文化背景和实际问题给予总结和完善。在实践中,往往需要对服务对象耐心说服和帮助后,人们才会接受某种创新,故还需研究干预措施对创新事物采纳的影响。当今世界信息、通讯和网络在迅速发展,要善于借助于这些新的技术进行创新扩散。

2. 研究拓展方向

经典的扩散理论对新事物在一个社会系统中的扩散现象和过程进行了简单明了的描述,很能说明问题。自从 20 世纪 60 年代后,创新扩散理论模式被应用到各学科领域,如教育学、公共卫生、通讯、市场、社会学和经济学等,当今的创新扩散研究已涉及更广泛的方面。但鉴于传统的创新扩散模型所存在的一些缺陷和我们所研究问题的特殊性,需要对其进行创新和完善。

(1)创新扩散"迷恋"之突破。Rogers 提出的创新扩散正态分布理论简单易于理解,但它本身却存在着固有的缺陷:这个正态分布理论假设的条件是社会系统内所有成员迟早都会接受所研究的创新事物,这种对创新事物采纳者的分类只有应用在特殊的新事物或成功的革新成果上才有意义。以往的研究也一直把注意力放在成功的革新成果上,但实际中,创新事物在社会系统中形成的扩散曲线饱和点(saturated point)并非总能 100% 扩散,很多创新事物在社会系统中最终只能扩散到某个百分比。当系统中的创新事物采纳者再也没有增加时,系统中的创新采纳者数量(绝对数量表示)或创新采纳者比例(相对数量表示),才是该创新扩散的饱和点。

(2)创新事物属性区分。创新事物有不同属性的区别。现有的创新扩散理论将所有的创新事物都看作等同的单元,而实际遇到的情况却要复杂得多。同一种创新事物具有不同的属性,不同属性的亚类别事物具有不同的扩散特性。

(3)行为源。应用创新扩散理论可以在社会系统和组织层面上来阐明危险性行为的传播和扩散。在以往 60 多年的扩散研究中,我们虽然已经充分掌握了创新事物被采纳的过程与方式,然而,究其背后的原因,我们却知之甚少。人的行为是个人与环境相互作用而发生的,创新扩散理论在社会系统层面上来阐明现象的传播规律,但究竟是什么动机、需求以及社会环境等内外因素影响着人们决定采纳或使用一项创新事物,目前的研究还远远不能回答这些问题。传统的创新扩散理论假设只要人们一接触到新事物,就会采纳它,这忽略了个体的价值观、需求和动机对扩散的作用。

(4)环境情境作用。同样,以往的扩散理论研究也忽略了环境变量对传播的影响。但实际上,环境变量对传播具有重要的影响。比如,在我国传统文化背景下,人的思维方式就缺乏独立性,易于受暗示,易于"追风"。

(5)采纳后续行为。分析创新扩散理论以解释和预测扩散规律为主,评价指标为"采纳状况",但实际上更重要的是,不但要重视对创新的采纳而且还应重视如何采用及其产生的效应,因此,评价指标最好改为"有效采纳状况"。

(6)扩散因果连环实证策略。以往的扩散研究往往使用横断面的单维思路,只揭示各个变量与行为采纳的关系,这种做法的缺陷在于,尽管证实了这种关系的存在,但是并不能证实创新扩散理论在所研究问题中应用的可行性。较好的做法应该是,通过扩散因果连环的分析策略进行研究,如,通过揭示"行为源→传播→行为采纳→采纳后续行为"的关系来验证这一理论对解释危险性行为的可行性,这样才具有更强的说服力。

三、应用实例

笔者应用创新扩散理论对艾滋病相关危险性行为进行了研究。该研究成果已公开发表在 *American Journal of Health Behavior* 杂志上。现摘录部分研究结果供大家参考学习,详见本章后[附]。

[附]

Commercial Sex Worker Use Among Male Chinese Rural－Urban Migrants

Tingzhong Yang,MD；**Randall R. Cottrell**,DEd；**Xiaozhao Yang**,LLB；**Jiwen Liu**,PhD

Objective：To explore HIV/AIDS sexual risk behaviors and specifically the use of commercial sex workers among Chinese male rural－urban migrants. ***Methods***：The study design is loosely based on diffusion of innovation theory and examines the hedonistic tendencies of this group. Survey data were collected from male rural to urban migrants by an anonymous questionnaire in 2 Chinese cities. ***Results***：A total of 1595 migrant workers were included in this study. At the time of this study,27.6% had used commercial sex workers,and 79.9% of those did so for the first time after moving to the cities. ***Conclusion***：Findings suggest that interventions to reduce use of commercial sex workers should be implemented before or as soon as possible after rural urban males move to urban environments.

Key words：HIV/AIDS,China,commercial sex behaviors,rural－urban migrants, hedonism theory,diffusion theory

Results：

According to Rogers's theory of diffusion,the acceptance of innovation occurs in 5 groupings：(1) innovators - characterized by a slow increase with 2.5% of the population falling into this group;(2) early adopters - again a slow increase with

13.5% of the population in this group; (3) early majority - more rapid increase with 34% of the population in this group; (4) late majority - rapid increase 34% of the population in this group and reaching the saturation point; and (5) laggards - continue to resist innovation with 16% of the population in this group. In this study, only 2 groups were examined. Innovators and early adaptors were combined to form one group called early adopters, and all others were combined to form a second group called later adopters.

The diffusion process related to how long after moving to the city it took before rural to urban migrant men began to frequent commercial sex workers. Table 16-2 shows the time distribution for involvement with commercial sex workers after moving to the city. The initiation rate was 3.1% in the first month, then increased until reaching a peak when 14.4% of participants initiated commercial sex in month 5. Almost half of these men (48.9%) who became involved in commercial sex did so in the first 5 months after moving to the city. By the end of the first year, 74.3% of men who would become involved with commercial sex workers had initiated the behavior, and 91.1% had done so by the end of the second year. Based on these data the initiation of commercial sex behaviors happens fairly quickly after arriving in the city. Figure 1 depicts the diffusion curve for initiation of relations with commercial sex workers over the 25 months covered by the study.

Of the 255 men who initiated sex with commercial sex workers after moving to the city, 44 (17.3%) were classified as early adopters and 211(82.7%) were classified as later adopters. Early adopters were those individuals who initiated sexual activity with commercial sex workers within the first 3 months of arriving in the city, and later adopters were all those who initiated sex with commercial sex workers after being in the city longer than 3 months. Three months was selected as the time frame because previous research had shown that 3 months was needed for most Chinese people to adapt to a new environment and the accumulated prevalence from Rogers's innovators and early adaptors fits this time frame.

Tab. 16-2 Time Distribution for Initiating First Time Contact with Commercial Sex Workers after Moving to the City

Time (month)	N	Percent	Cumulative Percent	Time (month)	N	Percent	Cumulative Percent
1	8	3.1	3.1	8	20	7.8	61.0
2	12	4.7	7.9	9	8	3.1	70.1
3	24	9.4	17.3	10	6	2.4	67.0
4	20	7.8	25.1	11	8	3.1	70.1
5	24	9.4	34.5	12	12	4.7	74.8
6	37	14.4	48.9	13—24	44	17.3	92.1
7	12	4.7	53.6	25	20	7.8	99.9

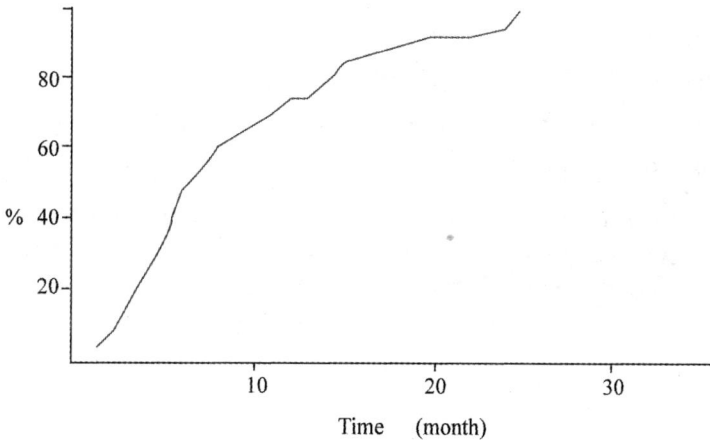

Fig. 16-6 Diffusion Curve—Percent Involved in Commercial Sex by Time in Months

Suggestion

The diffusion—of—innovation paradigm suggests that if potential adopters perceive one innovation as being closely related to another innovation, it may be useful to promote a cluster of innovations, rather than to treat each new innovation separately. Based on the findings from this study, it would suggest that interventions should be initiated before or soon after rural residents move to urban areas, should focus on a variety of

SRBs, and should not be limited to just the use of commercial sex workers. It is crucial that prevention efforts target rural school students because many of them will go to the cities to work and will be tempted by commercial sex workers. Health education efforts could help these young men to understand the risks associated with the various sexual behaviors and particularly the use of commercial sex workers. It is likely that most of these men would never be exposed to such information prior to moving to the cities. We recommend that the government and school administrators make a concerted effort to raise awareness about prevention of HIV/AIDS and in particular the dangers of commercial sex. HIV/AIDS prevention strategies must be embedded into the current health education curriculum. This must become a high priority to have any chance of reducing the incidence and prevalence of HIV/AIDS in China.

思考题

1. 简述健康信念理论的核心概念。
2. 名词解释:行为意向、主观规范;创新、创新扩散。
3. 以减肥为例,讨论人的行为变化由哪几个不同的阶段构成。
4. 应用健康信念理论模型对大学生危险性饮酒问题进行阐述。
5. 以创新扩散理论为依据,探讨糖尿病干预项目的重要策略和方法。

(杨廷忠 吴 丹)

第十六章　城乡居民健康档案管理

【学习目的】

1. 了解城乡居民健康档案管理的工作规范和考核指标。
2. 熟悉城乡居民健康档案管理的内容和流程。
3. 掌握城乡居民健康档案管理的技术和方法。

第一节　居民健康档案的建立和使用

居民健康档案(health records for residents)是医疗卫生机构为城乡居民提供医疗卫生服务过程中的规范记录。是以居民个人健康为核心,贯穿整个生命过程,涵盖各种健康相关因素,满足居民自我保健和健康管理、健康决策需要的系统化信息资源。建立健全城乡居民健康档案,并科学管理和有效使用,是医疗卫生机构服务人员的一项基本技能。

为有效促进基本公共卫生服务均等化,2009年以来国家和地方相继启动了"基本公共卫生服务项目",并制订了相应的服务规范和绩效考核指标。其中"城乡居民健康档案管理"是面向辖区全体居民的最基本服务项目之一。

一、建立居民健康档案的意义

建立完善的城乡居民健康档案,可以掌握居民的基本情况、健康状况和社区卫生资源;可为政府的科学决策、开展社区卫生服务、医学教育和科研工作等提供基础资料;可为评价社区卫生服务质量和司法工作等提供必要依据。

二、居民健康档案的内容

健康档案一般分为社区、家庭和居民个人三个层次。

(一)社区健康档案

社区健康档案是记录社区中与健康有关的、社区整体状况的信息资料。其内容包括社区基本资料、社区卫生服务状况、社区居民健康状况。

1. 社区基本资料：包括社区地理及资源分布图、经济、文化、组织机构、卫生资源和人口学资料等。

2. 社区卫生服务状况：包括社区卫生服务机构、人员、经费和服务现状。

3. 社区居民健康状况：包括①社区疾病谱和死因谱；②健康问题的分布情况；③居民就医情况分析；④社区传染病、慢性病监控情况；⑤社区健康危险因素的变化和控制情况等。

（二）家庭健康档案

家庭健康档案内容包括家庭基本信息、家庭成员信息和家庭主要问题。

1. 家庭基本信息：包括基本信息、经济状况和其他信息。

2. 家庭成员信息：包括与户主关系、姓名、性别、出生日期、文化程度、职业、婚姻和个人状态等。

3. 家庭主要问题：包括发生日期、主要问题和处理结果。

（三）居民健康档案

居民健康档案内容包括个人基本信息、健康体检、重点人群健康管理记录和其他医疗卫生服务记录。

1. 个人基本情况：包括姓名、性别等基础信息和既往史、家族史等基本健康信息。

2. 健康体检：包括一般健康检查、生活方式、健康状况及其疾病用药情况、健康评价等。

3. 重点人群健康管理记录：包括0～6岁儿童、孕产妇、老年人、慢性病和重性精神疾病患者等各类重点人群的健康管理记录。

4. 其他医疗卫生服务记录：包括上述记录之外的其他接诊、转诊、会诊记录等。

三、居民健康档案的建立方法

1. 当辖区居民到乡镇卫生院、村卫生室、社区卫生服务中心（站）接受服务时，由医务人员负责为其建立居民健康档案，并根据其主要健康问题和服务提供情况填写相应记录。同时为服务对象填写并发放居民健康档案信息卡。

2. 通过入户服务（调查）、疾病筛查、健康体检等多种方式，由乡镇卫生院、村卫生室、社区卫生服务中心（站）组织医务人员为居民建立健康档案，并根据其主要健康问题和服务提供情况填写相应记录。

3. 已建立居民电子健康档案信息系统的地区应由乡镇卫生院、村卫生室、社区卫生服务中心（站）通过上述方式为个人建立居民电子健康档案，并发放国家统一标准的医疗保健卡。

4. 将医疗卫生服务过程中填写的健康档案相关记录表单，装入居民健康档案袋统一存放。农村地区可以家庭为单位集中存放保管。居民电子健康档案的数据存放在电子健康档案数据中心。

四、居民健康档案的使用

1. 已建档居民到乡镇卫生院、村卫生室、社区卫生服务中心（站）复诊时，应持居民健康档案信息卡（或医疗保健卡），在调取其健康档案后，由接诊医生根据复诊情况，及时更新、补充相应记录内容。

2. 入户开展医疗卫生服务时，应事先查阅服务对象的健康档案并携带相应表单，在服务过程中记录、补充相应内容。已建立电子健康档案信息系统的机构应同时更新电子健康档案。

3. 对于需要转诊、会诊的服务对象，由接诊医生填写转诊、会诊记录。

4. 所有的服务记录由责任医务人员或档案管理人员统一汇总，及时归档。

第二节　居民健康档案的管理与考核

一、管理流程

居民健康档案的管理必须实行全过程的质量管理，确保健康档案的完整、准确、规范。其管理流程包括：确定建档对象、建档、编码、整理、编目、归档及保管、检索使用等。

1. 确定建档对象（图 17-1）

2. 建档

居民健康档案资料的采集一般采用门诊调查、入户服务、疾病筛查、健康体检等多种方式，与日常医疗、预防、保健等工作相结合。

（1）职责分工：乡镇卫生院、村卫生室、社区卫生服务中心（站）负责首次建立居民健康档案、更新信息、保存档案；其他医疗卫生机构负责将相关医疗卫生服务信息及时汇总、更新至健康档案；各级卫生行政部门负责健康档案的监督与管理。

（2）建档原则：遵循自愿与引导相结合、保护个人隐私；规范记录、真实准确；逐步完善、动态更新；保证资料完整性与连续性等。

（3）电子健康档案：在建立完善、信息系统开发、信息传输全过程中应遵循国家统一的相关数据标准与规范；应与新农合、城镇基本医疗保险等医疗保障系统相衔接，逐步实现各医疗卫生机构间数据互联互通，实现居民跨机构、跨地域就医行为的信息共享。

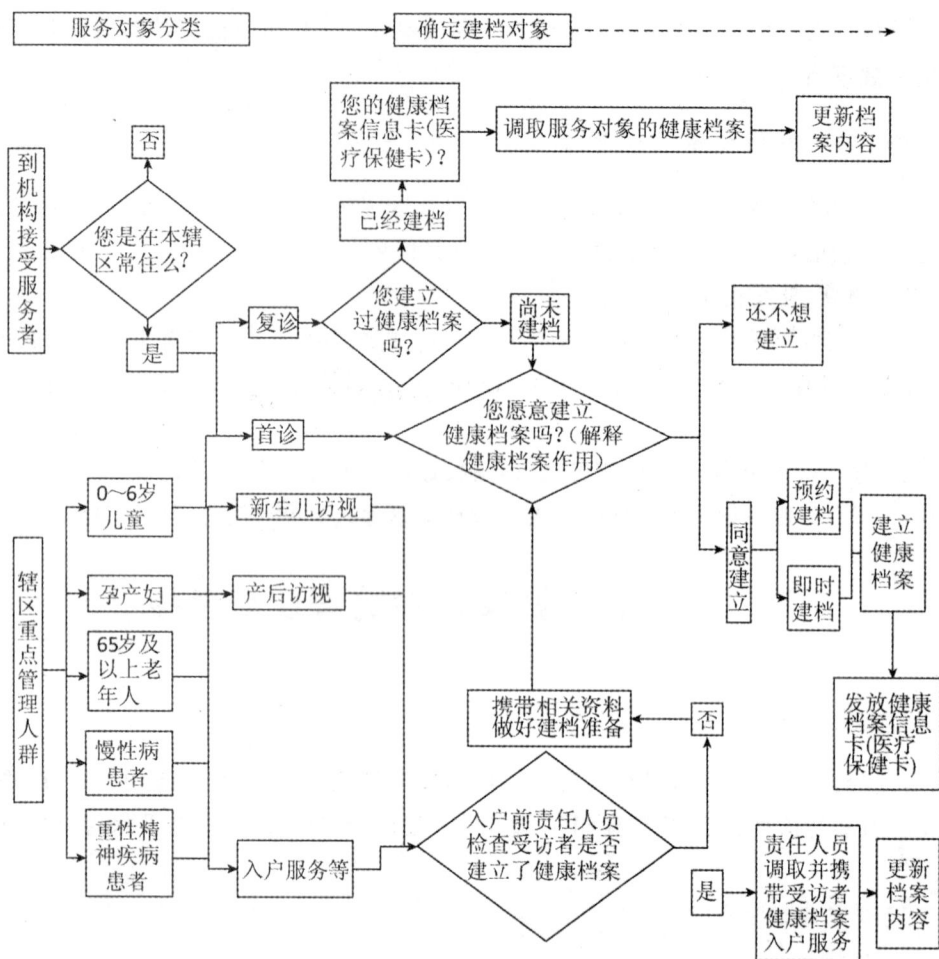

图 17-1　确定建档对象流程图

3. 编码

统一为居民健康档案进行编码，采用 17 位编码制，以国家统一的行政区划编码为基础，以村(居)委会为单位，编制居民健康档案唯一编码。同时将建档居民的身份证号作为身份识别码，为在信息平台上实现资源共享奠定基础。

第一段为 6 位数字，表示县及县以上的行政区划，统一使用《中华人民共和国行政区划代码》(GB2260)；

第二段为 3 位数字，表示乡镇(街道)，按照国家标准《县以下行政区划代码编码规则》(GB/T10114－2003)编制；

第三段为 3 位数字，表示村民委员会或居民委员会等，具体划分为：001－099 表示居委会，101－199 表示村委会，901－999 表示其他组织；

第四段为 5 位数字,表示居民个人序号,由建档机构根据建档顺序编制。

在填写健康档案的其他表格时,必须填写居民健康档案编号,但只需填写后 8 位编码。

4. 整理、编目、归档

将健康档案进行科学分类,组成保管单元,并对保管单元中的资料排序;再进行二级分类,编写资料目录;组成档案保管单元的卷、册、袋、盒等,注明保管期限和保密级别。

5. 保管

健康档案管理要具有必需的档案保管设施设备,按照防盗、防晒、防高温、防火、防潮、防尘、防鼠、防虫等要求妥善保管健康档案,指定专(兼)职人员负责健康档案管理工作,保证健康档案完整、安全。电子健康档案应有专(兼)职人员维护。

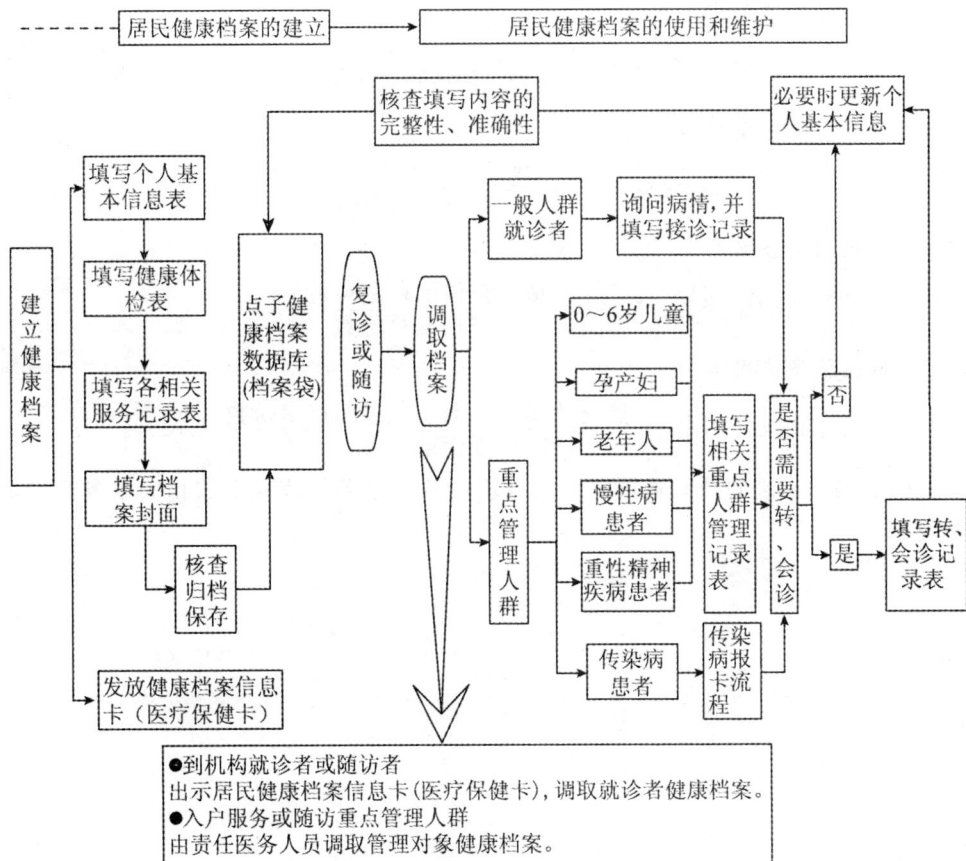

图 17-2　居民健康档案管理流程图

6. 检索使用

通过建立和完善健康信息系统,科学管理居民健康档案,可根据居民健康档案信息卡、医疗保健卡或居民家庭、姓名等索引,迅速查阅目标档案。

严格执行健康档案的借阅与使用制度,注意保护资料及保密。未经管理人员同意,任何个人或单位不得调出、转借。

综合居民健康档案的建立、使用与维护等过程,可归纳为管理流程图(图17-2)。

二、考核指标

通过查阅居民健康档案统计报表(或电子健康档案),并通过电话、实地访问等形式,抽查、核实居民和重点人群健康档案的真实性和规范性,用于居民健康档案的质量评价与绩效考核。常用考核指标有:

1. 健康档案建档率

$$健康档案建档率 = \frac{建档人数}{辖区内常住居民数} \times 100\%$$

2. 电子健康档案建档率

$$电子健康档案建档率 = \frac{建立电子健康档案人数}{辖区内常住居民数} \times 100\%$$

3. 健康档案合格率

$$健康档案合格率 = \frac{填写合格的档案份数}{抽查档案总份数} \times 100\%$$

4. 健康档案使用率

$$健康档案使用率 = \frac{抽查档案中有动态记录的档案份数}{抽查档案总份数} \times 100\%$$

注:有动态记录的档案是指1年内有符合各类服务规范要求的相关服务记录的健康档案。

第三节 建立居民健康档案的常用表格

一、居民健康档案封面

编号□□□□□□－□□□－□□□－□□□□□

居民健康档案

姓　　名：＿＿＿＿＿＿＿＿＿＿＿＿＿＿＿＿＿

现 住 址：＿＿＿＿＿＿＿＿＿＿＿＿＿＿＿＿＿

户籍地址：＿＿＿＿＿＿＿＿＿＿＿＿＿＿＿＿＿

联系电话：＿＿＿＿＿＿＿＿＿＿＿＿＿＿＿＿＿

乡镇（街道）名称：＿＿＿＿＿＿＿＿＿＿＿＿＿

村（居）委会名称：＿＿＿＿＿＿＿＿＿＿＿＿＿

　建档单位：＿＿＿＿＿＿＿＿＿＿＿＿＿＿＿＿

　建 档 人：＿＿＿＿＿＿＿＿＿＿＿＿＿＿＿＿

　责任医生：＿＿＿＿＿＿＿＿＿＿＿＿＿＿＿＿

建档日期：＿＿＿年＿＿＿＿月＿＿＿＿日

二、个人基本信息表

姓　　名：　　　　　　　　　　　　　　编号□□□－□□□□□

性　　别	0 未知的性别　1 男　2 女　9 未说明的性别　□			出生日期	□□□□ □□ □□
身份证号			工作单位		
本人电话		联系人姓名		联系人电话	
常住类型	1 户籍　2 非户籍　　　　　　□		民　　族	1 汉族　2 少数民族　　□	
血　　型	1 A 型　2 B 型　3 O 型　4 AB 型　5 不详 / RH 阴性:1 否　2 是　3 不详　　□/□				
文化程度	1 文盲及半文盲　2 小学　3 初中　4 高中/技校/中专　5 大学专科及以上　6 不详　　□				

续表

职　　业	1 国家机关、党群组织、企业、事业单位负责人　2 专业技术人员　3 办事人员和有关人员　4 商业、服务业人员　5 农、林、牧、渔、水利业生产人员　6 生产、运输设备操作人员及有关人员　7 军人　8 不便分类的其他从业人员	□
婚姻状况	1 未婚　2 已婚　3 丧偶　4 离婚　5 未说明的婚姻状况	□
医疗费用支付方式	1 城镇职工基本医疗保险　2 城镇居民基本医疗保险　3 新型农村合作医疗　4 贫困救助　5 商业医疗保险　6 全公费　7 全自费　8 其他_____	□/□/□
药物过敏史	1 无 有　2 青霉素　3 磺胺　4 链霉素　5 其他_____	□/□/□/□
暴露史	1 无 有　2 化学品　3 毒物　4 射线	□/□/□
既往史	疾病	1 无　2 高血压　3 糖尿病　4 冠心病　5 慢性阻塞性肺疾病　6 恶性肿瘤　7 脑卒中　8 重性精神疾病　9 结核病　10 肝炎　11 其他法定传染病　12 职业病　13 其他_____ □ 确诊时间　年　月/□ 确诊时间　年　月/□ 确诊时间　年　月/□ 确诊时间　年　月/□ 确诊时间　年　月/□ 确诊时间　年　月
	手术	1 无　2 有:名称1_____ 时间____/名称2_____ 时间____ □
	外伤	1 无　2 有:名称1_____ 时间____/名称2_____ 时间____ □
	输血	1 无　2 有:原因_____ 时间____/原因_____ 时间____
家族史	父亲　□/□/□/□/□/□____　　母亲　□/□/□/□/□/□____
	兄弟姐妹　□/□/□/□/□/□____　　子女　□/□/□/□/□/□____
	1 无　2 高血压　3 糖尿病　4 冠心病　5 慢性阻塞性肺疾病　6 恶性肿瘤　7 脑卒中　8 重性精神疾病　9 结核病　10 肝炎　11 先天畸形　12 其他
遗传病史	1 无 2 有:疾病名称	□
残疾情况	1 无残疾　2 视力残疾　3 听力残疾　4 言语残疾　5 肢体残疾　6 智力残疾　7 精神残疾　8 其他残疾　　　　　　　　　　　　　　　　□/□/□/□/□/□
生活环境*	厨房排风设施　1 无　2 油烟机　3 换气扇　4 烟囱　　　　　　　　　□
	燃料类型　1 液化气　2 煤　3 天然气　4 沼气　5 柴火　6 其他　　　□
	饮水　1 自来水 2 经净化过滤的水　3 井水 4 河湖水　5 塘水　6 其他　□
	厕所　1 卫生厕所 2 一格或二格粪池式　3 马桶 4 露天粪坑 5 简易棚厕　□
	禽畜栏　1 单设　2 室内　3 室外　　　　　　　　　　　　　　　　　□

三、健康体检表

姓名：_____ 　　　　　编号□□□-□□□□□

体检日期	年　月　日		责任医生	
内容	**检查项目**			
症状	1无症状 2头痛 3头晕 4心悸 5胸闷 6胸痛 7慢性咳嗽 8咳痰 9呼吸困难 10多饮 11多尿 12体重下降 13乏力 14关节肿痛 15视力模糊 16手脚麻木 17尿急 18尿痛 19便秘 20腹泻 21恶心呕吐 22眼花 23耳鸣 24乳房胀痛 25其他_____　　　　　　　　　□/□/□/□/□/□/□/□/□			

一般状况	**体温**	℃	**脉率**		次/分钟
	呼吸频率	次/分钟	**血压**	左侧	/ mmHg
				右侧	/ mmHg
	身高	cm	**体重**		kg
	腰围	cm	**体质指数（BMI）**		kg/m²
	老年人健康状态自我评估*	1满意　2基本满意　3说不清楚　4不太满意　5不满意　　　　□			
	老年人生活自理能力自我评估*	1可自理(0～3分)　　　2轻度依赖(4～8分)　3中度依赖(9～18分)　　4不能自理(≥19分)　　□			
	老年人认知功能*	1粗筛阴性　　2粗筛阳性,简易智力状态检查,总分_____　　□			
	老年人情感状态*	1粗筛阴性　　2粗筛阳性,老年人抑郁评分检查,总分_____　　□			

生活方式	体育锻炼	锻炼频率	1每天　2每周一次以上　3偶尔　4不锻炼　□	
		每次锻炼时间	____分钟	坚持锻炼时间　____年
		锻炼方式		
	饮食习惯	1荤素均衡　2荤食为主　3素食为主　4嗜盐　5嗜油　6嗜糖　□/□/□		
	吸烟情况	吸烟状况	1从不吸烟　2已戒烟　3吸烟　□	
		日吸烟量	平均____支	
		开始吸烟年龄	____岁	戒烟年龄　____岁

内容		检 查 项 目			
	饮酒情况	饮酒频率	1从不　2偶尔　3经常　4每天		□
		日饮酒量	平均　　　　两		
		是否戒酒	1未戒酒　2已戒酒,戒酒年龄:＿＿岁		□
		开始饮酒年龄	＿＿岁	近一年内是否曾醉酒　1是　2否	□
		饮酒种类	1白酒 2啤酒 3红酒 4黄酒 5其他		□/□/□/□
	职业病危害因素接触史	1无 2有(工种　从业时间　年) 毒物种类　粉尘＿＿＿＿＿　防护措施1无2有 　　　　　放射物质＿＿＿＿＿　防护措施1无2有 　　　　　物理因素＿＿＿＿＿　防护措施1无2有 　　　　　化学物质＿＿＿＿＿　防护措施1无2有 　　　　　其他＿＿＿＿＿＿＿　防护措施1无2有			□ □ □ □ □
脏器功能	口　腔	口唇　1红润　2苍白　3发绀　4皲裂　5疱疹 齿列　1正常　2缺齿＋　3龋齿＋　4义齿(假牙)＋ 咽部　1无充血　2充血　3淋巴滤泡增生			□ □ □
	视　力	左眼＿＿＿＿　右眼＿＿＿＿　(矫正视力:左眼＿＿＿＿　右眼＿＿＿＿)			
	听　力	1听见　2听不清或无法听见			□
	运动功能	1可顺利完成　2无法独立完成其中任何一个动作			□
查体	眼　底*	1正常　2异常			□
	皮　肤	1正常　2潮红　3苍白　4发绀　5黄染　6色素沉着　7其他			□
	巩　膜	1正常　2黄染　3充血　4其他			□
	淋巴结	1未触及　2锁骨上　3腋窝　4其他			□
	肺	桶状胸:1否　2是			□
		呼吸音:1正常　2异常			□
		罗　音:1无　2干罗音　3湿罗音　4其他			□
	心　脏	心率＿＿＿＿次/分钟　心律:1齐　2不齐　3绝对不齐			□
		杂音:1无　2有			□

内容		检查项目	
腹　部		压痛:1无　2有	☐
		包块:1无　2有	☐
		肝大:1无　2有	☐
		脾大:1无　2有	☐
		移动性浊音:1无　2有	☐
下肢水肿		1无　2单侧　3双侧不对称　4双侧对称	☐
足背动脉搏动		1未触及　2触及双侧对称　3触及左侧弱或消失　4触及右侧弱或消失	☐
肛门指诊*		1未及异常　2触痛　3包块　4前列腺异常　5其他_____	☐
乳　腺*		1未见异常　2乳房切除　3异常泌乳　4乳腺包块　5其他_____	☐/☐/☐/☐
妇科*	外阴	1未见异常　2异常_____	☐
	阴道	1未见异常　2异常_____	☐
	宫颈	1未见异常　2异常_____	☐
	宫体	1未见异常　2异常_____	☐
	附件	1未见异常　2异常_____	☐
其　他*			
辅助检查	血常规*	血红蛋白_____ g/L 白细胞____×10⁹/L 血小板____×10⁹/L 其他_____	
	尿常规*	尿蛋白_____尿糖_____尿酮体_____尿潜血_____ 其他_____	
	空腹血糖*	_____ mmol/L 或_____ mg/dL	
	心电图*	1正常　2异常	☐
	尿微量白蛋白*	_____ mg/dL	
	大便潜血*	1阴性　2阳性	☐
	糖化血红蛋白*	_____%	
	乙型肝炎表面抗原*	1阴性　2阳性	☐

内容	检 查 项 目		
	肝功能 *	血清谷丙转氨酶_____ U/L　　血清谷草转氨酶_____ U/L 白蛋白_____ g/L　　总胆红素_____ μmol/L 结合胆红素_____ μmol/L		
	肾功能 *	血清肌酐_____ μmol/L　　血尿素氮_____ mmol/L 血钾浓度_____ mmol/L　　血钠浓度_____ mmol/L		
	血 脂 *	总胆固醇_____ mmol/L　　甘油三酯_____ mmol/L 血清低密度 脂蛋白胆固醇 _____ mmol/L 血清高密度脂蛋白胆固醇 _____ mmol/L		
	胸部 X 线片 *	1 正常　2 异常		□
	B 超 *	1 正常　2 异常		□
	宫颈涂片 *	1 正常　2 异常		□
	其 他 *			
中医体质辨识*	平和质	1 是　2 基本是		□
	气虚质	1 是　2 倾向是		□
	阳虚质	1 是　2 倾向是		□
	阴虚质	1 是　2 倾向是		□
	痰湿质	1 是　2 倾向是		□
	湿热质	1 是　2 倾向是		□
	血瘀质	1 是　2 倾向是		□
	气郁质	1 是　2 倾向是		□
	特秉质	1 是　2 倾向是		□
现存主要健康问题	脑血管疾病	1 未发现　2 缺血性卒中　3 脑出血　4 蛛网膜下腔出血　5 短暂性脑缺血发作　6 其他_____		□/□/□/□/□
	肾脏疾病	1 未发现　2 糖尿病肾病　3 肾衰竭　4 急性肾炎　5 慢性肾炎　6 其他_____		□/□/□/□/□
	心脏疾病	1 未发现　2 心肌梗死　3 心绞痛　4 冠状动脉血运重建　5 充血性心力衰竭　6 心前区疼痛　7 其他_____		□/□/□/□/□
	血管疾病	1 未发现　2 夹层动脉瘤　3 动脉闭塞性疾病　4 其他		□/□/□

内容	检 查 项 目			
	眼部疾病	1未发现　2视网膜出血或渗出　3视乳头水肿　4白内障　5其他 □/□/□		
	神经系统疾病	1未发现　2有　　　　　　　　　　　　　　　　　　　　　　□		
	其他系统疾病	1未发现　2有　　　　　　　　　　　　　　　　　　　　　　□		

内容		入/出院日期	原　因	医疗机构名称	病案号
住院治疗情况	住院史	/			
		/			
	家庭病床史	建/撤床日期	原　因	医疗机构名称	病案号
		/			
		/			

内容	药物名称	用法	用量	用药时间	服药依从性 1规律　2间断　3不服药
主要用药情况	1				
	2				
	3				
	4				
	5				
	6				

内容		名称	接种日期	接种机构
非免疫规划预防接种史	1			
	2			
	3			

内容	健康评价
健康评价	1体检无异常　　　　　　　　　　　　　　　　　　　　　　□ 2有异常 异常1＿＿＿＿＿＿＿＿＿＿＿＿＿＿＿ 异常2＿＿＿＿＿＿＿＿＿＿＿＿＿＿＿ 异常3＿＿＿＿＿＿＿＿＿＿＿＿＿＿＿ 异常4＿＿＿＿＿＿＿＿＿＿＿＿＿＿＿

内容		检查项目
健康指导	1 纳入慢性病患者健康管理 2 建议复查 3 建议转诊　□/□/□/□	危险因素控制：□/□/□/□/□/□ 1 戒烟　2 健康饮酒　3 饮食　4 锻炼 5 减体重（目标_____） 6 建议接种疫苗_____ 7 其他_____

四、接诊记录表

姓名：　　　　　　　编号□□□－□□□□□

就诊者的主观资料：

就诊者的客观资料：

评估：

处置计划：

医生签字：

接诊日期：_____年____月____日

五、会诊记录表

姓名：　　　　　　　　　　编号□□□－□□□□□

会诊原因：

会诊意见：

会诊医生及其所在医疗卫生机构：

医疗卫生机构名称	会诊医生签字		
_____	_____	_____	_____
_____	_____	_____	_____
_____	_____	_____	_____
_____	_____	_____	_____

责任医生：_____

会诊日期：___年__月__日

六、双向转诊记录单

双向转诊单

存　根

患者姓名_____　　性别_____　　年龄_____　　档案编号_____

家庭住址_____　　联系电话_____

于_____年____月____日因病情需要,转入_____单位

_____科室_____接诊医生。

转诊医生(签字):

年　月　日

双向转诊(转出)单

_____(机构名称):

　　现有患者_____性别_____年龄_____因病情需要,需转入贵单位,请予以接诊。

初步印象:

主要现病史(转出原因):

主要既往史:

治疗经过:

转诊医生(签字):

联系电话:

_____(机构名称)

年　月　日

存　根

患者姓名_____　　性别_____　　年龄_____　　档案编号_____

家庭住址_____　　联系电话_____

于_____年___月____日因病情需要,转回_____单位

_____科室_____接诊医生。

转诊医生(签字):
年　月　日

双向转诊(回转)单

_____(机构名称):

　　现有患者_____　性别_____　年龄_____　因病情需要,需转回贵单位,

请予以接诊。

诊断结果_____　住院病案号_____

初步印象:

治疗经过、下一步治疗方案及康复建议:

转诊医生(签字):
联系电话:
_____(机构名称)
年　月　日

七、居民健康档案信息卡

（正面）

姓名		性别		出生日期		年　月　日	
健康档案编号					□□－□□□□□		
ABO 血型		□A □B □O □AB		RH 血型		□Rh 阴性 □Rh 阳性 □不详	

慢性病患病情况：

□无　　　　□高血压　　□糖尿病　　　□脑卒中　　□冠心病　　□哮喘

□职业病　□其他疾病_____

过敏史：

（反面）

家庭住址		家庭电话	
紧急情况联系人		联系人电话	
建档机构名称		联系电话	
责任医生或护士		联系电话	
其他说明：			

思考题

1. 试述建立城乡居民健康档案的意义。

2. 简述城乡居民健康档案的基本内容。

3. 试述建立城乡居民健康档案的技术要点。

4. 试述提高城乡居民健康档案利用率手段和方法。

5. 考核城乡居民健康档案建立、管理和使用质量的技术指标有哪些？

（叶怀庄）

参 考 文 献

[1] 冀玮等主编.《中华人民共和国食品安全法》《中华人民共和国食品安全法实施条例》释义、案例与原理. 北京：人民出版社，2009

[2] 李援等主编.《中华人民共和国食品安全法》释解与应用. 北京：人民出版社，2009

[3] 陈学敏主编. 现代环境卫生学(第二版). 北京：人民卫生出版社，2008

[4] 郭新彪、刘君卓. 突发公共卫生事件应急指引. 北京：化学工业出版社，2004

[5] 金银龙主编. GB5749－2006《生活饮用水卫生标准》释义. 北京：中国标准出版社，2007。

[6] 徐天强主编. 全国卫生行政处罚立案证据标准与法律适用. 上海：上海交通大学出版社，2010。

[7] 中华人民共和国卫生部. 公共场所、化妆品、饮用水卫生监督[M]. 北京：法律出版社，2007。

[8] 国食药监食〔2011〕67 号《重大活动餐饮服务食品安全监督管理规范》。

[9] 黄飞主编. 重大活动卫生保障工作手册. 广州：中山大学出版社，2009

[10] 魏颖，杜乐勋. 卫生经济学与卫生经济管理. 北京：人民卫生出版社，1998.

[11] Drummond et al. Methods for the economic evaluation of health care programmes, second edition. Oxford medical publications, 1997

[12] 里格斯. 工程经济学. 北京：中国财政经济出版社，1989

[13] 何鸿明，杜乐勋. 卫生经济学原理与方法. 哈尔滨：黑龙江教育出版社，1988

[14] 胡善联. 卫生经济学基本理论与方法. 北京：人民卫生出版社，1996

[15] 程晓明. 医疗卫生领域中的成本-效益分析. 上海：上海医科大学出版社，1994

[16] Kielhorn A., Graf von der Schulenburg J.—M. The health economics handbook. Adis International Limited, 2000

[17] Dong HJ, Buxton M. Early assessment of the likely cost—effectiveness of a new technology: a Markov model with probabilistic sensitivity analysis of comput-

er—assisted total knee replacement. *International Journal of Technology Assessment in Health Care.* 2006；22：191—202.

[18] 黎书桦，龚幼龙，赵启宇，等. 农村健康危险因素评价. 中国社会医学，1985，(2):37—40.

[19] 袁建平，龚幼龙. 健康危险因素评价中危险分数的计算方法. 中国社会医学，1990，(27):33—37.

[20] 应桂英，李宁秀，任晓晖，等. 四川省城市居民冠心病主要危险因素定量评价标准的研究. 中华预防医学杂志，2003，37(3):161—166.

[21] 应桂英，李宁秀，任晓晖，等. 四川省城市居民脑血管病主要危险因素定量评价标准的研究. 中华流行病学杂志，2003，24(l2):1141—1145.

[22] 应桂英，李宁秀，任晓晖，等. 城市居民肺癌危险因素的定量评价标准. 现代预防医学，2003，30(1):43—46.

[23] 郑频频，傅华. 肺癌的个体健康危险因素评价的研究. 中国全科医学，2003，6(1):54—56.

[24] 应桂英，李宁秀，任晓晖. 健康危险因素评估方法的应用及其效果. 中国健康教育，2004，20(1):70—71.

[25] 李宁秀，何廷尉. 成都市居民健康危险因素评价. 现代预防医学，1991，18(2):93—97，126.

[26] 国家职业标准：健康管理师（试行）. 劳社厅发〔2007〕11 号.

[27] 马芬，王丽，李辉. 健康管理与可控的健康危险因素. 疾病控制杂志，2007，11(6)：607—609.

[28] 杨廷忠. 健康行为理论与研究. 北京：人民卫生出版社，2007

[29] 李鲁，顾亚明，周驰，等. 婚前医学检查行为的影响因素研究. 中华流行病学杂志，2011,32(11):1105—1109

[30] 陈定湾，杨廷忠. 合理行动理论在医疗消费行为研究中的应用. 中国医院管理,2007,27(5):20—21

[31] Yang TZ, Cottrell RR, Yang XZ, Liu JW. Commercial Sex Worker Use Among Male Chinese Rural—Urban Migrants. *American Journal of Health Behavior*, 2012, 36：116—123.

[32] 国家基本公共卫生服务规范(2011 年版),卫生部,2011 年 4 月 25 日。

图书在版编目(CIP)数据

卫生监督与服务实践技能教程/董恒进主编. —杭州：
浙江大学出版社，2013.8
ISBN 978-7-308-12108-8

Ⅰ.①卫… Ⅱ.①董… Ⅲ.①医药卫生管理—中国—
教材②医疗卫生服务—中国—教材Ⅳ.①R199.2

中国版本图书馆 CIP 数据核字（2013）第 195370 号

卫生监督与服务实践技能教程
董恒进　主编

责任编辑	徐素君	
出版发行	浙江大学出版社	
	（杭州市天目山路 148 号　邮政编码 310007）	
	（网址：http://www.zjupress.com）	
排　版	杭州林智广告有限公司	
印　刷	富阳市育才印刷有限公司	
开　本	710mm×1000mm　1/16	
印　张	23	
字　数	450 千	
版 印 次	2013 年 8 月第 1 版　2013 年 8 月第 1 次印刷	
书　号	ISBN 978-7-308-12108-8	
定　价	48.00 元	